U0250367

国家自然科学基金项目"基于激励规制与多元治理的我国公立医院监管模式及其实现机制研究"（编号71073062）成果

武汉市卫计委委托项目"武汉市公立医院改革现状调查及典型案例分析"成果

武汉市公立医院改革理论与实践

李 滔　方鹏骞　刘智勇　白 雪　著
朱宏斌　主审

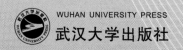

WUHAN UNIVERSITY PRESS
武汉大学出版社

图书在版编目(CIP)数据

武汉市公立医院改革理论与实践/李滔等著. —武汉：武汉大学出版社，
2015.11

ISBN 978-7-307-16868-8

Ⅰ.武… Ⅱ.李… Ⅲ.医院—体制改革—研究—武汉市 Ⅳ.R197.32

中国版本图书馆 CIP 数据核字(2015)第 222644 号

责任编辑：胡 艳 责任校对：汪欣怡 版式设计：马 佳

出版发行：**武汉大学出版社** (430072 武昌 珞珈山)
    (电子邮件：cbs22@whu.edu.cn 网址：www.wdp.com.cn)
印刷：湖北省荆州市今印印务有限公司
开本：787×1092 1/16 印张：18.5 字数：433 千字 插页：2
版次：2015 年 11 月第 1 版 2015 年 11 月第 1 次印刷
ISBN 978-7-307-16868-8 定价：49.00 元

前　言

　　公立医院是我国医疗服务体系的主体，"推进公立医院改革"是新医改方案确定的五项重点改革内容之一，由于其涉及利益众多、操作环节复杂，从而被认为是医改的深水区，从 2009 年新一轮医药卫生体制改革以来，公立医院改革如何开展，一直是国内外政府、民众、舆论和学术界所关心的焦点。在实施改革过程中，进行科学有效的改革效果评价，发现改革中存在的问题，及时调整相应政策，能确保公立医院改革顺利进行。

　　根据《国务院办公厅关于城市公立医院综合改革试点的指导意见》（国办发〔2015〕38 号）和《国家卫计委、财政部、国务院医改办关于确定第三批公立医院改革国家联系试点城市及有关工作的通知》（国卫体改发〔2015〕62 号）以及湖北省城市公立医院综合改革工作要求，武汉市作为第三批公立医院改革国家联系试点城市即将开始公立医院综合改革工作。

　　武汉市是湖北省的省会，共有 13 个行政辖区（7 个中心市区和 6 个郊区）。截至 2014 年年末，武汉全境面积 8494.41 平方公里，为湖北省面积的 4.6%；常住人口 1033.80 万人，户籍人口 827.31 万人（其中，农业人口 268.03 万人、非农业人口 559.26 万人），人口自然增长率 7.25‰（其中，人口出生率 12.22‰、人口死亡率 4.97‰）。武汉市是中部六省中人口规模最大的城市，中部唯一的副省级城市，华中地区最大都市及中心城市，同时也是华中地区的金融中心、交通中心和文化中心。2009 年市政府工作报告中明确提出将武汉市建设成为中部医疗服务中心，将其纳入医改总框架，并提出：用 5 年时间，将武汉建设成为服务质量好、技术水平高、就医环境好、辐射能力强的中部医疗服务中心。

　　公立医院改革的成效如何，直接关系到武汉市未来医疗体系的发展能否符合群众需求，能否和武汉市在国家中心城市建设中的定位相适应。本书以实地情况调研信息和卫生行政部门统计资料为依据，通过数据收集、资料分析、专家访谈、专家会议等方法，根据武汉市经济社会发展特点，全面评估武汉市公立医院以及医疗服务体系改革现状，总结武汉市公立医院以及医疗服务体系改革的经验，分析武汉市卫生资源现状，预测区域居民医疗需求，通过典型案例分析提炼武汉市公立医院以及医疗服务体系改革特色和亮点，并评价其改革措施和分析其措施推广的可行性。

　　本书内容包括五个部分，各部分内容简述及分工如下：

　　第一部分对武汉市总体情况进行概述，包括第一章 绪论（李滔、张红星）。

　　第二部分通过文献分析和现场调查，探索武汉市国有企业医院改制相关问题，包括第二章 武汉市企业医院改制整体进展（方鹏骞、刘毅俊），第三章 武汉市企业医院改制案例研究（白雪、胡天天），第四章 武汉市国有企业医院改制模式总结与思考（李滔、陈诗亮、黎夏）。

第三部分对武汉市医院重组与委托管理改革模式进行系统阐述，包括第五章 武汉市重组与委托管理式医院改革案例研究（刘智勇、付晓），第六章 武汉市重组与委托管理式医院改革总结与思考（刘智勇、闵锐）。

第四部分通过实证研究反映武汉市医疗联合体的进展，包括第七章 武汉市医联体整体进展（李滔、田幼红），第八章 武汉市医疗联合体案例研究（白雪、何文英），第九章 武汉市医联体模式总结与思考（方鹏骞、邹晓旭）。

第五部分科学分析武汉市卫生资源现状及测算区域居民医疗需求，包括第十章 卫生服务体系规划的理论和方法（刘智勇、罗桢妮），第十一章 武汉市医院服务体系规划与设计（方鹏骞、林振威），第十二章 武汉市医院服务体系（医疗机构设置规划）规划策略（李滔、肖巧）。

本书在编写过程中得到了社会各界多方的热忱帮助，在此表示衷心地感谢！书中疏漏之处恳请广大读者批评指正！

作者

2015 年 9 月

目　　录

第一章 绪 论

一、中国公立医院改革概况

公立医院改革一直以来由于其涉及利益众多、操作环节复杂，而被认为是医改的深水区，从 2009 年新一轮医药卫生体制改革以来，公立医院改革如何开展，一直是国内外政府、民众、舆论和学术界所关心的焦点问题。

2010 年 2 月 23 日《关于公立医院改革试点的指导意见》的出台，标志着医改五项重点工作全面启动，公立医院改革试点破冰起航。原卫生部部长陈竺指出，推进公立医院改革，是医改各项工作中最为艰巨的任务。公立医院在我国卫生体系中地位重要、影响重大，直接涉及千家万户的切身利益，直接关系人民群众的健康福祉，其改革涉及广泛而深刻的利益格局调整，十分复杂而艰巨。他说："《指导意见》确定的公立医院改革方向，核心就是一条，坚持公立医院的公益性质和主导地位。"

国务院决定，按照先行试点、逐步推开的原则，由各省（区、市）分别选择 1 至 2 个城市或城区开展试点。目前，共有 28 个省（区、市）的 40 个城市（城区）申报了试点。国家选择辽宁鞍山等 16 个试点城市加以重点联系指导，待经验成熟、条件具备再向全国推开。根据要求，各试点城市将突出重点方面和关键环节，深入探索，大胆尝试，力求有所突破——既可以推进综合改革，也可以重点突破个别或若干关键环节；既可以在全市范围内县级（二级）以上公立医院开展试点，也可以选取部分有代表性的公立医院进行试点。

2011 年 6 月 28 日，在首都医药卫生协调委员会第三次会议上，原卫生部副部长马晓伟表示，北京市已被确定为第 17 个国家联系指导的公立医院改革试点城市。包括友谊医院在内的 5 家公立医院将按照管办分开、政事分开、医药分开的思路推行试点改革。

2012 年 6 月 7 日，国务院办公厅以国办发〔2012〕33 号印发《关于县级公立医院综合改革试点意见》，标志着我国县级公立医院改革继城市公立医院改革之后也拉开序幕。该《意见》分总体要求、明确功能定位、改革补偿机制、改革人事分配制度、建立现代医院管理制度、提升基本医疗服务能力、加强上下联动、完善监管机制、积极稳妥推进改革试点 9 部分。同时，卫生部从 17 个公立医院改革国家联系试点城市和 22 个省（区、市）申报的试点县中初步确定 312 个县作为县级公立医院改革试点医院。改革于 2012 年在试点县市先行推开，要求于 2014 年覆盖 50% 以上的县（市），2015 年要实现县级公立医院阶段性改革目标，并全面推开。

2014 年，公立医院改革继续迈入纵深阶段。3 月 6 日，国家卫计委主任表示，公立医院改革的重中之重是推进县级公立医院的改革。因为县域广阔，覆盖了9亿人口，是医疗卫生服务中的"大头"，把县级公立医院搞好了，就能有效地缓解城市大医院的看病难问题，同时也为城市的公立医院的改革创造条件、积累经验。县级公立医院的改革，要从2013年311个县扩大到1000个左右，同时也要拓展城市公立医院的改革。城市公立医院的改革由原来的17个，拓展到至少每个省都有一个城市开展公立医院综合改革。改革的侧重点在于：一是要抓好规划的布局调整，制定全国医疗卫生服务体系规划，进一步优化资源配置。要严格控制公立医院的标准和规模。二是要破除"以药补医"，理顺医药价格。这是推动公立医院改革的一个关键环节和重要抓手。要破旧立新，重在建机制，解决"以药补医"的问题，就要通过理顺医药价格，通过增加政府投入，通过医院挖潜、节约成本这些途径来建立一个新的补偿和运行机制。

二、武汉市医疗资源整体情况

武汉市是湖北省的省会，共有13个行政辖区（7个中心市区和6个郊区）。全市总面积8494平方公里，2011年年末共有常住人口1002万（其中7个中心市区人口共达570万），户籍人口827.24万。武汉是中部六省中人口规模最大的城市、中部唯一的副省级城市、华中地区最大都市及中心城市，同时也是华中地区的金融中心、交通中心和文化中心。

武汉地区卫生资源丰富，截至2012年，全市共有各级各类医疗卫生机构5619个；医院221家，其中，三级医院39家；城乡基层医疗卫生机构2366个；专业公共卫生机构43个；其他门诊部、诊所（室）等医疗机构2989个。15分钟社区卫生服务圈和农村三级医疗卫生服务网络建立健全、覆盖全体城乡居民。

每千人口床位数、执业（助理）医师数、注册护士数分别达到7.07张、3.3人、3.4人。人均期望寿命79.58岁，孕产妇死亡率10.63/10万，婴儿死亡率3.75‰，城乡居民主要健康指标改善速度均超过全国平均水平。

截至2013年5月底，全市形成了以14个三级医疗机构和14个二级医疗机构为主导，120个基层医疗卫生机构参与的28个医疗联合体。截至2013年上半年，武汉市共有卫生机构数5959家，床位7.87万张，平均每千人拥有床位数7.07张，病床使用率95.02%（病床使用率为2012年数据）。共有医院260个，其中综合医院138个（占53.1%）；综合医院中三级医院25个，二级医院23个，一级医院90个。随着国家中心城市和"1+8"城市圈的建设，在汉常住的非户籍人口在"十二五"时期有较大的增长，特别是随着医疗保障制度的进一步完善，在汉居民和外地来汉就医人员对武汉市医疗资源的需求会有新的增加，从而为武汉市医疗资源的配置带来新的要求。

目前公立医院改革在全国范围内持续的开展，城市公立医院改革不断涌现新的经验，各个地区的改革也都在任务的广度和深度上不断推进。城市公立医院改革也拓展到县级公立医院综合改革。公立医院改革已经在多个层次、任务上并行发展，逐渐实现由点到线再到面的扩展。

目前来看，公立医院改革虽然已经采取了很多措施，但公立医院面临的核心困境并没有得到解决，第一，公立医院作为服务能力最强的医疗机构，依然在产生虹吸作用；第二，由于公立医院改革本身不涉及支付方式和药品流通体制的改革，公立医院的趋利性没有得到缓解；第三，虽然在部分欠发达的公立医院改革地区，增加其优质的医疗资源可以作为一个改革目标，但更多的表现是，公立医院的扩张动机没有得到遏制，甚至通过公立医院改革，城市公立医院和县级公立医院再一次寻找到进行扩张的理由。可见，未来的公立医院改革必然会伴随着更加棘手的阻碍和困难，在涉及最复杂，涉及利益最为广泛的公立医院改革中将体现得尤为明显。

近年来，武汉市卫生与计划生育委员会在武汉市委、市政府的领导下，依据党中央国务院以及省委省政府的有关医药卫生体制改革指示精神，稳步推进公立医院改革工作，在政府的有力推动和监管下，探索了多种有效、符合市场规律的改革模式，如国有企业医院的转制、重组与委托管理模式的探索，医疗联合体工作的推进，等等。

可以肯定的是，未来我国公立医院改革必将取得更多切实的经验和模式，未来的改革需要更精细化的改革设计和更为仔细系统的改革监测，公立医院改革4年来将逐渐走完较为容易的硬件建设部分，未来的改革涉及更多的是软件的提升、机制的调整和管理的增强。未来我国公立医院改革必将取得更加瞩目的成绩，在整个医药卫生体制改革中发挥显著的核心作用。

三、武汉市公立医院改革研究思路与方法

本书在吸收和总结前人研究经验的基础上，综合运用多学科研究方法和研究工具，开展武汉市公立医院改革现状及案例研究。

(一) 研究思路

1. 收集现有资料，全面分析武汉市公立医院的资源分布现状

收集现有的统计资料，通过系统层次分析，把握城市区域特征及社会经济发展条件、人口分布、疾病分布、医疗服务需求量、区域现有医疗资源和医疗服务的利用状况以及卫生费用投入等因素的影响，为下一步进行医疗需求模拟测算提供资料来源。

2. 基于公立医院改革效果评价指南，对武汉市公立医院改革进行系统评估

在综合评估的基础上，结合武汉市未来医疗服务体系发展规划，按照医疗服务提供体系、公立医院管理体制及监管机制、公立医院治理机制、公立医院补偿机制、公立医院内部运行机制和公立医院内部管理6个专题，对进行改革的公立医院进行重点评估。

3. 综合评估武汉市公立医院改革措施与效果

基于上述结论，通过横向比较，将武汉市公立医院改革情况同全国公立医院改革情况、国家选取的16个改革试点城市的公立医院改革情况进行比较研究，发现改革中的创新与亮点，以及存在的问题，分析问题产生的原因。

4. 运用典型案例分析，分析公立医院改革措施和做法的可行性与可推广性

针对武汉市内已开展的各类型公立医院改革措施，选取有代表性的医院进行改革措施分析，并分析其改革措施在全市推广的可行性。主要包括：

(1) 民营医院托管公立医院模式：武汉市内具有代表性的民营医院——武汉亚洲心

脏病医院托管武汉市第七医院，开创了国内民营医院托管公立医院的先河。这个举措，不仅对武汉市探讨民营医院和公立医院共同发展模式提供素材，并且为其他省市提供了宝贵的经验。

（2）区域医疗联合体模式：武汉市第五医院对辖区 6 家社区卫生服务中心进行"直管"，建立了稳定分工协作关系，是真正实现基层首诊、双向转诊、分级医疗的就医模式。武汉建设中心城市势必对武汉市医疗资源分配提出更高要求，优化医疗资源配置，引导居民有序就诊，武汉市第五医院提供了很好的模型。

（3）自属医院整合模式：武汉市普爱医院是经市政府批准、由武汉市第四医院与武汉市第十医院合并组建而成的政府举办的非营利性的三级甲等综合医院，也是自属医院整合并得到发展的典型。武汉市卫生行政部门计划在未来一段时期内鼓励非公立医院发展，预期将非公立医院占整个武汉市医疗机构的比率由 5% 上调到 20%。在这种政策方向下，探索公立医院合并和发展经验，为未来武汉市公立医院改革提供政策建议。

（4）民营医院先进管理制度：武汉亚洲心脏病医院是我国社会资本办医的成功典范，其管理机制不同于公立医院，实行董事会领导下的总经理、院长负责制，总经理负责行政，院长负责医疗。积极探索民营医院管理模式成功案例，为公立医院内部管理体制改革提供参考意见。

研究应以"改革措施制定和实施—医院和医生行为变化及其影响因素—服务系统和医院绩效变化—政策目标实现程度"为主线，既关注改革进展和过程，同时又要评估改革成效，找出改革过程中产生的问题。从医疗服务的可及性、服务体系绩效、医疗服务安全和质量、群众就医方便程度、医疗费用负担等方面，评价居民受益情况、医务人员受鼓舞情况以及公益性的实现程度等。

（二）研究方法

1. 收集资料

1）查阅文献与分析情报

收集武汉市社会、经济、文化、地区特点、居民健康状况等方面的常规（统计）资料；收集与公立医院改革相关的政府文件，包括公立医院改革试点实施意见或实施方案及配套文件，与公立医院改革密切相关的其他医改文件（如基本医疗保障制度、基本药物制度等方面的文件）等；收集其他相关文件，包括公立医院自行制定的文件。

2）收集现有报表及调研资料

收集武汉市近几年社会经济发展、政府投入、医疗资源配置情况、医疗服务提供情况、公立医院改革措施和实施方案制定实施情况、改革工作进展情况，以及医院资源配置、服务提供、收支状况等情况数据和现有报表资料，着重比较公立医院资源配置、公立医院和医务人员行为、服务体系和公立医院绩效，以及医疗服务的可及性、服务体系绩效、医疗服务安全和质量、群众就医方便程度、医疗费用负担等方面的变化和发展趋势。

2. 实证研究

1）调查对象选择

系统对象：湖北省卫计委医改办、武汉市卫计委医改办、武汉市汉阳区卫生局、武汉市黄陂区卫生局、武汉市人社局、医保经管单位。

机构对象：根据文献数据分析与前期咨询会结果，制定详细的研究方案，并编制相应的测量工具，选取武汉市商职医院、武汉市普仁医院、武汉市汉阳医院、武汉市紫荆医院、华润集团、武钢医院、武汉市青山区武东街东区社区卫生服务中心、武汉市第五医院、第五医院直管的社区卫生服务中心 2 家、湖北省新华医院、湖北省新华医院直管的社区卫生服务中心 2 家、武汉市新洲区人民医院、武汉市黄陂区人民医院、武汉市汉口医院、武汉市普爱医院、武汉市第十医院、武汉市第三医院、武汉市关山医院、亚洲心脏病医院、武汉市第七医院、协和医院、协和医院西院、同济医院、咸宁市中心医院、湖北省人民医院、汉川市人民医院等 28 家医疗机构展开调研工作。

个体对象：访谈卫生行政部门有关负责人、医院、社区卫生机构管理者以及有关医务人员、患者。医务人员满意度调查。

2）调查方法与内容

个人深度访谈法：采取一对一无结构访谈形式，访谈卫生和社保、医改办等部门局级主管领导各 1 人，样本医院院长、与改革相关主要科室负责人和医务人员 10~12 人（每医院 2~3 人）。了解相关各方对公立医院改革的看法、态度和期望；深化公立医院改革相关各方可能的反应；深化公立医院改革的主要障碍、挑战及其原因；影响公立医院改革深化的主要因素；改革医院管理模式、运营体制和改革前后各方面变化。

分层抽样调查研究：在医院随机抽取正式员工 50 名，其中医生（住院医师及以上）30 名、护士（5 年护龄及以上）20 名，在社区卫生服务中心随机抽取正式员工 20 名，其中医生 10 名、护士 10 名，采用自填问卷的调查形式调查医务人员个人背景、工作情况、收入情况，在个人工作和发展方面的想法和困难，对医院管理、医院发展、医务人员工作和收入、事业发展以及医改政策等方面的看法、态度和期望。

3. 数据整理方法

对于现场收集的数据整理过程主要包括调研资料的汇总——数据的手工整理与筛选——数据的输入——数据的核对四个阶段。在资料汇总阶段，调研前将部分调查表发给武汉市卫生计生行政机构，注意现场数据的收集和核对；在手工整理与筛选阶段，注意检查数据的缺项和漏项、检查数据的逻辑错误和剔除无效问卷并将问卷逐项整理后，再进行编码；在数据输入阶段，数据录入人员学习相关注意事项以保证录入的准确性，运用 EPIDATA 软件建立数据库，并进行双录入原则，然后导入统计软件，最终对各量表数据进行整合，形成完整数据库；在数据核对阶段，则以更正或说明问卷中的异常值录入以及双录入数据是否重叠的检查等为主。

4. 资料分析方法

对收集的数据资料进行分类整理后，利用 SPSS、Excel 等相关统计软件进行描述性统计、卡方检验等。

利用收集到的信息，描述武汉市医疗资源分布现状；分析各类型改革模式体制机制以及适用对象和配套政策建议；对比武汉市公立医院改革规划和目标，明确改革成效和目标差距，进一步分析原因，找出改革存在的问题并提出相应政策建议；同时，为下一步改革需求的测算和政策调整提供资料和依据。

第二章 武汉市企业医院改制整体进展

一、企业医院改制的理论分析与政策导向

(一)理论基础

1. 主辅分离理论

主辅分离着眼于放开搞活辅业,将国有大中型企业在进行结构调整、重组改制和分离主业辅业资产中,利用非主业资产、闲置资产和关闭破产企业的有效资产,改制创办面向市场、独立核算、自负盈亏的法人经济实体,合理划分企业边界,降低交易成本,提升企业的边际投资收益,激发企业经营者和员工的创造力和工作激情,有利于企业适应市场竞争、提高核心竞争力和国有资产的保值增值。

2. 产权理论

企业医院产权制度改革不会否定其公有制性质和发生国有资产的流失,产权理论从宏观上讲并不是使国有资产私有化,而是使国有医院的产权多元化,即股份制改革。按有关政策,规范实施,从实物形态向价值形态转换,从无形资产向有形资产转换,保障卫生事业的福利性质的同时并不会造成国有资产流失。

(二)企业医院转制概念的内涵

企业医院转制是指通过改革转制将企业自办医院全部或部分从传统的企业隶属关系与母体中彻底剥离出来,按照社会化服务原则和医院分类管理原则,组建成独立核算、自主经营、自担风险、自我发展的医疗服务实体,成为独立的事业法人组织,并在市场机制作用下实现优存劣汰。

企业医院转制广义上是一个涉及产权归属、管理体制、内部运行机制和医院功能定位的复杂的动态的调整和变革的过程。在产权归属上,归属于企业、地方政府、地方社会组织或民营机构;在管理体制上,实行企业医院与母体的脱钩,按社会化大生产的原则,融入社会第三产业,成为非营利或营利性医院、社区卫生服务组织等;在调节机制上,应发挥市场机制作用,广泛吸纳社会资本。

企业医院的特征和存在的问题决定了企业医院转制是必然的。国家政策对国有企业的要求以及当前医疗卫生事业改革的方向影响和促进了企业医院专制,同时也是适应社会主义市场经济的必然趋势。

(三) 国际经验

1. 前民主德国——中央化的改革

政府成立所谓的"托管委员会",全权负责企业社会职能改革,统一把企业社会职能部门的政府的股份部分接管,然后售卖给投资者,实行统一的管理,但一般鼓励企业原有的管理者接管他们的企业。

2. 波兰——非中央化

波兰使用非中央化的私有化方法,即企业资本私有化、企业清算和国家投资专款的私有化。资本私有化指商业化的私有化,以有限公司或股份公司的形式把国有企业变成为"国家财政公司";企业清算用于中小公司,公司内部赞成即可,无需改革和其他活动;国家投资专款的私有化是指国家大、中型企业采用分散企业股份或让企业被更有实力的公司吞并或合并,只是随着资金的扩大,内部商业化必须逐渐实行"国家投资专款的私有化"。

3. 捷克——两阶段私有化

第一阶段,将企业的股份出售给企业内部的工人与管理集团,但企业内部人员不能购买企业 100% 的股份。第二阶段,让企业以外的人买股份。每个企业根据自己情况提供给政府有关的部门私有化方案,部门同意即可。

4. 俄罗斯——第三种改革

俄罗斯将国有企业的股份转移给特别委员会"国有资产委员会",与德国的"托管委员会"的职能类似的是"国有资产委员会",有权力实现所有国有企业的私有化。

综上,企业转变社会职能,实现更适合市场经济的改革,是企业经济向前发展的必由之路。总结国际经验我们可以得出,企业职能改革受外部环境因素、财金环境、政府政策等多方的影响,对我国来说,保留、转交给政府、私有化、关闭等多种方法都可以实现企业改革,只需要综合我国国情,结合实际,进行综合改革。

二、武汉市企业医院改制 SWOT 分析

SWOT 分析是基于内外部竞争环境和竞争条件下的态势分析,将与研究对象密切相关的各种主要内部优势、劣势和外部的机会和威胁等,通过调查列举出来,并依照矩阵形式排列,然后用系统分析的思想,把各种因素相互匹配起来加以分析,从中得出一系列相应的结论,而结论通常带有一定的决策性。运用这种方法分析武汉市企业医院改制内外环境,可以对武汉市企业医院改制所处的情景进行全面、系统、准确的研究,明确哪些是目前急需解决的问题,哪些是可以稍缓的事情,哪些属于战略目标上的障碍,哪些属于战术上的问题,从而有利于政府部门作出较准确的决策和规划。

(一) 武汉市企业医院改制的优势 (Strengths) 分析

1. 实现所有权和经营权的分离,引进专业的管理人才

改制后的医院成立医院董事会、监事会,实行董事会领导下的院长负责制,明确将医

院所有权与经营权分离，完善法人治理结构。董事会是医院最高决策机构，把握医院发展大方向；院长直接对董事会负责，负责医院日常经营管理工作。不同于以往的临床业务骨干按照固有经验管理医院，而是引进专业的管理人才，提高管理效率。

2. 灵活的管理体制和运行机制

按照企业管理的模式经营医院，在组织管理、用人制度和收入分配等方面比公立医院有较强的灵活性和机动性，更能适应市场化的医疗环境。在组织管理层流，精简机构，提高办事效率；用人机制上，实行竞聘上岗，福利待遇向优秀人才和业务骨干上倾斜；收入分配机制上，"效益优先，兼顾公平"，实行绩效考核，多劳多得，充分调动员工的积极性。

3. 压缩成本，创造更大利润空间

压缩成本是指在不削弱产出的前提下尽量减少投入，也就是削减企业经营活动中不经济的部分。医院在改制后精简组织机构，大大降低了管理成本；大部分与企业医院合作的股份公司有一套自己的医疗产品产业链，医院通过内部自消的方法也降低了医院生产要素的成本。未与医药公司合资的医院也会规范采购渠道，集中药品采购，通过和药品供应商的谈判，按照采购批发价和零售价格，降低采购成本。

4. 医疗服务价格灵活

由于医疗资源过度集中于一些大型综合医院，导致群众"看病难、看病贵"的问题迟迟不能解决，这也是现今医疗服务行业中比较突出、尖锐的矛盾所在。公立医院服务价格受到管制，难以适应市场变化，而企业医院在压缩成本的同时，通过降低服务价格来吸引健康需求者（包括病患者与潜在患者），以扩大市场份额，因此改制后的企业医院年业务量和年收入呈不断上升趋势。

（二）武汉市企业医院改制的劣势（Weaknesses）分析

1. 筹资渠道单一，不利于医院的继续发展

企业对企业医院按机关管理，保工资、保福利的管理情形早已销声匿迹，取而代之的是逐年递减的资金补贴，缩减医疗投入。尤其近年来，经济危机使一些企业效益不好，对医院投入进一步短缺，致使医院设备陈旧、设施简陋，得不到及时更新和维修。不同于国家对公立医院实行如税收减免、财政补贴、国家负担大型基本建设项目和大型医用设备采购等方面支出的各种待遇，企业医院不仅得不到国家的财政补助，而且还要承担纳税的义务，为了挽留人才，他们还必须支付比较高额和优厚的薪酬福利，因此，这类医院的经济压力一般都比较大，如果经营不善或决策失误，将会给医院的进一步发展带来极大的不利。

2. 品牌效应不强，社会影响力不高

政府办公立医院长期在我国医疗服务市场上占据主导地位，作为我国医疗服务提供的主体力量，已在 50 余年的发展过程中积累了厚厚的历史沉淀。人们的普遍观点是政府办公立医院实力较强，更值得信赖，即使企业医院的收费远远低于公立医院的情况下，居民仍然更倾向于去公立医院就诊。

3. 医院扩建遭受阻碍

医院不能扩建也是目前阻碍武汉市改制后企业医院发展的一个重大问题。作为改制医院，得不到政府划拨等优惠政策扶持医院发展的土地，使改制后的企业医院的发展受到很大限制。近几年，部分公立医院纷纷加快扩大规模的步伐，政府也给公立医院扩建提供了很多便利条件。相反，企业医院则因为缺乏政府的支持，收购不了土地，盖不成新楼，相应的床位和设备增长幅度也受到限制，导致业务量增长速度受限。同其他医院的发展速度相比，企业医院的发展是相对倒退的。

4. 人才难以引进，退休人员难以安置

医院在改制前后，人才流失情况较为严重，出现了人才断层局面；即使采取相应措施，在一定程度上缓解了人才困境，但由于医院的快速发展、规模迅速扩大、品牌需求不断提高等方面原因，人才不足始终成为制约医院发展的主要瓶颈。改制时，退休职工的安置问题也给医院带来了沉重的经济包袱。退休人员安置方法一般是采取买断工龄的形式，一次性付清所有安置费，对百废待兴的医院来说这是一笔巨大的开支，给医院的改制带来困难。

（三）武汉市企业医院改制的机会（Opportunities）分析

1. 政策的支持

1997年1月，中共中央于《中共中央、国务院关于卫生改革与发展的决定》中指出，企业卫生机构是卫生资源的重要组成部分，在深化企业改革过程中，要根据实际情况积极探索，逐步实现企业卫生机构社会化。1999年9月，中共中央在《中共中央关于国有企业改革和发展若干重大问题的决定》中指出，分离企业办社会的职能，切实减轻国有企业的社会负担。位于城市的企业，要逐步把所办的学校、医院和其他社会服务机构移交地方政府统筹管理，所需费用可在一定期限内由企业和政府共同承担，并逐步过渡到由政府承担，有些可以转为企业化经营。2000年2月，国务院八部委《关于城镇医药卫生体制改革指导意见》中提出，建立健全社区卫生服务组织、综合医院和专科医院合理分工的医疗服务体系，位于城市的企业医疗机构要逐步移交地方政府统筹管理，纳入城镇医疗服务体系。武汉市卫生与计划生育委员会出台的《武汉市医疗卫生设施空间布局规划（2011—2020）》也将对武汉市企业医院改制做出详细的指导意见。

2. 卫生服务差异化市场的存在为医院发展提供广阔空间

随着武汉市经济的发展以及人们医疗消费支付能力的提高，医疗服务需求的多层次性明显，与此相适应，卫生服务市场进一步开放，作为国家生态和绿色经济发展的重要部分，健康服务业以及医疗卫生的产业化将有利于满足社会多层次医疗服务需求，并将在一定程度上带动相关产业的发展，为医院发展提供广阔的空间。

3. 潜在健康需求者群体数量庞大

武汉市是湖北省的省会，共有13个行政辖区（7个中心市区和6个郊区）。全市总面积8494平方公里，2011年末共有常住人口1002万，户籍人口827.24万。武汉是中部六省中人口规模最大的城市，中部唯一的副省级城市，华中地区最大都市及中心城市，同时也是华中地区的金融中心、交通中心、文化中心和区域医疗中心。随着国家中心城市和

"1+8"城市圈的建设，在汉常住的非户籍人口在"十二五"时期将会有较大的增长，特别是随着医疗保障制度的进一步完善，在汉居民和外地来汉就医人员对武汉市医疗资源的需求会有新的增加。

4. 医保范围的扩大增加患者支付能力，有利于改制后企业医院增加病源

2013 年，武汉市城镇基本医疗保险（包括职工医保和居民医保）参保人数为 581.47 万人，参保率达 98.55%；新农合参保人数为 282.89 万人，参保率达 99.9%。城镇居民医保政府补助标准为 240 元，筹资标准：18 周岁以下达到 260 元、18 周岁及以上达到 580 元；新农合政府补助标准提高到 320 元，筹资标准达到 380 元以上。职工医保政策范围住院费用支付比例达到 75%，通过二次补偿，居民医保政策范围内住院费用支付比例达到 70%；农村居民政策范围内住院补偿比达到 75%。患者支付能力的提高使得应就诊而未就诊人群数量减少，从而增加病源。

（四）武汉市企业医院改制的威胁（Threats）分析

1. 公立医院规模的不断扩张进一步压缩了改制企业医院生存空间

在新的一轮医改中，公立医院，尤其是大型公立医院，为了保持其龙头地位而急功近利、盲目攀比，不断扩大规模。这些医院因购置大量设备而增加成本，更加不愿意把病人分流出去，医院越大，吸引的病人越多，而吸引的病人越多，医院的对医疗服务市场控制和垄断性就越强。改制后的企业医院多为二级或社区卫生服务机构等中小规模的医疗机构，其市场占有率不高，会因为无力竞争而萎缩，生存空间可能进一步被压缩。

2. 医疗机构之间竞争更加激烈

武汉市卫生行政部门正在筹备武汉市卫生资源规划的设计，在充分借鉴公立医院改革国家试点城市典型经验的基础上，结合当地卫生资源结构和布局调整、公立医院改革实际情况，统筹推进包括国有企业医院在内的公立医院重大体制机制改革，同时计划在未来一段时期内鼓励非公立医院发展，预期将非公立医院占整个武汉市医疗机构的比率由 5% 上调到 20%。这意味着武汉市即将放宽医疗市场准入条件，鼓励更多社会资本办医，也会进一步加剧医疗市场竞争力度。

综上，表 2-1 列出了武汉市企业医院改制 SWOT 分析表。

表 2-1　　　　　　　　武汉市企业医院改制 SWOT 分析表

	优势（S）	劣势（W）
内部环境	• 实现所有权和经营权的分离，引进专业的管理人才 • 灵活的管理体制和运行机制 • 压缩成本，创造更大利润空间 • 医疗服务价格灵活	• 筹资渠道单一，不利于医院的继续发展 • 品牌效应不强，社会影响力不高 • 医院扩建遭受阻碍 • 人才难以引进，退休人员难以安置

续表

	优势（S）	劣势（W）
内部环境	• 实现所有权和经营权的分离，引进专业的管理人才 • 灵活的管理体制和运行机制 • 压缩成本，创造更大利润空间 • 医疗服务价格灵活	• 筹资渠道单一，不利于医院的继续发展 • 品牌效应不强，社会影响力不高 • 医院扩建遭受阻碍 • 人才难以引进，退休人员难以安置
	机会（O）	威胁（T）
外部环境	• 政策的支持 • 卫生服务差异化市场的存在为医院发展提供广阔空间 • 潜在健康需求者群体数量庞大 • 医保范围的扩大增加患者支付能力，有利于企业医院增加病源	• 公立医院规模的不断扩张进一步压缩了企业医院生存空间 • 医疗机构之间竞争更加激烈

三、武汉市企业医院改制基本情况分析

综合分析武汉市企业医院改制实践，主要分为以下几种方式：

（一）改制方式 A：建制整体移交地方政府

根据国家经贸委等六部委《关于进一步推进国有企业分立办社会职能工作的意见》（国经贸企改〔2002〕267号）、《铁道部关于推进铁路主辅分离辅业改制和做好再就业工作的指导意见》（铁办〔2003〕134号）等文件要求，2004年8月31日，原武汉铁路分局举办的汉口铁路医院（武汉市汉口医院）、武昌铁路医院（武汉市武昌医院）、结核病防治医院以及原铁道部第四勘察设计院职工医院建制整体移交市人民政府，纳入差额拨款事业单位管理，与市属政府办公立医院同等对待。

（二）改制方式 B：资产整体有偿转让（兼并），实现资本重组

2009年11月3日，东风汽车有限公司神龙医院资产整体有偿转让给华中科技大学同济医学院附属协和医院（以下简称总部），组建华中科技大学同济医学院附属协和医院（西区）。改制后，西区在总部党委和行政领导下开展工作，各部门和科室纳入总部各部门和科室统一管理，实行总部党委和行政领导下的院长负责制、独立核算。按照现代化、高质量、高水平、有特色，能够满足不同层次人群医疗卫生需求的三级甲等综合性医院发展目标，制定了"华中科技大学同济医学院附属协和医院（西区）总体建设发展规划"，

一期工程建设项目——外科综合楼已于 2011 年举行奠基仪式，总建筑面积 8.7 万平方米，设置病床数 840 张，已于 2014 年年底建成投入使用。改制后的变化：

（1）累计投资 3000 余万元添置 1.5T 核磁共振扫描（MRI）、16 排螺旋 CT、数字 X 射线成像系统（DR）等大型医疗设备 20 余台（套）。

（2）先后组建急救创伤外科、泌尿外科、ICU、医疗协助中心、神经外科、血液净化中心等科室。

（3）培养、引进硕士研究生以上学历人员 78 人，获得国家、省自然科学基金重点项目等各类科研项目近 10 项，发表 SCI 学术论文 20 余篇。

（4）与改革前的 2008 年相比，2012 年业务总收入达到 1.58 亿元，增长 285%，门急诊量、出院量、病床使用率等业务指标值全部实现翻番。

（5）强化政府在公共卫生服务领域的职能，组织开展大型义诊、健康教育、免费体检（检查）等活动惠及 10 万余人，开设华中地区首家全科国际门诊，接受辖区内基层医疗卫生机构各类检查申请 100 余人次，实现了社会效益、经济效益双提高。

（三）改制方式 C：董事会领导下的股份制组织形式，实行企业化运作

2004 年 12 月 28 日，中国第一冶金建设责任有限公司（原中国第一冶金建设公司）职工医院依法设计完成了股份制改造，国有股（中国冶金科工集团有限公司持有）占比 16.1%，职工个人股占比 83.9%，设立了董事会、股东会和监事会，实行董事会领导下的院长负责制，正式更名为武汉市普仁医院。

2005 年 5 月 18 日，中铁大桥局职工医院进行了股份制组织形式的改革，中铁大桥局集团有限公司持有 30%股份，湖北和润联投资管理有限公司持有 70%股份，设立了董事会、监事会，实行董事会领导下的院长负责制，正式更名为武汉市汉阳医院。

2013 年 2 月 28 日，武汉钢铁股份有限公司与华润医疗集团有限公司合资合作，组建了华润武钢（湖北）医院管理有限公司，注册资本 6.57 亿元。其中，武汉钢铁股份有限公司以武钢总医院、二医院部分国有资产出资，华润医疗集团有限公司以现金形式出资，分别持股 49%和 51%。改制后，经过几年的努力，几家医院在管理、软硬件建设、服务等方面取得突破性进展，服务水平和效率显著提高。例如，与改制前相比，武汉市普仁医院新增建筑面积 10 万平方米、病床数 880 张，增添直线加速器、数字减影血管造影（DSA）、核磁共振扫描（MRI）等大中型医疗设备 20 余台（套），组建重症医学科、疼痛科、老年病康复科等科室 10 余个，培养、引进副高级职称以上的学科带头人 20 余人、硕士研究生以上学历人员 98 人，累积开展新技术、新业务 140 余项，业务总收入从 2004 年的 7460 万元增加到 2013 年的 5 亿元，门急诊量、住院量、手术量分别从 21 万人次、1.1 万人次、3000 台次增加到 70 万人次、5 万人次和 13000 台次以上；职工人均年收入从 1 万~2 万余元增加到 5 万~7 万元，核心竞争力不断增强。

（四）改制方式 D：管理体制变更——地方高校附属教学医院

此改制的特点是管理体制发生变化，但是产权所有制没有变化。例如，武汉科技大学附属天佑医院。

武汉天佑医院创建于 1983 年，前身是武汉市铁路中心医院，2004 年经过企业医院改制，由创建之初的职工医院，转型为集医疗、教学、科研、预防为一体的武汉科技大学直属附属医院。改制后，医院坚持"科教兴院、人才强院"的方针，引进了一大批高学位、高职称人才，立足重点专科建设，大力发展特色专科，消化内科、心血管内科、神经内科、骨科等学科发展迅速。

（五）改制方式 E：公共卫生与基本医疗并重的城市基层医疗机构—— 社区卫生服务中心

在体现分级医疗、急慢分治、社区首诊的医疗卫生服务体系中，根据自身的服务能力、规模、经营特点和未来的发展路径，改制为城市基层医疗卫生机构（社区卫生服务中心），如武汉市青山区武东街东区社区卫生服务中心。该社区卫生服务中心前身是武汉船用机械有限责任公司职工医院，成立于 1987 年。2006 年，公司为实现企业脱困，在行业内率先实行主辅分离、辅业改制。2007 年 4 月，经医院职代会通过，由武汉市普仁医院、武汉船用机械有限责任公司、湖北一杨医药公司三家股东共同参股，成立了新的股份制医院——青山区武东街东区社区卫生服务中心（武汉市普仁广惠医院）。其中，武汉市普仁医院为控股股东，负责新医院的经营管理工作。改制以来，医院领导带领全院职工围绕生存和发展进行艰苦的实践和探索，从服务企业职工到服务居民，医院不论在硬件设施还是服务能力方面都取得了很大的提升，焕发了新的活力。

第三章　武汉市企业医院改制案例研究

本案例研究依据改制方式、运行机制的特点、医院经营绩效与社会效益，政府和患者认可度，选取武汉市5家有一定代表性的改制国有企业医院进行典型案例调查与分析。

一、被调查医院基本情况分析

本案例研究分析了武汉市企业医院改制中较为典型及有特色的五家医院：武汉市普仁医院（以下简称普仁医院）、武汉市紫荆医院（以下简称紫荆医院）、华润武钢总医院、武汉市汉阳医院（以下简称汉阳医院）、武汉市青山区武东街东区社区卫生服务中心（以下简称武东街东区社区卫生服务中心）。

（1）普仁医院，创建于1955年12月1日，是伴随着新中国第一个钢铁工业基地——武汉钢铁公司的兴建而诞生的医院，当时称为武建工地医院，地处工人村。1963年，武汉钢铁公司和第一冶金建设公司分家后，医院划归第一冶金建设公司所有，定名为中国第一冶金建设公司职工医院。1964年，迁入现址武汉市青山区红卫路本溪街1号。1996年，成为国家爱婴医院、三级乙等医院。2002年，武汉市城镇职工基本医疗保险制度改革，该医院被授予武汉市城镇职工基本医疗保险第一批定点医疗机构。2004年，经过较长时间的准备，医院根据中冶集团、国资委和一冶建设公司的统一部署，依照《关于国有大中型企业主辅分离、辅业改制分流安置富余人员的实施办法》（国经贸企改〔2002〕859号）精神，在年底实施了主辅分离、辅业改制工作，并于2004年12月28日正式更名为武汉市普仁医院。

（2）紫荆医院，是原中国南车集团武汉车辆厂职工医院经规范改制后，于2007年年初组建的一所二级非营利性民营综合医院，隶属广州紫荆医疗集团。建院以来，坚持临床、科研、教学三位一体的建院方针，坚持作为一个医疗机构的公益性，坚持提高服务质量，累计投资6800多万元用于改善环境、引进设备、提升功能。编制床位从组建期的110张增加到499张；临床科室从原有的大内、大外两个科室发展到现在以创伤骨科、显微外科为重点学科，集普外、内科、妇科、产科、康复、肿瘤及医学影像、医学检验等专科基本齐备的26个科室。以武汉科技大学医学院紫荆生物医学研究所为平台，由美国德克萨斯MD安德森癌症中心著名肿瘤学专家严明山教授担任所长，投资300多万元与美国德克萨斯MD安德森癌症中心合作设立国际标准化实验室，重点研究肿瘤的细胞、基因生物治疗。是武汉科技大学医学院临床教学医院。

（3）华润武钢总医院，是一家三级甲等非营利性大型综合性医院，成立于1958年，是青山区唯一的三甲综合医院。华润医疗集团于2011年10月20日在中国香港成立。华润医疗作为华润集团下属的一级利润中心，与华润医药并行，向华润集团直接汇报，致力于打造医疗产业发展大平台。2012 年 4 月 18 日，华润武钢医院管理有限公司正式成立，随后，武钢集团以医院部分实物资产出资，华润以现金出资，分别持股 49% 和 51%，成立华润武钢总医院。

（4）汉阳医院，始建于 1953 年，在长达 50 年的发展中，为央企的主业发展作出了贡献，但自己却变得越来越虚弱，每年靠国家的巨额补贴维持基本运行。改制前，医院破烂不堪，人员机构臃肿，技术力量差，服务质量低，连职工的基本保险都欠缴。借着八部委〔2002〕859 号文件，主辅分离，经国资委批准，中铁大桥局审时度势，引入社会资本实施改制。改制以来，效果明显，成绩显著，已然走出了一条适合自身发展的，兼顾社会和自身、职工和投资方多重利益的可持续发展道路。

（5）武东街东区社区卫生服务中心，前身是武汉船用机械有限责任公司职工医院，成立于 1987 年。2006 年，公司为实现企业脱困，在行业内率先实行主辅分离、辅业改制。2007 年 4 月，经医院职代会通过，由武汉市普仁医院、武汉船用机械有限责任公司、湖北一杨医药公司三家股东共同参股，成立了新的股份制医院——青山区武东街东区社区卫生服务中心（武汉市普仁广惠医院）。其中，武汉市普仁医院为控股股东，负责新医院的经营管理工作。改制以来，医院领导带领全院职工围绕生存和发展进行艰苦的实践和探索，从服务企业职工到服务居民，医院不论在硬件设施还是服务能力上都取得了很大的提升，焕发了新的活力。

二、企业医院改制前后管理体制及运行机制分析

（一）治理结构

1. 普仁医院

合理设计股权结构，国有股（中国冶金科工集团有限公司持有）占比 16.1%，职工个人股占比 83.9%；经过股东（代表）大会通过，设立董事会、股东会、监事会，医院的董事会决定医院的事情，制定医院中长期发展规划和年度重大经营发展目标，对人、财、物具有决定权，聘任医院经营层，与职工签订新的劳动合同。

2. 紫荆医院

改制后，紫荆医疗集团（民营企业）与原职工医院领导机关签订了产权转让、改制分流、股份制合作的框架协议，即紫荆医疗集团控股 90%，原单位控股 10%；同时成立了董事会，董事会下设医院管理团队，即董事会领导下的院长负责制。2011 年，医院全额收回原单位 10% 的股份。现在的医院法人为总经理，设置有医院管理委员会（院长办公会），负责医院行政管理、医疗质量和安全管理。

3. 华润武钢总医院

武钢集团以医院部分实物资产出资，华润以现金出资，分别持股 49% 和 51%，成立华润武钢总医院，华润武钢总医院实行总经理领导下的院长负责制。合资公司设立董事会、经营管理机构和监事会。董事会是合资公司的最高权力机构，决定合资公司的重大事

宜。董事会由 5 名董事组成，其中武钢方委派 2 名，华润方委派 3 名，经双方共同提名。其中董事长一名，由武钢方委派，董事长是合资公司的法定代表人。董事长和董事任期 4 年，经委派方继续委派可以连任。经营管理机构是由总经理领导下的财务总监、财务总经理和副总经理组成。监事会由 3 人组成，双方各派一名，职工代表一名。监事会主席由全体监事过半数选举产生。董事、高级管理人员不得兼任监事。监事任期每届 3 年，任期届满，连选可以连任。

4. 汉阳医院

改制后的汉阳医院由中铁大桥局持股 30%，湖北和润联公司持股 70%。企业实现了主辅分离，政企分开。股东之间产权清晰，权责明确。医院改制后，按照《公司法》和现代企业制度的有关要求，成立了医院董事会、监事会，实行董事会领导下的院长负责制，制定了《医院章程》，明确将医院的所有权与经营权进行分离。董事会是医院最高决策机构，负责制定医院中长期发展规划、年度财务的预决算方案，制定薪酬管理制度，决定重要的人事任免和奖惩，制定医院内部管理制度等，把握医院发展的大方向。院长直接对董事会负责，负责医院日常经营管理工作，接受董事会年度目标考核，做到责权明确。建立了医院党、团和工会组织，各司其职，各负其责，进一步完善了法人治理结构。

5. 武东街东区社区卫生服务中心

武东街东区社区卫生服务中心由一家军工企业职工医院改制为一所股份制民营社区卫生服务中心，由武汉市普仁医院、武汉船用机械有限责任公司、湖北一杨医药公司三家股东共同参股，其中，武汉市普仁医院为控股股东，负责新医院的经营管理工作。实行董事会领导下的院长负责制。

6. 评述

在上述五家被调查的医疗机构中，华润武钢总医院的改制是改变了医院的运行机制，并没有改变产权所有制，而其他四家医院改制后都是由民营资本控股。其中，普仁医院、汉阳医院和武东街东区社区卫生服务中心属于公私合营的股份制医院，而紫荆医院则已经发展成为一家独资的民营医院。五家医疗机构都是由公有制的企业职工医院转变为自主经营的董事会领导下的股份制，运行完全按公司法进行，管理体制体现了经营的灵活性和自主的决策性。

（二）人力资源情况

1. 普仁医院

在实行人员激励与薪酬方面，普仁医院设置责任风险奖和星级奖。责任风险奖是针对主任的，每年年初有抵押金，年底出现医疗事故、纠纷等意外事项，根据情况扣除。星级奖有星级员工、星级科室、星级标兵、星级员工奖金为工资的 5%，并安排带薪休假旅游，星级科室全科人员每人奖金为其工资的 3%，这种绩效改革和奖惩机制极大地调动了员工的积极性，服务的态度和质量明显提升。改制后改革薪酬制度是通过制定岗位薪点制度（包括品位工资、岗位薪点和工龄工资），发挥医务人员工作积极性；同时制定奖惩机制，每年评选星级员工、标兵、星级科室等，给予工资一定比例奖金与旅游奖励；医院重大医疗安全事件与医务人员的风险待遇挂钩；在人才队伍建设方面，普仁医院鼓励员工继续深造，员工读博、考研费用全部报销；人才引进制度更加灵活（优惠政策），如一名员工来自于武汉市第三医院，通过给予管理岗位引进，根据其工作能力，提供更适合的发展平台。

图 3-1 显示，改制后，普仁医院本科学历构成比不断增加，2012 年引进了硕士及以上学历的高端人才，说明在改制后普仁医院人才水平整体呈上升趋势，人才队伍建设不断加强。

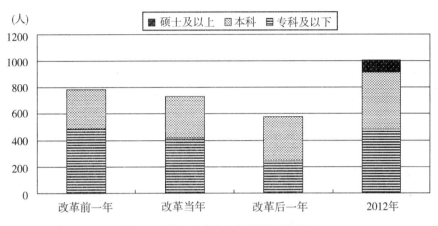

图 3-1　普仁医院人力资源学历结构图

图 3-2 显示，除改制当年中、高级职称占整个人力资源的百分比下降外，改制后一年、2012 年，中、高级职称占整个人力资源的百分比都提高了，说明改制过程中造成了一定的人才流失，但医院环境稳定后，岗位结构呈更优化趋势。

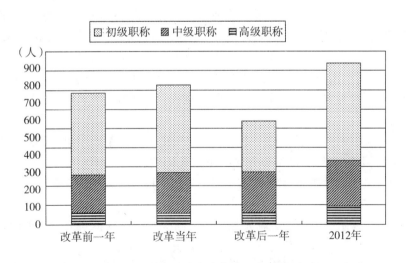

图 3-2　普仁医院人力资源职称结构图

卫生技术人员百分比是指医生、护士、医技人员数量之和占整个人力资源总数的百分比。图 3-3 显示，改制后，普仁医院的医务人员卫生技术人员呈增长趋势，说明行政管理人员和工勤人员队伍缩减，优化了组织结构。

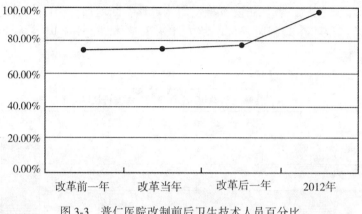

图 3-3　普仁医院改制前后卫生技术人员百分比

2. 紫荆医院

该医院改制时共有员工 163 人，签约留下来 109 人，剩下 54 人医院会一次性发给一笔补偿金。在改制时，医院的主要做法如下：

（1）买断工龄补偿金：500 元/人×工龄（年）。

（2）统一参加社会保险，缴纳社会保险金，解决养老的顾虑。

（3）刚改制时，人员思想波动较大。董事会多次举办座谈会，并和员工一对一谈心，尽力挽留人才。

（4）医院承诺并不会因为改制而辞退原有的管理层，从 2007 年改制至今，并未辞退一个中层或高层管理者，包括医务科、护理部、医院感染科、各个科的护士长以及后勤的书记、主任都是原有车辆厂职工医院留下的。紫荆医院人力资源部主要进行人员的招聘、使用、培训和管理，劳动工资、职工福利待遇管理，员工绩效考核等。在人事用工上，实行全员劳动合同制管理；按照二级医院梯队建设实行公开社会招聘。在员工劳动工资分配上，实行全员绩效考核制度，向临床一线员工倾斜，调动员工工作积极性，保证医疗服务工作正常运行。

图 3-4 显示，改制后紫荆医院人才队伍在不断扩大，改制后一年本科及以上学历人才比例有所下降，但 2012 年本科学历人才队伍增长幅度较大，硕士及以上学历的人才所占比例一直较小，进一步反映了紫荆医院人才尤其是学科带头人的缺乏是阻碍医院发展的最大障碍。

图 3-5 显示，改制后，紫荆医院人才队伍中高级职称比例不断上升，说明紫荆医院重视对人才的继续培养，完善进修体制机制，提高员工工作质量。

图 3-6 显示，紫荆医院卫生技术人员百分比从改制到改制后一年呈下降趋势，到 2012 年回升呈增长趋势。原因在于，紫荆医院在改制时，董事会承诺在岗员工全部接收，用以安抚职工对改制的抵触情绪。在医院运行进入正轨时，考虑精简组织机构，增加卫生技术人员百分比。

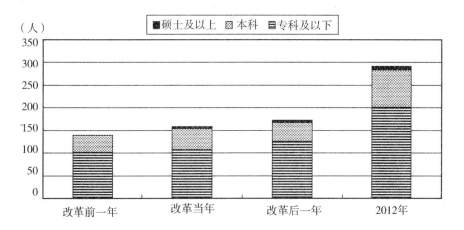

图 3-4　紫荆医院人力资源学历结构图

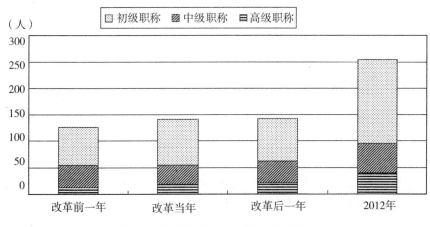

图 3-5　紫荆医院人才队伍职称结构图

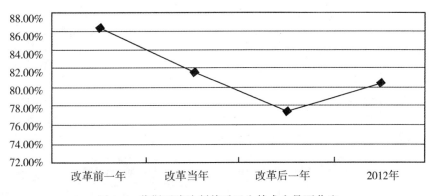

图 3-6　紫荆医院改制前后卫生技术人员百分比

3. 华润武钢总医院

医院高管层由合资公司董事会选举产生，中层管理人员由院长任命，医院有自主招聘权。由于刚刚改制不久，因此新的薪酬绩效方案还在制定中。表3-1列出了该医院人力资源情况。

表 3-1　　　　　　　　　华润武钢总医院人力资源情况表　　　　　（单位：人）

项　目 ＼ 年份	2008	2009	2010	2011	2012
编制人数	1818	1707	1621	1608	1322
在岗职工数	1765	1638	1560	1551	1287
卫生技术人员	1486	1425	1372	1373	1147
执业医师	576	573	544	539	445
执业助理医师	179	202	201	197	117
注册护士	553	505	500	506	435
药师（士）	111	105	97	97	82
检验技师（士）	67	67	64	63	47
影像技师（士）	36	36	41	41	27
其他卫生技术人员	15	15	15	15	11
管理人员	128	124	111	112	100
离退休人员	1394	1470	1537	1585	1642
其中：年内退休人员	90	106	62	60	56

图3-7显示，华润武钢总医院近几年来不断寻求人员结构的突破，逐步加大医务人员的比例，缩减管理和后勤人员规模。

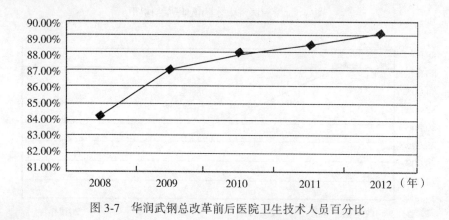

图3-7　华润武钢总改革前后医院卫生技术人员百分比

4. 汉阳医院

医院在人事制度上实行竞聘上岗、效益优先、奖惩分明原则，在用人机制上，实行竞聘上岗。做到了能者上、庸者下、能者进、庸者出，不拘一格选人才。一批年轻有为、技术水平高、职业道德好的医护人员被选拔到科室主任和护士长岗位，给想做事、能做事的人创造发展的平台。对急需引进的高端人才，打造条条框框的限制，制定特殊政策予以引进，做到以事业留人、以环境留人、以待遇留人、以情感留人。在收入分配机制上，医院按照"效益优先，兼顾公平"的原则，打破"大锅饭"，做到奖惩分明。拟定了医院薪酬体系。薪酬体系根据每个工作岗位的技术含量、所承担的风险大小制定，坚持向临床、向一线医疗技术骨干倾斜，适当地拉开医务人员之间的收入差距，奖勤罚懒，扭转了"干多干少一个样"的不正常现象，调动了广大医务人员的工作积极性。

图 3-8 显示，汉阳医院人才队伍在改制后本科学历占比有明显增加，2012 年的数据显示引进了硕士及以上学历的人才，人才队伍往高学历方面发展。

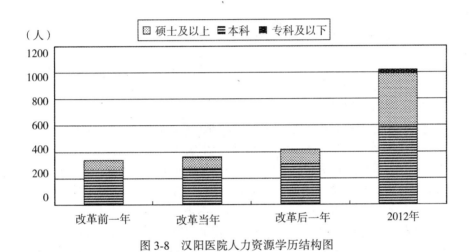

图 3-8 汉阳医院人力资源学历结构图

图 3-9 显示，汉阳医院高级职称人才在经过改制，确定新的人才引进和培养方案后，有了较大增幅。

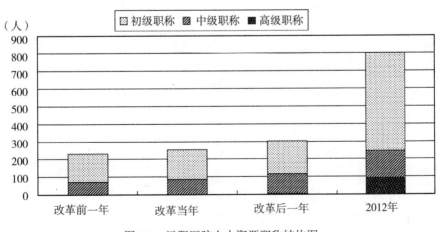

图 3-9 汉阳医院人力资源职称结构图

图 3-10 显示，汉阳医院在改制当年卫生技术人员百分比下降，改制后又逐步回升至较为平稳。原因在于，改制初始为安抚员工情绪，保留了原后勤部门及员工；改制后积极优化人员结构，使得卫生技术人员比例上升。

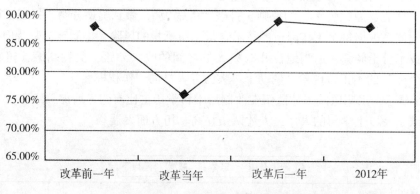

图 3-10 汉阳医院改制前后卫生技术人员百分比

5. 武东街东区社区卫生服务中心

该院通过每年引进素质好的实用型人才不断充实中心的人才队伍。聘请院内外专家坐诊、讲学、指导手术及其他业务，尽快提升社区卫生服务中心年轻队伍的业务技术水平。制定政策及奖励机制鼓励职工自学岗位成才。选送思想品质好、业务基础强、具有开拓精神的中青年技术人员去上级医院进修学习。注重业务学习，定期开展专题讲座，定期进行"三基"知识考试，定期开展技术操作考核、比赛等，逐步提高医务人员的理论与实际水平。通过努力，逐步形成各专业作风严谨、医德高尚、技术精湛的学科带头人和一支老中青相结合的稳定的技术人才队伍。表 3-2 列出了武东街东区社区卫生服务中心人力资源情况。

表 3-2 　　　　　　　武东街东区社区卫生服务中心人力资源情况表　　　　（单位：人）

项目	时间	改革前一年	改革当年	改革后一年	2012 年
医院在岗正式职工总数		39	40	42	43
学历结构	硕士及以上	0	0	0	0
	本科	14	12	15	12
	专科及以下	25	28	27	31
职称结构	高级职称	7	4	4	4
	中级职称	14	12	12	9
	初级职称	10	10	10	8
	尚未评职称	9	14	16	22

项目 \ 时间		改革前一年	改革当年	改革后一年	2012 年
岗位结构	医生	12	10	15	14
	护士	13	16	13	16
	医技人员	7	8	8	8
	行政管理人员	4	4	4	4
	工勤人员	3	2	2	2
医院临时工人		0	0	0	0
离退休职工		0	1	0	1
年内解聘正式职工		0	0	0	0
年内新招聘正式职工		5	7	8	8

图 3-11 显示，武东街东区社区卫生服务中心员工数量保持较为平稳，甚至呈缓慢增长趋势，且学历层次也无较大改变，仍以专科为主要劳动力，无硕士学历人才。

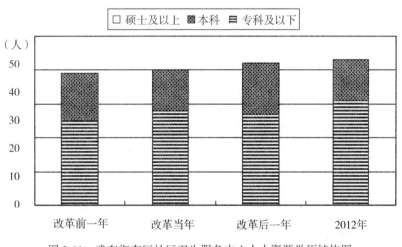

图 3-11　武东街东区社区卫生服务中心人力资源学历结构图

图 3-12 显示，武东街东区社区卫生服务中心中、高级职称比例变化不大，需要政府给予相应政策提高人员待遇以留住人才。

图 3-13 显示，武东街东区社区卫生服务中心卫生技术人员百分比呈上升趋势，人员结构不断优化。

6. 评述

各家企业医院在改制后，纷纷采用新的人事制度和激励机制，力图引入高学历、高水平人才；注重人才继续培养与业务骨干的院内培养工作，中、高级职称明显增加；优化组

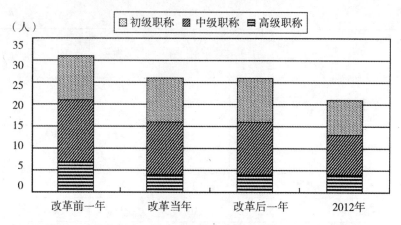

图 3-12 武东街东区社区卫生服务中心人力资源职称结构图

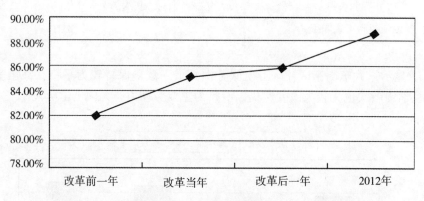

图 3-13 武东街东区社区卫生服务中心卫生技术人员百分比

织结构，精简后勤和行政组织部门，增加了医务人员所占百分比；解聘职工与新招职工基本持平，充分体现了改制医院"竞聘上岗、能进能出"的灵活的用人机制。在改制后的一段发展时间内，医药卫生人才队伍呈稳步增长趋势。

从图 3-14 可以看出，除华润武钢总医院因为改制刚起步的原因，医务人员数量有所

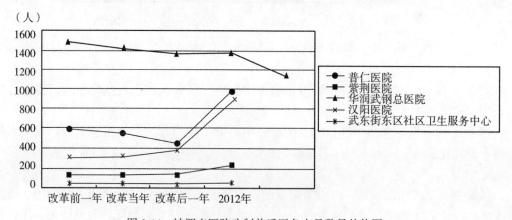

图 3-14 被调查医院改制前后医务人员数量趋势图

下降，其余四家医院医务人员数量在改制后一年均有增长。其中，普仁医院和汉阳医院增长最为明显，紫荆医院次之，东街东区社区卫生服务中心增长幅度最小。

（三）财务制度

1. 普仁医院

由于普仁医院前身是一冶职工医院，因此，对一冶职工实行免费医疗，再加上医院效益差，致使1997年、1998年、1999年医院无法为职工发放工资。因此，很多医生，尤其是年轻的业务骨干，辞职走人。当时医院的情况已经陷入困境，虽然一冶集团是国有企业，但是业务骨干流失，资金周转失灵、亏空情况严重，医疗设备陈旧且无法更新，医院内外环境差，总之，属于财政状况极差的状态。

2004年12月，医院按照国家发展政策，实行了主辅分流，成功改制。当时改制得到认可的因素主要是医院经济状况实在是太差（核算的医院净资产总共3048万元，其中土地部分就评估出了2500万元，而设备由于过于陈旧，很多都不能用，几乎无法进行评估），再加上多次下岗分流工作的落实（其中一个措施是实行买断工龄的办法，如在改制之前已工作30年，核算下来最后可以得到3万元的费用），尽管有很多人存在着很大的抵触情绪，但最终还是改制成功。之所以可以改制成功，是由于医院"轻装上阵"。当时，进行资产评估是严格按照国家相关文件来执行的，请的是专业资产评估公司的专家，并实施"改制回头看"等工作，力争使从改制方案的制定到流程的确定等方面都达到最优化和科学的状态，也就是"轻装上阵"。2002年，医改是一个契机，当时，由于武汉市医保政策的开展，全部职工参加医保，是有利于改制的实施和推进的。2002年医改之后，医院经济状况有所好转，但是却只是回到原始状态，即便经济状况有所回升，财政亏空还是无法补足。医院改制后，其财务制度按照企业会计制度来实施，例如资产负债表等，企业的一套会计制度比大部分一般医院较为先进。改制后，医院在经济状况、病人数量、医务人员收入等方面都是处于不断上升的趋势，并且以每年20%左右的速度增长。前几年医院与一冶集团相比较，职工的改制水平基本相当，但现在已经超过了一冶公司。中级职称医务人员工资由改制前的几百元到现在的几万元，在武汉市属于中等偏上的水平，在青山区排在前列，真正实现了知识分子高收入、高回报的理想状态。

2. 紫荆医院

改制后，结合民营医院的自身特点，紫荆医院制定了一套适宜的财务制度。医院财务管理的基本原则是：严格执行国家有关法律、法规和财务规章制度。主要任务是：科学合理编制预算，真实反映财务状况；依法组织收入，努力节约支出；健全财务管理制度，完善内部控制机制；加强经济管理，实行成本核算，强化成本控制，提高资金使用效益；加强经济活动的财务控制盒监督，防范财务风险。

2014年，医院计划将财务系统与医院信息系统进行对接，使得财务管理更加科学化、技术化，进一步简化流程，提高工作效率。管理模式发生了变化，在绩效考核等上面体现出用工更灵活了，管理更精细了。用收入表、成本表等进行成本的控制，以及本月与上月的对比参照，比如，用于员工洗澡的用电控制是通过一个空气阀进行控制的，科室有一个月就发现用电情况从过去的 1000 度一下涨到了 3000 度，通过层层筛选，发现是空气阀忘记开了。医院员工在进行耗材的领取上也是有严格的规定的，比如，通过季度分析或者核算，发现该科室的耗材一般是多少，然后规定每个月该科室就只能领多少，改制前，口罩是可以随便领取的，改制之后就进行了严格规定，每个科室只能按规定领取一定量的口罩；如果之前笔已经领过了，下次就只能领笔芯了。医院就是通过这样细微的方式，来进行成本控制。紫荆医疗集团长期聘请世界四大会计师事务所之一的美国永安会计师事务所，对包括本院在内的集团下属医院进行审计，同时帮助财务管理人员不断提升业务素质。

3. 华润武钢总医院

按照武钢集团公司企业会计准则执行，配合薪酬绩效方案进行全成本核算，为考核和评价医院业绩提供基础；完成过渡期审计，保证华润、武钢合资资产的顺利交接；完成首期资本出资，协调双方股东完成出资条件；与武钢集团商洽资金结管理及落实投资协议财务管理交接事宜；分账、建账。最大的转变是改制之后实施了企业管理，医院的资产折旧从过去的 14 年变成现在的 8 年，成本降低了，也有利于设备更新和医疗发展。建账、分账等其他财务制度需要和集团一致，但是集团现在还未正式开始实施，因此并不明确，还在摸索阶段。

4. 汉阳医院

汉阳医院对科室实行全成本核算，重点监控可变动成本，考核临床科室的人均收入、床均收入、收支结余率、收支成本率、药品比率、辅助检查比例、治疗费比例、材料费比例等指标，并与绩效工资直接挂钩，增强了广大医务人员的成本意识和服务积极性。在资金使用方面，实行严格的预算管理，坚持"先立项—做预算—再审批"的工作流程，由"一支笔"进行控制，不乱花一分钱。医院收入稳健增长，即便原单位的拨款停止了，但医院大的股东的投入很大，社会资本的投入式医院快速发展，财务每年结余，内在动力强健，设备采购、人力资源成本、高资耗材等的成本比公立医院低。改制过程按规范操作，选择合格的资产评估单位进行评估，是改制成功的必要条件。

5. 武东街东区社区卫生服务中心

以前医院所有东西都是厂里的，需要的东西也到厂里去领，在改制之后，现在药品出库入库，都是自己严格按照财务制度来进行，包括收据管理等，原来医院财务只是发挥一个记账的功能，因为盈利与否无所谓，现在财务制度则是按照企业的一套制度来的，医院要自负盈亏，医院的营业额按照每年 20% 的比例增长，2008 年医院年收入为 225 万，2012 年为 1007 万，而这几年间人员几乎无变动。员工的积极性、病人满意度等也比以前有了明显提高。医院实施了一套问责制度，制定出一套员工手册，然后依据科室的不同分成 5 个部门，各部门有一个负责人总管，在进行问责的时候对事不对人。员工的工资与医院营业额一样按照每年 20% 的比例增长，中级职称医生工资（60% 基本工资 +40% 绩效）五六万元每年，高级职称八九万元每年，护士三四万元每年。目前医院节约意识很强，领导起到了很好的表率作用，他们出门办事都是坐公交车。员工，尤其是改制之前就留下来的员工，自主节约意识很强，真正把医院当成自己的家。

（四）经营情况

1. 普仁医院

改制前，医院经营非常困难。改制后，医院把经营放在头等位置，实现了收入从2004年的7000万到2013年的5个亿，经营目标达到一定量以后，重点加强了学科建设，要求每个科室每年开展三个新技术、新业务，通过人才引进和出去进修等方式。近几年已经有两个科室进入武汉市重点专科。表3-3列出了普仁医院业务量情况。

表 3-3　　　　　　　　　　　普仁医院改制前后业务量统计表

项　目	改革前一年	改革当年	改革后一年	2012 年
门诊量（人次）	179588	235094	324499	499778
急诊量（人次）	18126	26140	30500	59354
出院人数（人）	9004	10988	12741	38337
出院者平均住院日（天）	13.3	12.8	11.9	10.72
病床使用率（%）	63.7	74	80.3	112.4
住院手术人次（人）	2321	2823	3231	8229

图 3-15 显示，普仁医院改制后病床使用率呈不断上升趋势，说明普仁医院病床利用效率越来越高。

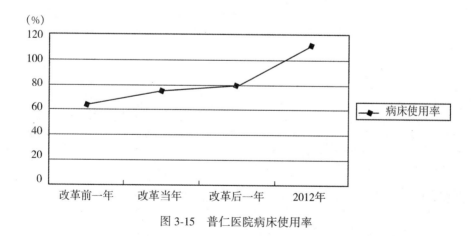

图 3-15　普仁医院病床使用率

图 3-16 显示，普仁医院改制后患者平均住院日呈减少趋势，说明医院在保障医疗服务质量不变的前提下走效益型发展道路，降低了无效和低效住院日。不仅反映了医疗技术水平的提高，也反映了医院管理水平的提升。

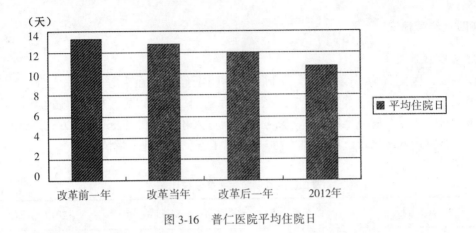

图 3-16 普仁医院平均住院日

2. 紫荆医院

医院改制时设置床位 110 张，2011 年获批床位 300 张，实际开放床位 300 张，设置 6 个病区，临床医技科室共 26 个。2013 年 8 月，医院床位再次增加到 499 张，设置 9 大病区，临床医技科室增加到 29 个。据统计，医院每年的经营业绩以 20%左右的比例增长。2007 年的经营业绩不足 1000 万元，到 2013 年年底有望突破 8000 万元。表 3-4 列出了紫荆医院的业务量情况。

表 3-4 紫荆医院改制前后业务量统计表

项　　目	改革前一年	改革当年	改革后一年	2012 年
门诊量（人次）	27460	28729	30285	43120
急诊量（人次）	10422	11326	11271	12725
出院人数（人）	1821	1726	2248	6598
出院者平均住院日（天）	12.5	12.1	11.8	8.8
实际开放总床日数（天）	38465	36740	40150	70089
实际占用总床日数（天）	74421	21738	26287	58593
病床使用率（%）	62.4	59.2	65.5	93.8
住院手术人次（人）	792	804	916	1695

图 3-17 显示，紫荆医院改制后病床使用率呈不断上升趋势，说明紫荆医院病床利用效率越来越高。

图 3-18 显示，紫荆医院改制后平均住院日呈下降趋势，无效和低效住院日降低，说明紫荆医院的医疗技术水平和管理水平在提高。

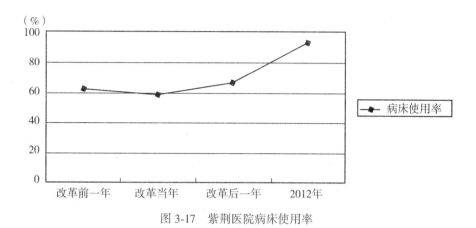

图 3-17　紫荆医院病床使用率

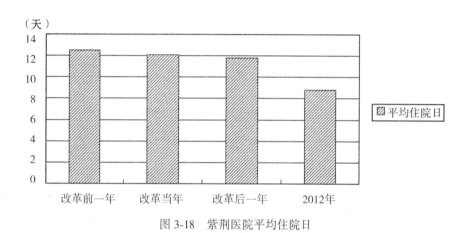

图 3-18　紫荆医院平均住院日

3. 华润武钢总医院

2012 年，该医院门诊量 87 万人次、出院病人 3.5 万人次、收入 4.4 亿元、平均住院天数 11.4 天。其经营目标是：合资公司将保证职工收入不低于现有收入水平；三年内的工资增长水平不低于武钢集团公司当年工资的增长水平；三年后随着企业效益增长而相应增长，由合资公司经营管理机构报董事会确定。表 3-5 列出了华润武钢总医院的业务量情况。

表 3-5　　　　　　　　　华润武钢总医院改制前后业务量统计表

项　目　＼　年份	2008 年	2009 年	2010 年	2011 年	2012 年
总诊疗人次数（人次）	992532	1041808	934459	923446	874083
其中：门诊人次数（人次）	893658	986467	876914	865496	817085
急诊人次数（人次）	98874	55341	57545	57950	56998

续表

项　　目	年份 2008 年	2009 年	2010 年	2011 年	2012 年
出院人数（人）	27872	27759	29428	30752	34389
患者平均住院日（日）	13.8	13.1	12.5	12.3	11.4
病床使用率（%）	106.8	101	101.8	104.9	109.3
住院手术人次（人）	5013	3908	3063	4225	4410

图 3-19 显示，华润武钢总医院病床使用率在 2009 年下降后，逐步呈上升趋势。

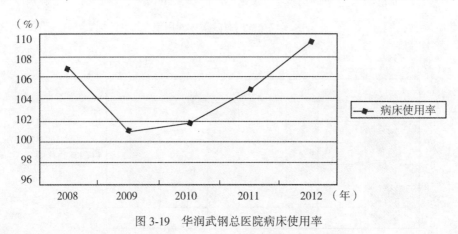

图 3-19　华润武钢总医院病床使用率

图 3-20 显示，华润武钢总医院改制后平均住院日呈下降趋势，无效和低效住院日降低，说明华润武钢总医院的医疗技术水平和管理水平在提高。

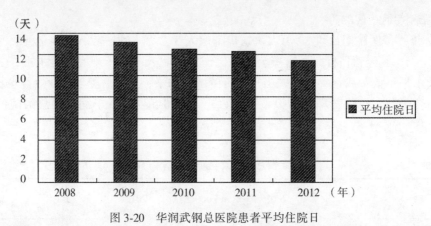

图 3-20　华润武钢总医院患者平均住院日

4. 汉阳医院

汉阳医院实际开放床位数由改制前的 210 张提高到 880 张，增幅达 319%，床位使用率保持在90%左右。年门诊工作量由8万人次提高到2012年近40万人次，增幅近400%。改制前，医院人均年收入2万多元。2012年，医院人均收入达到7万多元，比改制前增长了3倍多，其中，医疗技术和管理骨干的收入，比改制前增加了5倍以上。表3-6列出了汉阳医院的业务量情况。

表3-6   汉阳医院改制前后业务量统计表

项　目	改革前一年	改革当年	改革后一年	2012年
门诊量（人次）	9044	87371	119703	440000
急诊量（人次）	11165	13294	14811	56140
出院人数（人）	4589	4725	6475	31000
出院者平均住院日（天）	11.15	9.8	10.42	11.79
实际开放总床日数（天）	76860	77018	94678	322080
实际占用总床日数（天）	50627	48828	68150	270752
病床使用率（%）	65.87	63.4	71.98	84.06
住院手术人次（人）	1235	1304	1563	4333

图3-21显示，汉阳医院在改制当年病床使用率有略微降低外，之后一直处于上升趋势。

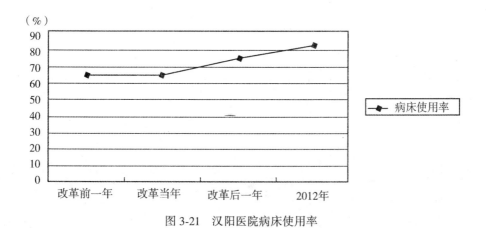

图3-21　汉阳医院病床使用率

图3-22显示，汉阳医院在改制当年患者平均住院日下降，改制之后呈上升趋势，反映在组织较为稳定时，管理效率提高。

5. 武东街东区社区卫生服务中心

医院床位数由改制前的30张扩展到80张。目前，服务人群已经扩大到社区周边的城乡结合部，市场进一步向外围辐射和延伸。2010年，在政府的支持和帮助下，争取到了中央扩需项目用于中心基础设施改造，加上自筹配套的资金，新建了近2000平方米的综合楼，并对原来的旧楼进行了维修改造。该项目的顺利实施在一定程度上改善了社区卫生

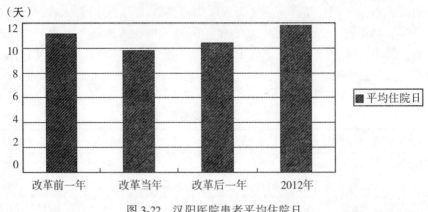

图 3-22 汉阳医院患者平均住院日

服务中心的医疗设施条件，满足了广大患者的医疗需求，提高了医院在武东地区的竞争能力。表 3-7 列出了武东街区社区卫生服务中心的业务量情况。

表 3-7 武东街东区社区卫生服务中心改制前后业务量统计表

项目 \ 时间	改革前一年	改革当年	改革后一年	2012 年
门诊量（人次）	29826	29519	34424	32140
急诊量（人次）	1739	3511	3580	2704
出院人数（人）	250	857	1502	1933
出院者平均住院日（天）	12	13	12	10
病床使用率（%）	16	65	85	82

图 3-23 显示，武东街东区社区卫生服务中心在改制后病床利用率显著提高，床位利用效果增加。

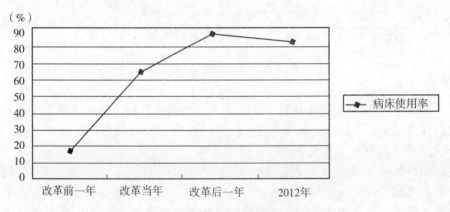

图 3-23 武东街东区社区卫生服务中心病床使用率

图 3-24 显示，武东街东区社区卫生服务中心在改制后患者平均住院日呈下降趋势。武东街东区社区卫生服务中心在转制后主要为周围居民提供中医、康复、保健等周期较短的医疗服务，因而患者平均住院日下降。

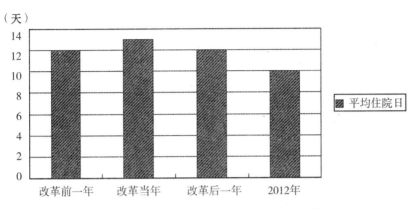

图 3-24　武东街东区社区卫生服务中心患者平均住院日

6. 评述

（1）医院改制后患者平均住院日普遍呈减少趋势，说明这些医院在保障医疗服务质量不变的前提下走效益型发展道路，降低了无效和低效住院日。不仅反映了医疗技术水平的提高，也反映了医院管理水平的提升。

（2）各医院住院手术都呈现增长趋势。其中，普仁医院增长速度最快，增长率达17.14%，其次为汉阳医院 16.99%，武汉紫荆医院 16.44%。

（3）改制后病床使用率呈不断上升趋势，说明这 5 家医院的病床利用效率越来越高。

三、被调查医院医务人员反应性与满意度分析

21 世纪科技与人才将是赢得医院竞争优势的关键，现代医院的核心竞争力是人力资源的竞争力。西方国家大量的研究表明：医务人员的满意度与患者的满意度直接相关，较低的医务人员满意度可能导致医疗服务效率低下、服务质量受影响等，从而影响医疗服务系统整体功能的发挥，影响患者对所提供的医疗服务的满意度，进而影响医院的社会效益和经济效益。

（一）被调查医务人员人口学特征

本次调查了 5 家医院，医务人员共 209 人，具体情况见表 3-8~表 3-12。

表 3-8　　　　　　　　　被调查医务人员人口学特征　　　　　　（%）

性别	男	40.6
	女	59.4
	合计	100.0
年龄分组	30 岁以内	45.9
	30~40 岁	27.8
	40 岁以上	26.3
	合计	100.0
婚姻状况	未婚	23.9
	已婚	74.2
	离异	1.4
	丧偶	0.5
	合计	100.0

表 3-9　　　　　　　　　被调查医务人员基本特征　　　　　　（%）

职业	医生	45.0
	护士	55.0
	合计	100.0
职称	初级	46.9
	中级	35.9
	副高	7.7
	高级	4.4
	无职称	5.1
	合计	100.0
最终学历	中专	8.6
	大专	35.4
	本科	46.4
	硕士研究生	9.6
	博士研究生	0.0
	合计	100.0

表 3-10　　　　　　　　　　　　调查医院医务人员学历基本情况　　　　　　　　　　　（n，%）

	硕士研究生		本科		大专		高中或中专	
	n	%	n	%	n	%	n	%
武东街社区卫生服务中心	0	0.00	6	31.58	8	42.11	5	26.32
武钢总医院	8	14.55	23	41.82	22	40.00	2	3.63
普仁医院	10	19.23	32	61.54	10	19.23	0	0.00
汉阳医院	0	0.00	10	30.30	17	51.52	6	18.18
紫荆医院	2	4.00	26	52.00	17	34.00	5	10.00
合计	20	9.57	97	46.41	74	35.41	18	8.61

表 3-11　　　　　　　　　　　　调查医院职称基本情况　　　　　　　　　　　　　（n，%）

	无职称		初级		中级		副高级		高级	
	n	%	n	%	n	%	n	%	n	%
武东街社区卫生服务中心	3	17.65	9	52.94	4	23.53	0	0.00	1	5.89
武钢总医院	1	1.92	12	23.08	32	61.54	7	13.46	0	0.00
普仁医院	0	0.00	32	61.54	18	34.62	2	3.85	0	0.00
汉阳医院	5	15.63	22	68.75	5	15.63	0	0.00	0	0.00
紫荆医院	1	2.13	23	48.94	16	34.04	3	6.38	4	8.51
合计	10	5.00	98	49.00	75	37.50	12	6.00	5	2.50

表 3-12　　　　　　　　　　　　被调查医务人员从事工作年限

	工作年限	百分比（%）
参加工作年限	10 年以下	51.7
	10~20 年	20.1
	20 年以上	28.2
	合计	100.0
本单位工作年限	10 年以下	70.3
	10~20 年	13.4
	20 年以上	16.3
	合计	100.0

（二）工作时间

医务人员工作 8 小时以上的占 43%，而最新《劳动法》第 36 条规定劳动者每日工作时间不超过 8 小时、平均每周工作时间不超过 44 小时，体现了医务人员高强度的工作特点。

从表 3-13、表 3-14 可以看出，医生工作时间在 8 小时以上的超过了 50%，而护士工作时间在 8 小时以上的则为 36%，说明医生的工作强度比护士大。

表 3-13　　　　　　　　　　被调查医务人员工作时间　　　　　　　　　　（%）

	8 小时以下	9 到 10 小时	11 到 12 小时	12 小时以上	合计
门诊	69.2	30.8	0.0	0.0	100
病房	52.7	35.9	7.2	3.6	100
其他	84.6	15.4	0.0	0.0	100
合计	57.0	33.8	5.8	2.9	100

表 3-14　　　　　　　　　　不同职业医务人员工作时间　　　　　　　　　　（%）

项　目	医生	护士	合计
8 小时以下	48.4	64.0	57.0
9 到 10 小时	33.3	34.2	33.8
11 到 12 小时	11.8	2.8	5.8
12 小时以上	6.5	0.0	2.9
合计	100.0	100.0	100.0

从表 3-15 可以看出，武钢总医院、普仁医院、汉阳医院医生工作时间较长，工作时间在 8 小时以上的比例分别为 63%、52%、64%，这可能与医院的规模和等级有关。

表 3-15　　　　　　　　　　调查医院工作时间分布　　　　　　　　　　（n,%）

	8 小时以下		9 到 10 小时		11 到 12 小时		12 小时以上	
	n	%	n	%	n	%	n	%
武东街社区卫生服务中心	12	66.67	5	27.78	0	0.00	3	16.67
武钢总医院	20	37.04	26	48.15	7	12.96	1	1.85
普仁医院	25	48.08	17	32.69	5	9.62	5	9.62
汉阳医院	12	36.36	21	63.64	0	0.00	0	0.00
紫荆医院	49	98.00	1	2.00	0	0.00	0	0.00
合计	118	57.00	70	33.82	12	5.80	8	2.90

（三）工作满意度

1. 总体情况（表3-16）

表3-16   **医务人员工作满意度总体情况**

项 目		百分比（%）
医务人员工作满意度	非常满意	9.2
	满意	47.3
	一般	23.2
	不满意	15.5
	非常不满意	4.8
	合计	100.0

2. 不同年龄组的工作满意度

各年龄组对工作的满意度中，满意的均占大部分，30岁及以下年龄组和30～40岁年龄组认为满意的比例相当。总体看来，各年龄组中一半左右的职工对工作满意度比较高（表3-17）。

表3-17   **不同年龄组医务人员对目前工作的满意情况**   （%）

项 目		30岁以下	30～40岁	40岁以上	合计
工作满意度	非常满意	11.8	3.9	12.7	9.2
	满意	50.0	43.4	49.1	47.3
	一般	22.4	29.9	16.4	23.2
	不满意	11.8	19.7	14.5	15.5
	非常不满意	3.9	3.9	7.3	4.8
	合计	100.0	100.0	100.0	100.0

3. 不同职业医务人员的工作满意度

从职业来看，对工作满意及以上的比例医生为58.5%，护士为54.8%，说明医生、护士对工作的满意度相当。整体上看，医生的满意度高于护士（表3-18）。

4. 不同学历医务人员的工作满意度

从职称上来看，对工作的满意程度在满意及以上的比例，中级职称者最低为45.2%，高级职称最高，为100.0%。整体上看，职称不同，对工作满意度差异分布具有显著意义（$P<0.05$）。可能由于高级职称医务人员职称晋升竞争相对较少，工资相对较高，故工作满意度较高（表3-19）。

表3-18   不同职业医务人员的满意度   （%）

项　目		医生	护士	合计
工作满意度	非常满意	8.5	9.7	9.2
	满意	50.0	45.1	47.3
	一般	24.5	22.1	23.2
	不满意	13.8	16.8	15.5
	非常不满意	3.2	6.2	4.8
	合计	100.0	100.0	100.0

表3-19   不同职称医务人员工作满意度

项　目		初级	中级	副高级	高级	无职称	合计
工作满意度	非常满意	12.2	6.8	0.0	20.0	0.0	9.1
	满意	52.0	38.4	50.0	80.0	50.0	47.5
	一般	24.5	24.7	16.7	0.0	20.0	23.2
	不满意	9.2	21.9	25.0	0.0	20.0	15.2
	非常不满意	2.0	8.2	8.3	0.0	10.0	5.1
	合计	100.0	100.0	100.0	100.0	100.0	100.0

（四）生活和工作压力

1. 总体情况

从表3-20、表3-21、表3-22可以看出，被调查医院医务人员生活压力和工作压力总体来说较大，其中生活压力较大及以上的比例为60.2%，工作压力较大及以上的比例为61.9%。

表3-20   调查医院工作压力情况   （%）

	没有压力	有一点压力	一般	压力较大	压力很大	合计
普仁广惠医院	0.0	31.6	26.3	31.6	10.5	100.0
武钢总医院	0.0	3.6	3.6	32.7	60.0	100.0
普仁医院	0.0	19.2	7.7	46.2	26.9	100.0
汉阳医院	0.0	15.6	9.4	40.6	34.4	100.0
紫荆医院	6.1	46.9	32.7	14.3	0.0	100.0
合计	1.4	22.2	14.5	32.9	29.0	100.0

表 3-21   医务人员生活压力总体情况

项　目		n	比例（%）
生活压力	没有压力	14	6.7
	有一点压力	39	18.7
	一般	30	14.4
	压力较大	77	36.8
	压力很大	49	23.4
	合计	209	100.0

表 3-22   医务人员工作压力总体情况

项　目		n	比例（%）
工作压力	没有压力	3	1.4
	有一点压力	46	22.2
	一般	30	14.5
	压力较大	68	32.9
	压力很大	60	29.0
	合计	209	100.0

　　从表中可以看出，不同的医院的医务人员对工作压力的感受有所差别，工作压力较大及以上的比例，最高的是汉阳医院，为 75.0%；其次是普仁医院，为 73.1%；最低的是紫荆医院，为 14.3%。

　　从表 3-23 和图 3-24 可以看出，工作强度大是调查医院医务人员感受到工作压力的最主要原因，与前文所述关于医务人员工作时间相呼应，其次是患者期望值高和职业风险高带来的工作压力，二者所占比例一样，体现医务人员风险高的职业特点。

表 3-23   调查医院医务人员对绩效考核压力反应情况

项　目	压力	比例（%）
绩效考核压力	没有压力	5.9
	有一点压力	27.5
	一般	22.1
	压力较大	27.5
	压力很大	17.2
	合计	100.0

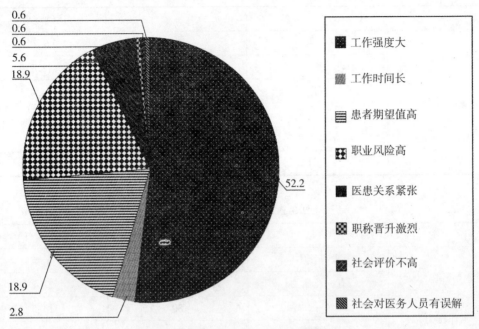

图 3-24 医务人员工作压力的主要来源（%）

2. 不同年龄组医务人员生活和工作的压力

从表 3-24、表 3-25 可以看出，各年龄组工作压力中，40 岁以上医务人员感觉工作压力很大及以上的比例为 54.6%，30～40 岁组医务人员工作压力较大及以上的比例为 72.4%，30 岁以下医务人员感觉工作压力较大及以上的比例为 56.6%。在生活压力上较大及以上的比例最高的也在 30～40 岁组医务人员，为 68.4%。30～40 岁的青壮年组医务人员由于工作上面临晋升、家庭上面临赡养老人、养育子女等问题，生活压力和工作压力都很大。

表 3-24   不同年龄组医务人员工作压力   （%）

项　目		30 岁以下	30~40 岁	40 岁以上	合计
工作压力	没有压力	1.3	2.6	0.0	1.4
	有一点压力	22.4	14.5	32.7	22.2
	一般	19.7	10.5	12.7	14.5
	压力较大	30.3	46.1	18.2	32.9
	压力很大	26.3	26.3	36.4	29.0
	合计	100.0	100.0	100.0	100.0

表 3-25　　　　　　　　　不同年龄组医务人员生活压力　　　　　　　　　　（%）

	项　目	30 岁以下	30~40 岁	40 岁以上	合计
生活压力	没有压力	5.1	3.9	12.7	6.7
	有一点压力	23.1	15.8	16.4	18.7
	一般	20.5	11.8	9.1	14.4
	压力较大	30.8	43.4	36.4	36.8
	压力很大	20.5	25.0	25.5	23.4
	合计	100.0	100.0	100.0	100.0

3. 不同职称医务人员生活和工作压力

从表 3-26、表 3-27 来看，生活压力中，副高级职称医务人员感觉压力比较大及以上的比例最大（为 75.0%），高级职称医务人员这一比例最小（20.0%），且高级职称医务人员无压力很大的感觉。工作压力中，副高级职称医务人员感觉压力比较大及以上的比例最大（为 83.4%），其次是中级职称医务人员（74.7%），最低的是高级职称医务人员（0）。与生活压力的情况相同，可能由于高级职称医务人员无晋升压力、工资较高，生活压力也较小。

表 3-26　　　　　　　　　不同职称医务人员生活压力　　　　　　　　　　（%）

	项　目	初级	中级	副高级	高级	无职称	合计
生活压力	没有压力	6.1	4.0	8.3	40.0	10.0	6.5
	有一点压力	23.5	17.3	0.0	20.0	10.0	19.0
	一般	16.3	5.3	16.7	20.0	40.0	13.5
	压力较大	34.7	41.3	58.3	20.0	10.0	37.0
	压力很大	19.4	32.0	16.7	0.0	30.0	24.0
	合计	100.0	100.0	100.0	100.0	100.0	100.0

表 3-27　　　　　　　　　不同职称医务人员工作压力　　　　　　　　　　（%）

	项　目	初级	中级	副高级	高级	无职称	合计
生活压力	没有压力	3.1	0.0	0.0	0.0	0.0	1.5
	有一点压力	21.9	20.0	8.3	80.0	20.0	21.7
	一般	18.8	5.3	8.3	20.0	40.0	14.1
	压力较大	36.5	32.0	50.0	0.0	0.0	32.8
	压力很大	19.8	42.7	33.4	0.0	40.0	29.8
	合计	100.0	100.0	100.0	100.0	100.0	100.0

四、患者体验分析

本次调查研究的调查员在 5 家被调查医院采用随机偶遇法，选取了 15 名当时正在就医的患者及其家属进行访谈，了解患者及其家属在该家医院的就医体验以及该医院与其他就诊过、非改制医院的区别。被调查的 15 名患者中有 8 名女性、7 名男性，平均年龄为 43 岁。以下列举较为典型的案例进行分析。

莫女士，52 岁，初中文化，女儿在普仁医院妇产科就诊。接受采访的患者家属说，她家的宝宝刚生下来就呛到了羊水，医生和护士都很热心，对宝宝护理得很仔细，很专业，也给大人提供了很多专业的建议。对于家属不清楚的地方，给予耐心的解答和帮助。医院提供的是个性化的服务，保证患者放心。她认为与协和医院相比，普仁医院更好。普仁医院环境好，特别是新大楼，宽敞、明亮、颜色好，给人一种舒适的感觉，医师医术也较好，领导班子强、人流量少，没有协和那么拥挤。协和医院由于人流量大、拥挤，导致候诊时间较长，医生也难免照顾不周，态度上也不能得到保证。

李先生，68 岁，高中文化，在普仁医院心内科就诊。李先生心脏病较严重，多次住院，每次都选择普仁医院，部分是因为普仁医院的心内科技术好，最主要的原因是普仁医院的医生护士态度都很好，他信任这家医院。刚入院时，他心脏病重不能下床，不管什么时候叫护士，护士都不烦。医生也很关注病人的感受，有一次他给医生说个什么事，医生说："我已经知道，给你安排了。"他问医生："你怎么知道的?"医生说："你平时说话中流露出来的，我注意到了。"李先生认为普仁医院与其他医院比起来，最大的不同体现在人与人之间的关怀，关注病人的感受。

何女士，50 岁，高中文化，在紫荆医院血透室就诊。她认为紫荆医院服务态度和服务质量都挺好的，她在这家医院透析有一年多了，医院救过她两次命，有一次是患者晕过去了，医院 120 救护车把患者从家里接到了医院，患者几天以后才醒来，透析一年多以后，身体状况比以前好多了。紫荆医院护士态度都很好。

张女士，40 岁，高中文化，在华润武钢总医院门诊就诊。张女士表示，来这里看病的主要是武钢的职工，这家医院的服务态度在附近几家医院中是最差的，尤其与华润合并以后，态度更坏了，医生护士都往普仁医院跑了。查房没有原来查得好，以前查房比较仔细，现在查房的次数少了，时间也短，没有耐心。不过也不能一概而论，也有一些医护人员确实想把事情做好，主要是管理上的问题，医护人员积极性没有被调动起来。

蔡先生，28 岁，大学本科，在华润武钢总医院就诊。蔡先生认为，就服务来说，这里还算可以的，至少不用排队，效率也还算高。以前他在同济医院就诊过，那里每天人都很多，难免有不周到的地方，做什么都要排队。比如说看专家号，在同济医院下午 3 点才能看，在华润武钢总医院 1 点半就可以开始了。

黄女士，30 岁，大学本科，父亲在汉阳医院肾内科就诊。黄女士认为，汉阳医院的服务质量有待提高，感觉不是很方便，比如轮椅过少，只能给急救的病人用，有些行走不便的病人则用不到。周末没有清洁人员做卫生，到了周日特别脏。另外，还有一些便民设施不齐全，感受不到贴心服务。相比周边的其他医院，这里的医疗技术水平还行，但是普通检查结果不能及时拿到，需要 15 天后再自行来取。

张先生，45 岁，高中文化，在汉阳医院门诊就诊。张先生认为，这里的服务态度差，中午还未过 12 点就无人挂号，患者询问问题时医务人员表现得不耐烦，医务人员服务态度差。最近去过陆军总医院，与汉阳医院相比，不管是服务态度还是服务质量都更好，就医环境也更好。

赵女士，35 岁，大学专科，在武东街东区社区卫生服务中心中医康复室就诊。赵女士认为，该医院服务态度和服务质量都不错，她是 471 厂的，腰椎间盘突出特别严重，都下不了床，在中南医院住了一阵子好多了，现在到这里继续维持治疗，这里离家近，又是自己的职工医院转成的社区卫生服务中心，他们态度都非常好，要是以前知道这里开展这个项目，早点来治，病就不会这么严重了。虽然中南医院技术好，但人多，这里不仅技术好而且不用排队。

评述：根据 15 名患者的反应性来看，绝大多数的患者对改制后的医院持肯定态度，部分长期在医院就医的患者认为医院改制给医院带来了巨大的变化与发展，这些患者还认为，医院经过改制后，医疗技术水平明提高，医护人员的服务态度更好，医院修起了新大楼，规模变大了、环境也变好了。也有极少数患者认为改制让就医体验变差，企业化的管理使得医务人员变得更加具有逐利性。

五、改制中的困难与措施

（一）改制过程中遇到的困难

在武汉市的企业医院改制过程中，无论是先改制的还是后改制的，无论是在什么背景、什么契机下进行改制的，都会遇到以下几个问题：

1. 原职工的思想观念转变问题

在改革过程中遇到的最大问题是职工思想观念的转变，职工对改制后医院的前途非常担心，改制以后自主经营，医院能否办下去、自己能否在这个医院继续工作，是职工最关心的问题。职工在改制时的情绪波动与思想上的不统一给企业医院改制的起步工作造成巨大的阻力。例如紫荆医院在 2007 年改制时，职工对广州紫荆医院收购并不看好，对民营医院也不理解，当时医院职工有 160 人，专业技术人员走了很多。108 人签了合同，但改制 1 年后，这 108 人有一半又离去。2012 年通过网络招聘了近 200 人，但一年后又有 100 多人相继离职或辞职。录入的人员远远达不到医院专业发展的需求。新招聘的护理人员大多刚毕业，缺乏实践经验，医院下工夫培养的优秀人才又被别的医院挖走了。

2. 改制后的人员流失与人才引进问题

改制后的医院成为"培训基地"，培养的有经验的、优秀的人才流失严重。其中，医生相对稳定，院方占有主动权，会主动淘汰部分工作能力不强的医生；而护士，尤其是年轻护士相对而言流动速度过快，主要原因是年轻护士更倾向于到公立医院或者工作比较轻松的专科医院就职，另外一部分人则因为生存压力等选择回家乡。例如武东东区社区卫生服务中心以前属于军工企业，在改制前，招聘时有更多的选择权，而现在很多毕业生不愿意来这工作，人员流动比较大，但基本新招和退休人员持平，维持在 40 人左右；业务骨干基本都是改制前留下来的，新人流动速度比较大，中间部分（青年骨干）较少。

3. 政策导向不明晰，配套政策不完备

体制机制上的障碍使得政策制定的初衷与执行实际情况不一样，让改制的企业医院感觉到了差别对待。政策制定后，到基层，并没有产生多大的实际作用，反而在一些方面制约了医院的发展，包括行政审批、开会座次、先进名额、政府购买医疗服务等。例如汉阳医院下属有一个大的社区卫生服务中心，该社区卫生服务中心在规模、能力上都比汉阳区其他的公立医院强，但是政府的公费医疗项目却只能定点公立社区卫生服务中心。

4. 法人治理结构不明晰

企业医院的改制，尤其是与其他国有企业的共同持股，存在着法人性质不明晰的问题。例如华润武钢总医院，医院不是独立法人单位，这涉及一个矛盾问题，医院的身份是什么？要么是事业法人，要么是民办非企业法人。该医院不是事业单位，无法办理事业法人，如果办理民办非企业法人，但该医院的两个注资者都是央企，都是国有资本，根本不是民办。现在医院连法人都办不下来，医院管理公司可以办企业法人，可是医院不能办企业法人，这也是国家在企业医院改革中没有考虑到的问题。

（二）企业医院改制中的措施

1. 统一认识

领导层首先要认清形势，医院改制是一个趋势，必须要进行，开职代会制定方案，每个星期开会动员宣讲，一个一个做工作，中层干部每人包干一部分职工进行宣讲，做工作，描述发展前景，保证宣讲到位。内退人员工资待遇上给予优惠。

2. 政策倾斜

多关注年轻骨干和优秀人才生活、工作等方面问题，奖金向业务骨干和临床一线人员倾斜，科主任和普通医生之间每月工资可以相差到三四千元，普通医生之间可以相差1000 元左右，护士长和普通护士的工资差别可达工资的 20%～30%。

3. 民主管理

赋予科主任自己科室的奖金分配、人事分配等权力，实行民主化管理。每年和科主任签订全年的工作计划（工作量、工作态度、病人满意度、下属工作安全——即下属犯错误，主任也有连带责任）。工作计划的完成效果和科主任的奖金挂钩。

4. 顶层设计

在调查中，各家医院院长纷纷表示，企业医院改制是当前部分医疗机构继续发展的一条有效出路，对国家的宏观经济、对母体企业、对医院自身都是有好处的，然而在一个政策的出台后，往往需要若干个政策去辅助支撑，不然变革容易走入绝境。因此，我国的企业医院改制需要进行宏观的顶层设计，并且在政策制定以后要监管执行情况和效果。

六、改制后的成果与发展

（一）机制更加科学灵活

以前企业医院是从属于企业，是一项职工福利事业，主要职责是确保企业劳动力的身心健康，由企业财政进行统筹，无需谋求发展。而现在改制后，有了更大的自主权，经营机制变得更加灵活。例如华润武钢总医院，在改制前从属于武钢总公司，经营活动是没有任何主动权的，企业的领导不懂医院发展的规律，医院一直都是处于服从管理模式。改制以后，医院在运营和管理机制上明显得到了松绑。以前在总公司，医院要采购一个医疗设备，要在上一年底前申报，公司一旦确定了的设备采购清单，轻易不会增加。采购部门会在第二年对清单上的设备进行逐步采购，比如医院 2013 年上半年想买一个医疗设备，要上报审批等到 2013 年年底上设备采购清单，采购部门也许 2014 年 10 月份才采购到，现在医疗行业竞争这么激烈，这样的采购程序显然不符合医院的发展。

（二）业务量不断提高

企业医院改制使得组织的运行机制更加灵活，同时也带动了业务量的增加，具体可见图 3-25、图 3-26（社区卫生服务中心单列）。

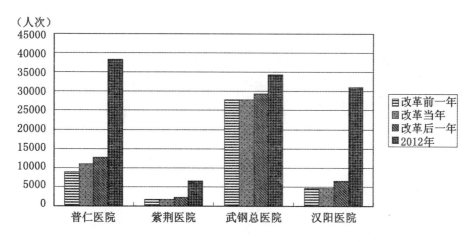

图 3-25　被调查医院改制前后出院人数比较图

（三）学科建设日见成效

大多数的企业医院改制后都不再走单一的医疗模式，而是将医疗科研甚至教学结合起来，以带动医院整体医疗技术水平的上升。例如，紫荆医院改制后主要发展了以显微外科、创伤外科为主的重点专科，以此为依托，积极进行科研教学活动。2011 年，它成为中华医学会颁发的显微外科临床实践基地，并成为武汉科技大学的教学医院。2012 年，

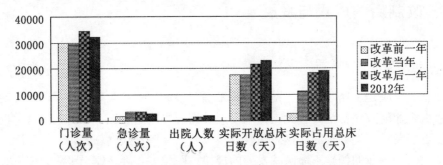

图 3-26 被调查社区卫生服务中心改制前后业务量比较图

它与武汉科技大学联合组建紫荆生物医学研究所，引进美国得克萨斯州安德森肿瘤医院严明山教授，投入数百万元开展生物治疗肿瘤课题，科研成果已投入临床试验，并取得初步成效，并发表了相关文章。通过科研促进了临床，目前紫荆医院在肿瘤的诊断治疗方面已凸显优势。

（四）医院进入健康快速发展期

企业化的运作模式改变了旧有的"大锅饭"局面，使得整个机构焕发出朝气与活力，经过初期的融合与凝聚，一旦形成新的组织文化，医院将进入快速发展期。例如汉阳医院，经过改制后的努力，整体规模不断扩大，综合实力明显增强，由二级医院晋升为三级综合性医院。

医院搞活了，医务人员收入增长了，凝聚力增强了。改制前，医院人均年收入为 2 万多元。2012 年，医院人均收入达到 7 万多元，比改制前增长了 3 倍多，其中，医疗技术和管理骨干的收入比改制前增加了 5 倍以上。

第四章　武汉市国有企业医院改制模式总结与思考

一、武汉市国有企业医院改制模式总结

改制的概念起源于国有企业改革，是我国在 20 世纪 80 年代初期为了解决国企低效、亏损运营困难的局面，进行股份制和私有化改造，实现国企和职工进入市场机制的一种改革方式。随着市场经济的进一步深入，我国的社会也发生了深刻的变化，在事业单位的改革中也逐渐引入了改制的概念，但是由于事业单位和企业的性质和承担的社会功能不同，事业单位内涵与国有企业改制的方式方法应有一些不同，但是事业单位的改制的内涵到目前为止尚未见有权威的共识。目前主流观点主要有以下三种：

第一种认为企业医院"改制"就是改变医院的所有制。具体来说，就是通过资产转移的方式，改变企业医院所有权的归属，从原来的"公有制"转变为"私有制"或"公私合营制"等多种形式。

第二种观点认为，企业医院的改制是经营体制的变化。具体来说，是在国有所有权不变的情况下，改变医院的经营权归属，由原来的"国有国办"改为"国有私营"等多种实现方式。

第三种观点认为，企业医院"改制"改变的是运行机制。即在所有权和经营权归属不变的情况下，进一步下放医院的自主经营权，以达到医院运行效率提高的目的。

从现有研究文献来看，对企业医院改制的内涵，即企业医院要改的到底是什么"制"，是仁者见仁，智者见智。我们认为，应该把对"企业医院改制"放在公立医院改革历程的大背景下进行理解。我国的公立医院改制始于 20 世纪 90 年代中期。在国家宏观经济体制已经确立的情况下，围绕公立医院改革，提出了公立医院通过怎样的制度安排来适应社会主义市场经济体制的问题，当时人们更多考虑的是在怎样制度约束下将市场的作用引入公立医院，到 20 世纪 90 年代中后期，部分公立医院开始转换经营机制，扩大医疗机构的经营自主权，一些地方政府进行医院产权制度改革的探索，出现了把中小型医院改制为股份制医院和私人医院的情况。

因此，结合"改制"概念的起源和公立医院改革的历程，我们认为企业医院的改制应该有一个更为宽广的内涵，即企业医院所有权、经营权的变更和自主权的下放都应该属于企业医院改制的范畴。

近年来，武汉市卫生与计划生育委员会在武汉市委、市政府的领导下，稳步推进国有企业医院改制工作，探索了建制整体移交地方政府、资产整体有偿转让给国有企事业单位、公私合营、股份制改造等多种有效的形式。各国有企业医院通过不同方式的转制或改

制，逐步建立起适应社会主义市场经济体制要求的现代医院管理制度，实现超常规、高速度、跨越式发展。

"改制"一词中"制"可以理解为管理体制、运行机制或是所有制，根据其不同的内涵，可将我市企业医院转制模式总结如下：

（一）管理体制发生改变

管理体制发生改变是指企业医院由原来的国有企业所有变更为政府所有（全民所有）或事业单位所有。1997 年，随着我国企业制度改革的深入，国有企业按照中央的改革要求，企业医院相继开始与母体"剥离"，部分国有企业医院改归地方政府所有，实行属地化管理或者成为地方高校的附属教学医院。如武汉市的武昌医院、汉口医院和武汉科技大学附属天佑医院等。

案例：武汉市武昌医院（原武昌铁路医院）

武汉市武昌医院由原武汉武昌医院和武汉市颐和医院两院整合而成，原武汉市武昌医院前身为武昌铁路医院，始建于 1918 年，是湖北省首批国家二级甲等医院；武汉市颐和医院前身为铁道第四勘察设计院职工医院，始建于 1953 年，是国家二级乙等医院。两院于 2004 年完成由企业医院向市卫生局直管医疗机构的转变，成为政府主办的非营利性医院，于 2009 年 6 月 25 日正式整合，现已成为一家集医疗、预防、教学、科研、急救于一体的综合性医院。

（二）运行机制发生改变

运行机制发生改变是指由一种"公有"完全变为另外一种"公有"的形式。此种形式的变更特点是在原来国有企业医院基础上，通过资本联合，有实力的国有战略投资者将企业医院改制成为公立的股份制医院。如武汉市华润武钢总医院。

案例：华润武钢总医院（原武钢总医院）

治理结构：武钢集团以医院部分实物资产出资，中央企业华润医疗集团以现金出资，分别持股 49% 和 51%，成立华润武钢总医院。设立董事会、经营管理机构和监事会。董事会由武钢委派 2 名、华润委派 3 名，董事长由武钢委派；经营管理机构由总经理领导下的财务总监、财务总经理和副总经理组成；监事会由武钢代表、华润代表和职工代表组成。

（三）所有制发生改变

所有制发生改变是指由一种"公有"完全变更为"公私合营"或"私有"的形式，一般体现为整体或部分转让式、内部职工持股式、股份合作式等。整体转让式，是指通过拍卖和出售产权的形式，将医院整体或部分转让给个人或者民营企业进行经营管理。内部职工持股式，是指职工出资认购医院的部分股份。股份合作式，是以合作制为基础，医院职工共同出资入股，吸收一定比例的社会资产投资组建，实行自主经营、自负盈亏、共同劳动、民主管理、按劳分配和按股分红相结合的一种集体经济组织。如武汉市汉阳医院、普仁医院、紫荆医院、商职医院等。

案例：武汉市汉阳医院（原中铁大桥局职工医院）

改制后的汉阳医院由中铁大桥局持股 30%，湖北和润联公司持股 70%。按照现代企业制度要求，医院成立了董事会、监事会，实行董事会领导下的院长负责制，明确将医院的所有权和经营权分离。

特点：将国有企业医院改制成为投资主体多元化的非营利性医院。

案例：普仁医院（原中国第一冶金建设公司职工医院）

中国第一冶金建设责任有限公司（原中国第一冶金建设公司）职工医院依法设计完成了股份制改造：国有股（中国冶金科工集团有限公司持有）占比 16.1%，职工个人股占比 83.9%，设立了董事会、股东会和监事会，实行董事会领导下的院长负责制，正式更名为武汉市普仁医院。

特点：由公有制的企业职工医院转变为自主经营的董事会领导下的股份制，运行完全按公司法进行。

二、武汉市企业医院改制的经验与新举措

（一）得到政府重视，保障国有企业医院改制工作稳步进行

自武汉市启动企业医院改制工作以来，此项工作得到了市委市政府的高度重视与大力支持。市卫计委作为业务主管部门，在出台一系列相关政策时，充分考虑了国有企业医院改制的特殊性，勇于创新，在改制前对医院进行指导，在改制中对医院给予相应的帮助，在改制后对医院进行政策上的支持，使得多年来武汉市的国有企业医院改制工作得到积极稳步的推进。

（二）运用市场规律，保持医疗机构运营活力

武汉市多年来实行的是面向市场的企业医院改制导向，充分尊重市场规律，这种市场化的改制方式主要表现为股份制、公私合营、民营资本注入等多种形式。武汉市倡导多年的改制导向正好印证、贯彻了十八届三中全会中"使市场在资源配置中起决定性作用"的会议精神，使得改制后的企业医院能够在市场经济条件下得以生存，并且得到很好的发展。

（三）明确法人治理结构，完善医院内部运行机制

武汉市的国有企业医院在改制方案的制定过程中，充分考虑了医院未来的发展趋势，按照企业管理的模式，参照《公司法》，在医院内部构建了科学的、完善的、有效的法人治理结构，本着国家社会利益和职工集体利益相统一的原则，董事会负责医疗机构发展规划、经营策略和重大事项的决策。相比改制之前，大大提高了医院的管理及运行效率。

（四）调动医务人员积极性，改革医院的人事分配制度

武汉市的国有企业医院在改制之后，不约而同地采用了更为科学合理的新的人事分配

制度。创新对员工的激励约束机制，调整薪酬结构，将医务人员的薪酬与绩效、医疗质量与安全、患者满意度等直接挂钩，同时采用了符合市场规律的全员聘用制，医院员工可上可下、可进可出，充分调动了医务人员的积极性。这些值得其他企业医院以及政府办公立医疗机构借鉴。

（五）打造医院文化，将经营绩效与社会效益相结合

国有企业医院改制后，与其他组织进行合作，文化得到碰撞与融合，形成了更有朝气、更全面的组织文化。虽然失去了国有企业这一支撑，医院在刚改制的一段时期内面临着较大的生存发展压力，但是医院"以患者为中心"的服务理念没有变，并且，在注入企业管理模式后，更加注重服务质量与社会效益，使得医院在改制后能够较快地得到社会的肯定。

（六）重视观念创新，明确医疗机构的两个主体地位

企业医院转制前基本上沿袭计划经济模式，一切由企业包揽，医院没有自主权，即无压力，亦缺乏动力与竞争力，思想意识和经营管理水平明显落后于地方医院。企业医院必须摒弃既往"等、靠、要"的依赖心理，改变部分医务人员改革意识与改革承受能力不强、改革动力不足的现状，居安思危，未雨绸缪，不能等到生存不下去的时候再找出路的思维模式。应引导职工树立危机意识，加大内部改革力度，确立以市场为导向企业医院的经营模式；结合医院的实际，做好内部改革的前期思想动员工作，有计划、分步骤地树立竞争观念、质量观念和成本观念，通过各种会议、技能竞赛等多种形式建立良好的医院学习和竞争文化。

转制后医院的两个主体地位必须明确，即独立法人的市场主体地位和内部运行机制改革的主体地位必须明确，逐步弱化企业及卫生行政部门对医疗机构内部事务的干预和微观管理。经营自主权是影响医院行为和绩效的主要因素之一，我国目前的公立医院其经营自主权受到了很大的限制。而民营医院和转制医院无论采取何种经营形式，其产权清晰、责权利明确，既是医院的所有者，又是医院的经营者，享有独立的法人地位和经营自主权，包括人权、物权和决策权等，这些都是公立医院管理者所不具有的。因此，要鼓励、引导医疗机构以医疗需求为导向，按医学规律、医疗市场规律、国家以及卫生行业法律法规办事，逐步向自主管理、自我经营、自负盈亏、自谋发展的独立法人实体转变。

（七）加快技术创新，努力适应社会医疗服务需求

重视人才培养，努力提高医疗技术服务水平，坚持走"科技兴院"的道路，拓宽视野，确立专科，建立重点，加强适宜性技术的开发；努力抓好医务人员继续教育，不断提高企业医院的医疗服务水平，力争靠医疗技术水平吸引病人，服务社会，增加收益。

三、思考与建议

武汉市在国有企业医院改制过程中的成功经验和举措，使得武汉市国有企业医院的改

制中对多种模式进行了探索和创新，改制过程富有效率，改制后的企业医院取得经营和社会效益的共同发展，为了进一步落实国家公立医院改革的精神和促进新医改的顺利发展，在此提出以下思考和建议：

（一）人员安置问题

1. 人员安置过程中的问题

企业医院转制所制定的人员安置措施，要获得员工的同意和认可，不仅需要花费企业医院领导层、企业领导层、当地政府以及其他利益相关集团大量的人力、物力和财力，同时也要通过职工代表大会的审议和票决。企业医院转制过程中，在对各种人员进行安置时，可能会出现以下各种问题：

（1）原企业医院的卫生技术人才大量流失。由于企业医院转制，医院的卫生技术人员摆脱了企业原有的身份限制，为了自身的利益、更好的工作收入或者是为了自身的发展，他们会离开企业医院，去寻求更好的单位，因此导致企业医院转制时，卫生技术人才大量流失。

（2）富余人员的安置工作困难。长期以来，企业医院的职工缺乏竞争意识。在计划经济时代，国有企业的职位对于人们来说就是"铁饭碗"，因此出现了企业医院管理人员和非卫生技术人员过多，非卫生技术人员与卫生技术人员的比例失衡等。而且企业医院因为有固定的医疗市场和资金来源，导致大部分的企业医院职工素质较低，一旦企业医院转制，他们不能适应市场经济下的医疗市场竞争环境。因此这部分企业医院的富余职工会对企业医院的改制怀有很大抵触情绪，并会不断地阻止企业医院的成功改制。再加上，如果这部分富余人员与企业医院解除劳动合同，那么企业医院需要一大笔的资金对这部分解除劳动合同的员工进行经济补偿，这对即将转制的企业医院无疑又是一大笔支出。

（3）退休人员加大了企业医院改制的难度。企业医院是计划经济时期的特殊产物，在计划经济时期为企业医院做出过巨大贡献的老职工到现在都已经到了退休的年龄。这些退休员工的社会养老保险在企业医院转制之前都是由企业代为缴纳的，但一旦企业医院转制，企业医院成为独立核算的单位，这些退休人员的社会养老保险，对于刚转制的企业医院来说，也是一笔巨大的开支。

（4）留守人员的福利待遇问题。对于企业医院培养的卫生技术人才，医院当然希望即使是企业医院改制后，他们仍能够留下来，这些卫生技术骨干能帮助改制后的企业医院渡过医院转制刚开始几年的艰难时期，为转制后的企业医院发展做出贡献。要留住这些卫生技术人才，医院必须能够为提供他们较好的福利待遇。

（5）留守人员的人员编制问题。地方政府接管企业医院，对于企业医院的职工来说是最好不过的，这样就相当于这些在职员工又拿到"铁饭碗"，不用参与市场的竞争和考验。

但由于政府经费有限、政府的人员编制有限，对于接收的企业医院，如果在接受之初企业与当地政府没有接洽好，就会出现政府对接受的企业医院置之不理的情况，医院没有事业单位编制，因此留不住卫生技术人才，医院生存艰难，发展呈现停滞状态。

2. 解决人员安置问题的办法

从以上的几点可以看出，企业医院改制过程中，将原企业的人员进行妥善安置的确是一个很艰巨的工作。

（1）认真领会和贯彻国家相关政策。在企业医院转制过程中，对国有企业医院职工进行人员安置要遵循的原则有：一是企业在改制过程中调整企业与职工的劳动关系要依法进行，企业分流职工应当维护职工的合法权益，妥善处理好经济补偿金，偿还职工债务等问题，实现劳动合同的平稳过渡；二是要坚持"公平、公开、公正"的原则，规范操作程序，实施改制前要做好政策的宣传和解释工作，改制过程中，要坚持民主程序，职工分流安置方案要经同级职工代表大会审议通过，改制企业要积极与当地政府有关部门联系，做好党团组织关系转移、社会保险接续等工作；三是要考虑到大多数职工的能力，在多数职工还不接受或不理解的情况下，不能强行推行。

（2）对于在企业转制过程中出现的卫生技术人才严重流失的情况，企业医院要制订合适的措施来留住人才。除了对卫生技术骨干力量多做思想工作和提供比转制前企业医院更高的工资外，还要对这些卫生技术人才做出承诺，要保证这些卫生技术人才的自我价值的实现，包括对他们加大培养力度，提供能够发挥他们能力的职位等。

（3）妥善安排转制企业的富余人员是至关重要的。对于企业医院这一部分的富余人员，企业医院可以通过各种手段进行安置，例如：

①部分富余人员可以让企业进行内部消化，将他们安置在企业的其他部门，其社会养老保险和医疗保险都由企业继续缴纳，在职工本人自愿的前提下，享受企业内部下岗职工待遇，不与企业解除劳动合同关系，同时也不领取经济补偿，并与所安置的部门签订下岗协议等。

②部分愿意与企业医院解除劳动合同的职工，企业医院应当与他们办理解除劳动合同手续，依法向他们支付经济补偿金。这一部分职工在与企业医院解除劳动合同后，可以与其他企业或单位重新签订劳动合同，或是自由创业等。

③在企业医院改制时，有一部分距法定退休年龄5年以内、符合内部退养条件的富余人员，企业医院可与他们进行协商，在取得一致认识的前提下，实行内部退养。内退职工退休前的生活费、各项社会保险费等有关费用在企业医院分离改制时一次性提取，预留给企业，由企业按月发放生活费，并按规定为其缴纳社会保险费用。预留资金须专款专用。内退职工日常管理工作由企业委托转制后的企业医院管理，内退职工达到法定退休年龄时，由企业医院代为办理退休手续。

（4）在企业医院转制前已办理离、退休的人员，企业医院会将其视为国有企业离、退休人员，他们仍由企业负担，并参加统一的社会养老保险。对这部分人员，国有企业会委托转制后的医院对其进行管理，企业与转制后的医院签订托管协议。离、退休人员的养老金由社会保险经办机构和企业按规定发放。退休人员没缴清的一次性医疗保险费用由企业按规定预提和缴纳。

（5）企业医院改制后，医院的在职员工的一切社会福利开销由企业转移到了医院。医院应按规定定期负责缴纳在职员工的社会养老保险和医疗保险等，这样才能解决在职员工的养老、失业和医疗的后顾之忧，使在职员工全心全意为医院的发展付出努力。

（6）在企业医院改制过程中，如果企业是将医院整体划转给地方政府，政府要将该医院纳入当地的区域卫生规划中，将医院的人员纳入当地政府的事业单位编制中去。由于政府的负担较重，政府没有多余的资金来增加过多的人员编制，当地政府不可能将转制企业医院的卫生技术人员、管理人员和后勤人员照单全收。政府会在接收时严格按照执业医师法、护士管理办法和卫生部门的有关规定，对医院的各卫生技术人员进行资格审核，并按相应规定编制严格控制接收人员的总量。对超编的卫技、行管、后勤及非卫技人员是否列入划转范围，应经当地政府与企业协商妥善解决。这就需要当地政府与企业之间接洽要真诚、直接，并切实为企业医院职工考虑，尽全力维护职工的合法权益等。

人员安置是企业医院转制过程中最为复杂的问题之一，解决好企业医院转制的人员安置问题，有利于医院职工队伍的稳定，有利于企业主辅分离的成功实现，有利于社会稳定，使我国经济健康快速发展。

（二）转制过程中的产权和国有资产问题

1. 企业医院转制过程中产权和国有资产的问题

在企业医院改制过程涉及的首要也是各利益相关集团最关心的问题就是医院的产权归属和企业医院国有资产处置问题。在企业办医院时期，企业医院的产权是属于国有企业的，这时企业医院的产权是不存在争议的，但是在企业办医院时期，往往就会出现国有资产的流失情况。同时，在企业医院转制过程中，产权归属也是企业医院职工最关心的问题，而政府最关心的问题则可能是国有资产是否有流失情况。

（1）企业医院产权归属是企业医院转制过程中企业医院职工最关心的问题：企业医院转制就涉及医院产权归属。企业医院职工最希望出现的情况是企业医院全权划转到当地政府，由当地政府接手，企业医院变成事业单位。但是当地政府资金有限，不可能无条件地接手企业医院，会提出一系列的条件，例如要求医院的土地使用权等。在这种情况下，企业就不会愿意将医院划转给当地政府。

国有企业则更倾向于将企业医院全盘转让给集团或公司，因为集团或公司可以一次性付清全部的款项，而且企业医院也分离得很彻底，这是企业是乐意见到的情形。因为这样不但集团资产容易盘活、增值，集团也不用为改制承担任何相关责任。最终有利于企业医院成为独立核算、自负盈亏、具有事业法人资格的医疗卫生服务实体。

企业医院则最愿意归属于有能力，具有较强的医院运营能力、较强的市场掌控能力，拥有专业管理团队和资金雄厚的组织。因为这样公司或集团就可以购买医院急需的仪器设备；对医院整体布局进行规划，改善病人诊疗环境和医院的硬件设施；对医院人员进行培训，提高医生的技术水平；充盈医院流动资金，偿还医院所有外债，等等。

（2）在企业办医院的过程中，国有资产流失情况比较严重。由于在企业办医院时期，企业医院的资产是由企业和政府拨款购买的，由于政府部门及企业对企业医院发展情况不太了解，企业也急于收回对于投资企业医院的资金，企业会盲目购买大量的高精尖仪器，这些仪器往往不需要或是现有企业医院的卫生技术还不能达到这些仪器的使用条件，从而导致这些仪器购买回来后闲置、变旧，间接造成了国有资产的流失。

（3）企业医院在将非经营性国有资产转为经营性国有资产时，并没有进行资产评估、重新作价，有的甚至没有办理必要的产权界定和产权登记手续；加上企业医院对经营性国有资产管理工作滞后，对这种有偿经营活动缺乏有的约束机制，不仅造成国有资产产权的流失，而且也导致国有资产收益权的流失。

（4）由于企业医院长期运用企业和管理模式和运行机制，企业医院对于医院的国有资产缺乏管理意识，再加上企业医院长期以来的会计制度的缺陷，企业医院对于国有资产的流入、流出等都没有办理必要的划转手续，企业医院的国有资产情况较为混乱。以上的情况都会造成企业医院国有资产的流失。

（5）企业医院转制时需要对其国有资产进行资产评估。由于企业医院资产评估制度不完善，评估方法不够科学，从而造成一些无形资产的流失，比如医院的品牌效应、医院固定的医疗市场等，这些无形资产在国有资产的评估过程中往往容易被忽视。

（6）国有资产的流失还会发生企业医院的改制过程中。有的企业医院的改制过程不够规范，即产权交易只是企业之间的私下交易，而非企业与企业之间的公开竞争，这样就导致了企业医院改制的过程不够透明化。出现企业医院改制不够透明的原因可能有：第一，对于部分经营不善的企业医院，企业急于将企业医院转让出去，这样就使得有并购需求的公司或集团等压低价格；第二，由于政府的操纵或是人为的介入，导致并购效率降低，这样使得企业医院在与有意接手企业医院的公司或企业进行价格谈判时处于不利地位，从而使企业医院产权甚至造成国有资产损失。

2. 解决企业医院转制过程中产权及国有资产问题的措施

通过以上企业医院转制过程中产权问题和国有资产流失的现象可以知道，在企业医院的转制过程中，产权不明、国有资产的流失都是在转制中出现的较为棘手的问题。为了改变这一现状，可以从以下几点出发，以解决企业医院转制中产权问题和国有资产流失问题：

（1）为了使各方面对于企业医院的改制方式都较为满意，并能够最大限度地维护企业医院职工的合法权益，在企业确定企业医院的转制模式的时候，必须要通过企业医院职工代表大会的审议，不能由几个企业医院领导和企业的管理层私下决定。如果职工代表大会同意了转制领导小组提供的转制模式，则企业医院转制可以继续进行下去；如果职工代表大会没有通过转制领导小组提供的转制模式，那么转制领导小组不能避开职工代表大会继续进行企业医院转制，而是应该重新制订转制方案，再进行企业医院职工代表大会的审议。

（2）对企业医院做好产权界定工作。产权是财产的所有权、使用权、支配权、经营权、索取权、继续权、不可侵犯权等一组权利的集合体。我国经济学家认为，产权就是财产权，广义的产权是指法律上的所有权和经济上的所有权；狭义的产权专指经济上的所有权，又称法人产权。产权是财产关系的法律表现，是建立在一定生产资料所有制基础上的财产归属和运用的行为权利的总称。产权界定则是指按照国家的法律、法规和政策，对由于各种原因造成所有权关系模糊不清的资产进行划分，明确资产所有权归属关系，以保护资产所有者的合法权益。对于企业医院进行产权界定，能够明晰企业医院的产权问题，才能够保护企业医院所有者的合法权益。

（3）对企业医院国有资产做好产权登记工作。国有资产的产权登记是国有资产管理的一项重要的基础管理工作，是理顺产权关系、进一步维护国有资产所有者权益、防止国有资产流失的重要工作。企业医院应在其机构内专门设置一个负责国有资产管理的部门，专门负责企业医院国有资产的产权登记工作，并将其及时上报给企业，让企业能够清楚地了解企业医院国有资产的数量、分布、构成、使用情况和使用效益等。

（4）对企业医院做好资产评估工作。资产评估是一种依据特定的目的，遵循法定或公认的标准和程序，运用科学的评估方法，对被评估资产的价值进行评价、估算和报告，为资产业务提供价值尺度的行为。它对于界定国有资产产权、优化企业医院卫生资源配置、促进企业医院国有资产的科学管理等，都具有重要的意义。

根据《国有资产评估管理办法》及《国有资产评估管理办法施行细则》等规定，产权转让不论是采取哪一种转让方式，国家事业行政单位占有的非经营性资产转为经营性资产等，都必须按照法定的评估程序、评估标准和评估方法进行资产评估。属于转让全部财产所有权或转让经营权的，应进行整体资产评估，对转让的有形资产和权利进行评估，还要对转让的无形资产特别是商誉等进行资产评估，不得漏评翻估。

企业医院的资产评估应委托具有资产评估资格的资产评估机构和注册资产评估师进行。在对企业医院进行国有资产评估后，资产评估机构和资产评估师应对资产评估结果出具资产评估书。

（5）明晰企业医院产权，做好企业医院清产核资工作。卫生部卫生装备管理专家组专家雷海潮认为，企业医院在实行转制之前，必须要明晰医院的产权结构和资产（负债）数量，这样有利于保证国有和集体资产的价值，维护职工权益，促进安定团结。

清产核资是清查财产、核实核定资金的简称，它是国有资产产权管理的基础。对企业医院的清产核资是摸清企业医院国有资产家底和实力、弄清企业医院国有资产分布状况、弄清国有资产运行深层次问题的一项基础工作。

（6）在企业医院转制过程中，应避免出现利用转制，企业医院管理人员或是企业管理人员牟取暴利的情况。在2005年我国《关于进一步规范国有大中型企业主辅分离辅业改制的通知》（国资发分配〔2005〕250号，以下简称职《通知》）中指出，主辅分离辅业改制过程中，企业管理层参与改制的，管理层不得参与资产转让方案的制订以及与此相关的清产核资、财务审计、资产评估及底价确定等重大事项；不得以各种名义低价出售、无偿转让量化国有资产；管理层应当与其他拟受让方平等竞买，并提供其受让资金来源的相关证明，不得向改制企业及主体国有企业借款，不得以这些企业的资产为管理层融资提供保证、抵押、质押、贴现等；管理层要取得改制企业绝对控股权的，国有产权转让应进入国有资产管理机构选定的产权交易机构公开进行，并在公开国有产权转让信息时对有关事项进行详尽披露。

从《通知》中可以看出，国家对于企业管理者通过辅业改制牟取暴利的现象是坚决抵制的。在《通知》的规范下，企业管理者将很难在企业医院转制过程中，通过各种手段来压低国有资产的价格，从中牟取暴利。

（7）企业医院与母体脱钩势必牵涉产权问题。要做到既明晰与医院的产权关系，又保证国有资产不流失。国有资产的处置办法要随不同医院的多种分离形式而定，可以采取资产划拨、资金联合、股份合作、职工内部持股、整体转让、租赁承包、出售拍卖等多种方式。

企业医院在转制过程中，不免涉及产权问题和国有资产的流失问题。要处理好这两方面的问题，一定需要企业和即将要转制的企业医院严格遵守国家有关法律法规，既要使企业医院产权明晰，又要使企业医院国有资产不流失，保证企业医院国有资产的保值增值，盘活企业资产，同时也要维护企业医院职工的合法权益。要同时做到以上几点，需要企业和企业医院花费心血，使企业医院国有资产安全平稳的划转与处置。

（三）改制程序透明化、公开化问题

1. 企业医院改制程序透明、公开化的问题

由以上企业医院申请转制的程序中可以看出：

（1）企业医院转制小组的成立可能存在公平性不够的情况。企业医院转制领导小组成立，其组长为企业的主管领导，副组长为企业医院的主管领导。在这种情况下，企业医院的主管领导可能在领导小组里处于劣势地位。更有甚者，企业医院转制领导小组成员中没有企业医院的主管领导。这样就造成了企业在制订转制方案时，只考虑到企业的自身利益，而没有考虑到企业医院的整体利益和企业医院职工的切身利益。如果在企业医院转制领导小组中企业医院领导能够建议转制方案多向企业医院的整体利益和员工的切身利益倾斜，那么制订出的转制方案必定会受到大多数企业医院领导和职工的承认。

（2）企业医院转制领导小组制订转制方案过程可能不够公开、公平、合理、透明化。有的企业为了尽早摆脱企业医院这一包袱，用企业医院转制所收拢的资金盘活企业的资产，或是企业的个别领导为了牟取暴利，与其他领导串谋，压低国有资产的价格，损害企业医院职工的利益，在私下制订企业医院转制方案，并不向广大医院职工征求意见，只是为了获得暴利而为自己量身定做企业医院转制方案。

（3）在人员安置方案上，不能从员工的切身利益出发，为员工争取尽可能大的利益保障和经济补偿等。如果企业与当地政府接洽不顺利，当地政府对于接手企业医院不情不愿，就有可能造成在企业医院成为当地政府所直接管理的事业单位后，人员编制问题迟迟不能解决。在我们的调查中，河南省郑州市郑州大学第五附属医院职工均对医院转制过程中的人员安置有较大的意见。

2. 解决企业医院转制程序透明、公开问题的措施

以上所有的问题都是主观原因，是能够避免的，所以我们应该采取相应的措施，使得企业医院转制过程更加公开、透明、公平、公正、民主。

（1）企业医院转制领导小组在制订转制方案时，要广泛征求职工代表的意见，对于合理的、公正的意见要采纳；对于职工所提出的不能采纳的意见要给予耐心的解释，做到转制过程民主化。在转制期间，要做好企业医院职工的思想工作，对企业医院转制要进行宣传，对于职工骨干要进行动员，对于反对企业医院转制的职工要多次动员。

（2）在企业医院转制过程中，要定期向企业医院职工通报医院转制进程，做到企业医院转制过程公开化、透明化。让企业医院的职工随时都能了解企业医院转制的进程，了解企业和当地政府对转制的看法以及其他利益相关集团的行为等，这样才能减少企业医院职工的反对声，消除他们对企业医院转制的抵触情绪。

（3）在企业医院的转制过程中，所制订的人员安置方案要为广大医院职工的切身利益着想，不能仅仅只考虑到企业的方便、转制的快速和国有资产的不流失等，还要考虑到医院职工在转制后的生活和工作安置情况等，做到人员安置方案公平、公正。既要考虑医院职工的卫生技术水平和素质，还要考虑医院职工的年龄和家庭情况等。

（4）在制订企业医院转制方案的过程中，要杜绝暗箱操作，要做到公开、透明、民主、合理。方案的制订不仅仅是几个人的事情，需要向广大职工代表征求意见等。要建立企业医院转制领导小组监督机制，把领导小组内部监督和外部监督结合起来，以保证企业医院转制方案的公开、透明、民主、合理。

由以上的分析可以知道，在企业医院转制过程中，我们不能把医院职工排除在企业医院转制之外。医院职工是企业医院转制的利益相关者之一，应妥善安排企业医院职工，并重视企业医院职工在转制过程中所起到的作用。

（四）改制后的企业医院市场定位问题

与国有企业进行主辅分离，要进行改制的企业医院可以按医院规模和经营情况分为以下几种类型：

第一类是经营状况好且规模大的企业医院，这部分企业医院一般是三级医院。在企业医院转制后，可以凭借医院本身的实力，在市场经济环境下，采取一系列的措施，适应竞争的医疗服务市场，把原有的企业医院发展扩大。

第二类是经营状况较差但规模较大的企业医院，这一部分企业医院一般是二级医院。这部分医院在未改制之前，被认为是企业的包袱，企业为了维持医院的生存，投入了大量的资金，但都是有去无回。

第三类是经营状况较好但规模较小的企业医院，这部分企业医院原属企业可能是中型国有企业。

第四类是经营状况不好且规模小的企业医院，这部分医院可能早已不能提供满足企业职工健康需求的基本医疗卫生服务了。

这四类企业医院在改制后都应纳入当地政府的区域卫生规划中去，目前城市医疗卫生服务体系逐渐建立，城市社区卫生服务网络的完善和新型农村合作医疗的推行，对于转制后企业医院的发展造成了巨大的冲击。转制的企业医院不仅要开始适应竞争的医疗市场，还要面对城市卫生体系的冲击。

企业医院在改制前的服务模式是等患者上门，单纯提供医疗服务。现代化企业制度的建立和企业社会的职能，注定了企业医院社会化。企业医院的转制使企业医院作为一个自主经营的单位，必须要面临如何筹措资金来供医生的生存和发展。就目前来说，企业医院的服务对象较为固定，但随着城镇职工基本医疗保险制度的建立，企业职工在就医方面就有了更多的选择，这就会造成企业医院服务对象的流失。因此，转制后的企业医院要改变目前坐医等患者的服务模式，才会有利于转制后的生存和发展。

另外，大部分的国有企业附近都会有居民小区，转制前的企业医院除了为企业职工提供医疗服务外，也为社区居民提供医疗服务。企业医院在发展过程中，与附近的社区居民建立起了良好的关系，因此，在企业医院转制后，可以将企业周围的社区居民作为医院的主要服务对象之一,提供社区居民所需要的医疗卫生保健服务。而且长期以来,企业医院都是以低廉的价格为企业职工服务的,这符合城镇卫生体制改革"以较低廉的价格,提供优质的服务,努力满足人民群众的基本医疗需求"的要求。

因此,在对转制后的企业医院进行市场定位时,要明确市场定位。企业医院转制后面临的市场竞争压力可能会更大,这就要求企业医院必须分析市场,寻找突破口,为自己明确定位。从宏观政策来看,我国将逐步将现有的城市三级医疗服务体系改革为两级服务体系,大力发展社区卫生服务,拓展老年护理等领域的空间,形成"大病进医院,小病进社区"的局面。

在对转制企业医院所面临环境进行分析后,我们可以对改制后的企业医院进行市场及功能定位:

(1) 对于一些规模较大的企业医院,在转制后可以开拓市场,加强专科建设,提高医疗技术水平。转制后的企业医院要转变观念,彻底摒弃"等、靠、要"的思想,牢固树立危机意识、质量意识、成本意识和品牌意识,找准位置,突出特色。

在市场经济时代,我们不但要完善现有的医疗技术,占领原市场(患者都是本企业职工、家属),而且还必须积极开展新技术,占领新市场。医院要加强重点专科建设,大力吸引病人,形成医院的专科特色。采取多种形式筹集资金,用于医院购买好的诊疗设备,以吸引患者前来就医。大力提高医疗技术水平、加强重点专科建设、积极引进先进诊疗设备,三者是相辅相成、相得益彰的。切实做到对有优势、有特色的重点科室重点扶持,形成品牌,并以此带动全院的学科建设。

(2) 对于一些规模较小且经营不善的企业医院,可以针对周围社区居民的服务需求,开拓自己的市场,重点向社区卫生服务和老年护理、康复等领域发展,面向社区居民提供质优价廉并且可及的医疗服务,以及预防保健、老年护理服务。

企业医院应当充分发挥自身特点,有针对性地提供服务:大力发展社区医疗服务、基层妇幼保健服务、老年病、慢性病的随访服务,为社区居民提供上门服务,将医疗工作深入到居民小区;此外,还可以建立社区老年康复护理院,以作为企业医院提供社区卫生服务的延伸。

(3) 以人为本,加大对员工的培训。企业医院的卫生技术人员普遍存在专业素质较低、知识结构单一、年龄老化现象。若要面向社区居民提供卫生服务,则需要加强对转制后的企业医院卫生技术人员的培训。要向社区居民提供令他们满意的医疗卫生服务,就需要有高水平的医务人员,这就需要充分发挥业务骨干的作用,并对工作人员进行有针对性的培训,全面提高素质,争取在短时间内将医务人员培养成为全科医师,以适应社区卫生工作的要求。

通过对转制后的企业医院重新进行市场定位,我们认为,企业医院转制后要转变观念,摒弃以前的旧思想,改变以往的医疗服务模式。部分改制后的企业医院不能盲目扩张,要在不断的探索过程中形成自己的特色专科,形成"小综合、大专科"的模式,以吸引更多的服务对象来医院就诊。

大多数改制后的企业医院应当重点向社区卫生服务以及老年护理等领域发展,面向社区居民提供质优价廉并且可及的医疗服务以及预防保健、老年护理服务等,以"保护和增进人民健康"为指导思想，建立一个集预防、医疗、保健、康复、健康教育、计划生育为一体的社区卫生服务中心。

（五）改转制后的政策导向问题

国有企业医院转制之后，无论选择何种发展模式，走什么样的发展道路，它作为医疗卫生体系中一种资源的本质不会变，它致力于为全人类的健康服务的初衷不会变。转制后医院能够发展到什么程度，关键在于其在运行时所处的政策环境。

十八届三中全会会议精神表示，经济体制改革是全面深化改革的重点，核心问题是处理好政府和市场的关系，使市场在资源配置中起决定性作用和更好发挥政府作用。市场决定资源配置是市场经济的一般规律，健全社会主义市场经济体制必须遵循这条规律，着力解决市场体系不完善、政府干预过多和监管不到位问题。必须积极稳妥从广度和深度上推进市场化改革，大幅度减少政府对资源的直接配置，推动资源配置依据市场规则、市场价格、市场竞争实现效益最大化和效率最优化。政府的职责和作用主要是保持宏观经济稳定，加强和优化公共服务，保障公平竞争，加强市场监管，维护市场秩序，推动可持续发展，促进共同富裕，弥补市场失灵。

国有企业医院曾经在医疗服务体系中发挥着不可缺少的一部分作用，然而随着市场经济环境的变化，企业医院需要选择新的生存模式。在企业医院改制时，如果一味选择属地化、"公改公"这种模式，则会造成政府办公立医院数量进一步增多，增加政府对医院的监管难度，也使得政府办公立医院在社会职能上的部分缺失。应该践行十八届三中全会会议精神，让企业医院进入市场，把企业医院改制当成是医疗卫生系统进行医疗资源再配置的契机。

国务院《关于促进健康服务业发展的若干意见》中提到，要落实政府办医责任，合理制定区域卫生规划和医疗机构设置规划，明确公立医疗机构的数量、规模和布局，坚持公立医疗机构面向城乡居民提供基本医疗服务的主导地位。同时，鼓励企业、慈善机构、基金会、商业保险机构等以出资新建、参与改制、托管、公办民营等多种形式投资医疗服务业。大力支持社会资本举办非营利性医疗机构、提供基本医疗卫生服务。

由此可见，国有企业医院在改制后若想快速发展，融入当地卫生事业的发展，需要医院自身与业务行政主管部门的共同努力。首先，医院在改制后，要根据自身情况，引入企业管理理念，找准自己的市场定位，突出特色专学科，走差异化发展道路，努力将医院打造成健康服务产业链中充满活力的一环；其次，需要卫生行政部门及其他相关政府部门在国有企业医院陆续改制后，尽快出台相关配套政策，在市场准入、规划布局及用地保障、投融资、税收及相关法律法规方面给予公开、透明、平等、规范的平等待遇，适当提供优惠政策，以正确引导医疗服务市场朝着健康、有序的方向发展。

总的说来，在对企业医院转制过程中所要遇到的关键问题（人员安置问题，转制过程中的产权和国有资产问题，转制过程中的程序科学、透明化问题，以及转制后医院的市场定位问题等）剖析后发现，企业医院的转制是一个漫长而又复杂的过程，它涉及各方面的人、事、物。妥善处理企业医院改制过程中的关键问题，能够为企业医院的顺利改制扫清障碍，实现企业医院独立核算、自主经营、自负盈亏，有利于国有企业的改革，同时也有利于医院的自身发展。

第五章 武汉市重组与委托管理式医院改革案例研究

一、重组与委托管理改革模式的理论分析与政策导向

(一) 重组与委托管理的理论基础

1. 资源整合理论

资源整合是指对相同或不同类别的资源进行一系列的甄别与获取、激活与配置、融合与利用，从而使这些资源具有比较强的柔性、系统性和价值性，从而创造一定的价值的动态过程。它不是简单地对资源进行拼凑，而是通过对资源进行科学合理的配置与优化，使资源之间产生协同效应。

资源整合按照整合水平分为初级、中级和高级资源整合；按照整合对象，可分为人力资源、资产、社会关系及综合性整合等。资源整合有多种表现形式，最重要的是资产重组和委托管理。

(1) 委托管理。在遵循意思自治、两权分立、权责一致、风险共担原则和保持原始产权不变的前提下，根据相关法律，将企业全部或部分资产的经营权、收益权和处置权等以契约的形式，在一定条件和期限内，委托给具有较强管理能力并能承担经营风险或法人或自然人，实现契约规定的委托经营目标，实现资源合理配置和企业财产增值保值。

(2) 重组。按照系统集成、层次性、动态发展的原则，将企业经营管理、人事政策、资产等方面重新调整和融合以发挥协同效应，扩大市场占有率，实现规模经济，降低交易成本。以资产重组为核心，结合业务、股权、人员和管理体制重组，内在融合企业发展战略、经营方式和企业文化等。

2. 协同理论

是指以整体观念为指导，在与外界有物质或能量交换的情况下，通过自己内部的协同作用，自发地出现时间、空间和功能上的有序结构。强调将一切研究对象看成是由组元、部分或者子系统构成的系统，通过能量或信息交换相互作用，形成一种新的结构，产生$1+1>2$的整体协同效应。

随着经济水平的提高和城市医疗资源总量相对过剩、大医院和中小医院间的定位矛盾等问题的出现，以及我国医疗卫生事业改革发展的需要等，将统筹配置城乡之间和区域之间医疗资源；有条件的大医院按照区域卫生规划要求，通过委托管理、重组等方式促进医疗资源合理流动，作为公立医院改革的重点。

3. 政策导向

"推进公立医院改革"是新医改方案确定的五项重点改革内容之一，公立医院是我国医疗服务体系的主体，公立医院改革直接关系医改成败。《关于城镇医药卫生体制改革的指导意见》中明确指出，"加快实施区域卫生规划，采取多种措施调整和控制卫生资源的存量和增量。鼓励各类医疗机构合作、合并，共建医疗服务集团"。国务院印发《关于促进健康服务业发展的若干意见》进一步提出要优化医疗服务资源配置。

（二）重组与委托管理式改革的国际经验

1. 英国

20世纪90年代中期，英国卫生行政管理部门（NHS）为了提高医院经营效率、促进竞争，采取措施使医院有条件自主经营并成立医疗联合体或医院托拉斯。托拉斯的成员之间不是一般意义的市场营销、市场谈判等的战略联盟，托拉斯内部进行产权融合与转移，使各个医院实现资源重组。医院托拉斯作为独立的法人，成立董事会，负责监督管理工作和非政治化的经营决策。

此外，政府通过实施管办分离（由"办医院"转变成"管医院"），购买服务，赋予公立医院更多自主性，活跃买方市场，加剧竞争，出现了除托拉斯外的医院合并的联合形式，促进了医院之间的资源流动，引进和共享对方的优质资源。

2. 美国

在美国，公立医院多通过医院管理公司进行托管，借助其先进的管理经验，以求在医疗市场中获得生存和发展，如美国医院集团（Hospital Corporation of America，HCA），通过自建、收购和托管的方式快速成长为医疗集团。对所托管的医院输入先进的管理方法、运营机制以及技术支持，合理配置卫生资源。

随着市场竞争激烈化和面临的成本费用上升的压力，非营利性医院采取合并、出售的方式朝着集团化方向发展。通过组建医疗集团，成立董事会，拥有任命权、聘用权，负责制定集团长期发展规划及财政预算，对有关行为进行监控，对患者所接受的服务质量负最终责任；集团内建立双向转诊机制，实施资源整合。

3. 新加坡

新加坡将公立医院重组为国立保健集团和新加坡保健集团两大医院集团，完全由卫生部控股，集团内每个公立医院具有独立的法人地位。两大医疗集团按照公司法进行经营，享有经营自主权，但政府仍是公立医院唯一的所有者，对其行使着监管权力和重大决策权，卫生部对医院集团进行直接监督管理，并负责公司董事和首席执行官的聘用和委任等。

此外，新加坡政府也通过重组国有医院，将医院托管给公司管理，所有权仍属于卫生部，政府资产按照市场化的方式进行运作和管理使医院的运作效率和费用效率达到最优化。医院拥有更多自主经营权的同时，政府保留所有权以及资产使用、大型设备购置等重大决策权，二者权责划分明确。

4. 德国

公立医院合并实行公司化管理，是德国公立医院改革的重点。公立医院在保持国有的前提下，合并转制成有限责任公司的形式，提高了医院在服务范围、人员任用和财务方面的自主权，医院保留索取利润和盈余的权力。同时，通过引进市场机制，加强了医院管理者和医院雇员的工作责任感和积极性，提高医院竞争力。

德国公立医院整合的另一个趋势是私有化，市场化机制的"无形之手"推动医院走上了私有化进程。社会性资本的吸纳，在满足医疗服务需求的同时，减轻了政府负担。

5. 日本

日本医院分为公立医院和私立医院，公立医院承担着包括偏僻边远地区的医疗等任务。日本向具有医生派遣职能、进行基本医疗的地区骨干医院和接收骨干医院各种人才等支援形式的医院和诊疗所两个方向重组公立医院，进行一种共享人才、资源的网络化联营，并且重组；引进公司化管理方式，实现经营多样化。

政府根据业务需要，废除了一部分公立医院，引入民间资本，采取民营化运营保留一部分公立医院，由政府提供资金支持，产权不变委托民营机构来运营。还有一部分极其重要的公立医院进行改革，是采用独立行政法人来运营，即委托内部管理层来运营。

二、改革典型案例及改革动因

（一）典型案例

1. 重组模式

（1）原武汉市第四医院、原武汉市第十医院重组为武汉市普爱医院。

2003 年 7 月 22 日，在武汉市政府的主导下，原武汉市第四医院和原武汉市第十医院率先在湖北省实施了不同层次、不同等级、不同隶属关系的两家医院间的资源重组，合并组建武汉市普爱医院。

原武汉市第四医院为三级甲等医院，拥有较强的技术力量，骨科在 20 世纪 70 年代就是我市重点专科之一，但由于该院位于汉正街西端，交通不便，导致医疗资源得不到合理利用。位于解放大道与古田三路交会处的原武汉市第十医院为区属医院，位置优越，交通便利，但由于医院规模、人才和技术条件所限，不能满足群众的医疗需要。市区有关方面本着"为百姓提供服务"的宗旨，协调运作，合并工作由此展开。为保障两院平稳、顺利完成合并，医院领导班子明确了"以可持续发展为理念，以医院文化融合为核心，以资源重组为主体"的合并工作指导思想，开展多层次、全方位的实施合并工作。

合并后历经十年的建设发展，如今的普爱医院由东、西两院区组成，下设常青分院，医疗服务辐射全省及中部地区，已成为同级医院中专业特色显著，两个效益增长幅度最快、发展后劲最强的三级甲等综合医院。

（2）武汉市第三医院、原武汉市第十二医院/武汉市关山医院重组为武汉市第三医院关山院区。

2008 年 10 月，武汉市卫生局与洪山区政府正式签署协议，对武汉市第三医院与原武汉市第十二医院实施合并重组。合并重建后的新院定名为武汉市第三医院光谷关山院区，新院区选址关山一路，位于光谷地区关山大道西侧，占地 48.5 亩。

合并重组后，武汉市三医院选派院区副高以上的业务骨干充实到光谷关山院区，同时加强对合并后医院医务人员的培训、学习，以保证大医院的分院医疗水平及服务能达到和本部一样。这一举措提高了光谷关山院区的管理水平和医疗服务技术，提高了员工工作积极性，增强了成本控制能力，提升了洪山区政府公共卫生职能的能力，特别是在传染病防控和突发事件的应急能力方面更为明显，院区开展了三级医院的诊疗项目，为区域群众提供快捷、方便的医疗服务，缓解了地区群众看病难、看病贵的难题，提高了医院经营绩效和医院社会美誉度，医疗业务量得到大幅提升，实现了社会、医院、职工三赢。

（3）华中科技大学协和医院、原东风汽车公司神龙医院重组为华中科技大学协和医院。

2009年11月3日，经过一年多的谈判磋商，华中科技大学协和医院通过"有偿整体转让"的方式正式兼并东风汽车公司神龙医院。28日，神龙医院正式更名为"协和医院西区"暨"武汉经济技术开发区中心医院"，并举行了隆重的揭牌仪式。这是华中科技大学协和医院实施品牌战略、提升医院影响力战略的重要举措，同时华中科技大学协和医院朝着建设"国内领先、国际知名"的大型现代化综合性医院的奋斗目标又迈出了坚实的一步。

华中科技大学协和医院派出管理团队和专家团队，全面提升医院的服务水平。医院加大人力、财力投入，使开发床位3~5年内逐步增加到1000张，确保医疗工作量以每年20%的平均速度增长，年门诊量达50万人次，住院量达1万人次。医院将充分发挥协和医院湖北省急救中心的优势，抽调心血管、脑外、骨科、手外科等学科的技术骨干，围绕"急救创伤"做文章，重点打造急救创伤的专科品牌。

东风汽车公司神龙医院整体转让给华中科技大学协和医院，是一件有利于政府，有利于企业，有利于医院和有利于开发区人民群众的大好事。它响应了湖北省、武汉市打造中部医疗服务中心的重大战略部署，是协和医院加速自身发展，实现从"国内一流"到"国际知名"跨越，寻求新的发展空间的重大举措。它实现了品牌医院进开发区，满足了周边群众的医疗服务需求，缓解了广大群众上名院难、看名医难的难题。转让后，新的神龙医院将在协和医院的领导下，在武汉市经济技术开发区和东风汽车公司的继续支持下，为保障广大人民群众身体健康，为武汉市医疗卫生事业的发展，为中部区域性医疗服务中心的建设作出了新的贡献。

2. 委托管理模式

（1）华中科技大学同济医院托管咸宁市中心医院。

2011年1月16日，华中科技大学同济医学院与咸宁市人民政府签订了委托管理咸宁市中心医院协议，并制定了为期5年的托管目标。

咸宁市中心医院作为鄂南地区最大的综合性三级甲等医院，拥有床位1000张，日接待门诊量可达1500~2000人次。华中科技大学同济医院历史悠久，综合力量雄厚，是全国最优秀的医院之一，有先进的管理理念、医疗技术和科研实力。咸宁市中心医院交由华中科技大学同济医院全面委托管理经营，是咸宁医药卫生体制改革创新的重大突破，也是优化区域卫生资源配置、提升市民健康保障水平的迫切需要。两家医院的合作，有利于方便广大群众就地就近享受优质医疗资源，有利于提升咸宁市中心医院的内在素质，有利于咸宁市卫生事业的长远发展。

5年托管期间，双方将在坚持"真诚合作、互利双赢、风险共担、可持续发展"的前提下，咸宁市中心医院保持资产权属不变、行政隶属关系不变、医院性质与基本功能定位不变、财政拨款保障水平不变、职工身份及收入待遇不变"五个不变"；华中科技大学同济医院则对其输入科学的管理模式、先进的医疗技术、优秀的人才等，派驻院长及相关管理人员，常年派专家到咸宁医院坐诊、住院查房、手术，使医院医疗质量和管理水平不断提高，社会效益和经济效益明显提升，跻身武汉城市圈同类医院综合实力先进行列。

（2）武汉大学人民医院托管汉川市人民医院。

2011年6月25日，经汉川市人民政府授权，汉川市卫生局与武汉大学人民医院签署委托管理协议，由武汉大学人民医院托管汉川市人民医院，实行医院管理委员会领导下的院长负责制。

汉川市人民医院是该市最大的综合性二级甲等医院。整体委托管理后，武汉大学人民医院在坚持"联想、联心、联动、共建、共享、共赢"的原则下开展工作，派驻院长和管理团队，全面提高科学管理水平；加强学科建设发展一批优势学科；实施人才兴院，派出中青年骨干，同时免费接受汉川医院进修人员；推广高新技术，引入多项填补区域内空白的新技术；实施分级诊疗，并实行双向转诊制度，即遇到疑难杂症的患者，将直接送往武汉大学人民医院进行转诊治疗，改变以前需办理较复杂的转诊手续；在武汉大学人民医院治疗后，患者还可直接转回汉川人民医院进行护理、康复治疗。

托管几年来，在汉川市委、市政府和市卫生局的正确带领下，汉川医院以委托管理协议为基础，以专科建设为主题，以规范管理为主线，以提高人员素质为动力，充分借助武汉大学人民医院品牌和综合优势，着力提升办院质量，努力提高职工福利，实现医院全面协调可持续发展。

（3）武汉市亚洲心脏病医院托管武汉市第七医院。

在武昌区委、区政府的大力支持下，武汉亚洲心脏病医院于2011年2月16日正式托管武汉市第七医院，委托管理期25年，武汉市第七医院在保持国有性质不变的前提下，引进市场化的医疗模式和先进医院管理机制。此举是公立医院医疗体制改革的一种探索，无论是专科医院托管全科医院，还是民营医院托管公立医院，在湖北省均尚属首次。

武汉市第七医院是一所成立于1955年7月的二级甲等公立医院，武汉市亚洲心脏病医院是一家成立于1999年11月的民营三级心脏病专科医院。双方经过近半年的协商，达成合作意向：在保持武汉市第七医院国有性质不变的情况下，由亚洲心脏病医院全面托管武汉市第七医院，引进市场化的医疗模式和民营医院管理机制，在原有19个临床科室的基础上，重点引进心血管疾病诊疗项目。民营医院以体制优势参与公立医院改革，将有利于双方的共同发展。

（二）改革的动因

1. A组（重组模式）
1）武汉市普爱医院：原武汉市第四医院、原武汉市第十医院
（1）政策支持。国务院2000年出台了《关于城镇医药卫生体制改革指导意见的通

知》（国办发〔2000〕16号）中明确指出："加强卫生资源配置宏观管理。加快实施区域卫生规划，采取多种措施调整和控制卫生资源的存量和增量。对医疗服务量长期不足，难以正常运转的医疗机构，引导其拓展老年护理等服务领域。或通过兼并、撤销等方式进行调整。鼓励各类医疗机构合作、合并，共建医疗服务集团"。这为医疗机构间合并重组提供了政策支持。

（2）区域卫生规划要求及人民群众医疗健康需求。随着武汉市"强东兴西"战略的实施，武汉西部商贾云集，已成为投资热点，加之京珠高速公路、市内轻轨的兴建，武汉西部人口日益增多，2000年就超过30万人。按区域卫生规划要求，该区域应设置一所三级医院，满足人民群众日益增长的医疗健康需求。但由于种种原因，至2000年，该区域尚无三级医院。此外，随着武汉西部的快速发展，疾病谱也发生了相应的变化，车祸伤患者日益增多。据交通部门统计数据显示，武汉西部的硚口区每年致人受伤的车祸，其中2/3发生在西部。这类病人必须在短时间内就医，迫切需要武汉西部能拥有一所骨科医院。

（3）合并前两院发展均陷入瓶颈，亟待拓展发展空间。原武汉市第四医院为三级甲等医院，拥有较强的技术力量，其骨科从20世纪70年代就是我省重点专科之一，医疗服务半径已辐射至广东、广西、湖南、河北、安徽等十几个省、市。但由于其位于拥挤的汉正街西端，交通不便，导致医疗资源得不到合理的利用，交通问题已成为制约其发展的瓶颈。而原武汉市第十医院则处在有利的地理位置，位于武汉西大门，解放大道与古田三路交汇处，交通便利，拥有独特的区位优势，但面对武汉西部的快速发展格局，由于医院规模、人才和技术条件所限，已远远不能满足城市功能的提升和人民群众的医疗需求。

鉴于以上情况，武汉西部迫切需要设置一所骨科救治为主要特色的三级医院，但新建一所三级甲等医院，不仅时间长，而且建设资金也需数千万元甚至上亿元。如进行医疗资源的合理整合，将上述两院合并，不仅能在较短时间内使该区域拥有一所符合要求的三级医院，而且所需费用也少很多。基于这一思路，在市政府主导下，市卫生局、硚口区政府创造性地提出了市第四医院、市第十医院进行医疗资源整合、合并重组的重大战略决定。

2）武汉市第三医院（武汉市第三医院首义院区、原武汉市第十二医院/关山医院）

（1）政策支持。武汉市卫生系统在结合国家政策的前提下，希望在武汉市探索医改的新方式，根据城市布局、人口发展及分布情况，对武汉市医疗卫生资源进行整合，而市、区两级医疗资源的整合则被认为是一种较为新颖且可行的方式。武汉市第三医院是江南区域唯一一所武汉市直属的大型综合性三级医院，武汉市第十二医院/关山医院为洪山区属二级医院，满足市、区两级资源整合的要求。同时，由于两者性质相同，均为非营利性医院，且同属事业单位，对两者进行重组的阻力较小。

（2）满足附近居民医疗资源需求。原武汉市第十二医院/关山医院地处城乡结合部，随着武汉市东湖新技术开发区逐渐发展，该区域成为新兴区域。由于该区域实行了农村土地国有化，其城市化进程加速，人口密度加大，而该区域原有医疗资源的配置状况不佳，无法满足附近居民的需求，医疗资源的需求和供给之间矛盾明显，原武汉市第十二医院的档次亟待提高。

（3）提高服务水平的需要。在当时的情况下，当地居民往往去城区的医院看病就诊，舍近求远，交通拥堵，而且就诊费用高。为了解决这一问题，扩大原武汉市第十二医院/关山医院的辐射范围，提高对老百姓的服务水平，解决老百姓看病贵、看病难问题，对武汉市医疗卫生资源进行重组是十分必要的。

鉴于以上情况，在武汉市政府的领导下，洪山区政府和原武汉市卫生局对武汉市第三医院和原武汉市第十二医院进行了合并重组。

3）华中科技大学协和医院（华中科技大学同济医院、原东风汽车公司神龙医院）

（1）公司生存和发展的需要。东风汽车公司是我国一家大型国有企业，承担了办学、办医等各种原本应由政府所承担的职能。由于东风汽车公司自己承担了社会办学、办医等方面的任务，因此公司在运行过程中的成本往往较高。另一方面，神龙医院作为东风公司自己兴办的一家医院，医院内部工作人员均属于公司职工，因此公司数量较多，摊薄了企业的利润。这使得公司在与国内外企业的竞争过程中处于不利的地位。

（2）国家政策导向。由于东风汽车公司在企业办社会的过程中所涉及的职能较多，已将政府的一部分职能承担了起来，而国家在政策上要求实行"主辅分离"，要求企业将社会中需要由政府承担的责任交还给政府。2002年12月3日，国家经贸委等8大部委联合颁布了2002年859号文《关于国有大中型企业主辅分离辅业改制分流安置富余人员的实施办法》，该文件对国有企业改制提出了若干意见，促使神龙医院从东风汽车公司中分离出来。

（3）神龙医院自身发展的需要。医院有关专家认为，一家医院若想寻求更好的发展，必须要成为一所集医疗、科研和教学为一体的医院。华中科技大学协和医院在全国实力排名靠前，医疗水平先进，科研和教学成果丰富。因此，神龙医院和华中科技大学协和医院进行重组有利于神龙医院自身的发展。

2. B组（委托管理模式）

1）华中科技大学同济医院托管咸宁市中心医院

（1）社会经济发展的需要。咸宁市中心医院是咸宁地区最大的一家医院，也是该地区唯一一家三甲医院。由于咸宁市以前的整体规模较小，老院区建设无法做大。而随着咸宁市城市规模的扩大，人民生活水平逐渐提高，该地区需要有一所大医院满足其就医需求。同时，咸宁市中心医院为了配合城市现代化建设进程，满足社会经济发展的需要，因此，于2006年计划从老院区搬迁至新院区，并于2007年正式启动。经过3年的建设，新院终于建成。此时的咸宁市中心医院对人才、技术等方面的需求较大。

（2）创新改革模式的需要。当时的同济医院也在探索公立医院改革的道路，希望创新改革模式。而此前在全国范围内并没有出现过三甲医院委托管理三甲医院的先例，因此同济医院希望通过这种方式，以大带小，探索三甲医院托管三甲医院的新模式。

（3）提高服务能力的需要。被托管前的咸宁市中心医院每年的创收状况并不理想，在三甲医院中排名靠后，其管理方式、技术水平较为陈旧。在新院区建成之后，医院对人才、技术等方面的需求较大，其服务能力亟待提高。而同济医院是一所百年老院，在全国医院中的排名靠前，拥有先进的管理理念、强大的技术和充足的人才。咸宁市中心医院需要同济医院这样综合实力强大的三级甲等医院对其进行人才、技术和管理方式的全面支持，以全面提升其服务能力。

基于以上原因，咸宁市政府和咸宁市卫生与计划生育委员会希望华中科技大学同济医院能够对咸宁市中心医院在人才、技术等方面予以全面的支持。而同济医院也希望能将其先进的管理理念、技术以及高端的人才输入到咸宁医院，满足当地居民看病就医的需要。

2）武汉大学人民医院托管汉川市人民医院

2007年7月以来，汉川市人民医院以人力资源管理、质量控制、绩效分配三大体系建设为主线，改革医院管理，加强学科建设，综合实力快速跃居孝感市同级医院榜首。

2009年4月，国家新医改政策发布之后，在强劲的发展势头中，医院领导班子开始慎重思考，如何创新建立更高水平的学科体系、破解医疗技术在本区域同质化难题；如何不断增强可持续发展后劲、破解靠规模扩张增加效益难题；如何最大化地发挥资源优势潜能、破解群众看病难、看病贵难题。在缜密的论证和抉择中，基于国家新医改政策的"天时"，基于汉川经济社会发展水平和医院整体搬迁的"地利"，基于全院干部职工勇争一流的精神、与武汉大学人民医院建立技术协作关系3年来取得卓然成效的"人和"等有利条件，决定请武汉大学人民医院委托管理，依托其雄厚的科研、教学、学科、人才、管理实力，加快提升医院管理水平和技术层次，有效满足汉川人民就近享受优质医疗服务的强烈愿望，尽早实现"培育核心竞争力，打造荆楚名院"的奋斗目标。

一份《托管报告》在职工代表大会讨论通过后层层递送。汉川市委、市政府召开了专题会议研究，给予了充分认可和大力支持。此后，汉川市卫生局、汉川市人民医院分别邀请了市人大、市政协以及医院离退休老同志进行座谈，征求对托管报告和协议草案的意见和建议；与武汉大学人民医院进行了多轮友好协商，确定了委托管理协议和管理委员会章程。

3）武汉亚洲心脏病医院托管武汉市第七医院

（1）武汉市第七医院发展困难。武汉市第七医院地处武昌区中南二路，周边3.7公里内有省市级三级甲等医院共8家。在武汉市亚洲心脏病医院对其进行托管之前，由于受地理位置因素的影响，其市场竞争力较弱。由于市场竞争能力较弱，导致其经营效益较低，员工多年拿全额工资的70%，月平均奖金只有300~400元，甚至产生了负债经营的现象，截至2010年年底，负债高达3800万元。由于医院经营不善，效益低下，进一步导致医院基础设施落后，设施陈旧，近80%的设备失去使用价值。不仅如此，医院本身也缺乏有效的经营管理，市场竞争意识淡漠，管理滞后，团队涣散。以上种种原因导致医院人才流失现象严重，人力资源匮乏。由于其整体的经营能力和市场竞争能力较弱，医院必须寻求一条道路以求得生存和发展。

（2）武汉市亚洲心脏病医院的战略管理需求和社会责任。武汉亚洲心脏病医院是一所民营性质的医院，采用的是现代企业管理方法，其管理优势明显。因此，武汉市亚洲心脏病医院希望通过渡江发展，开拓武昌市场，扩大其社会影响力。不仅如此，武汉市亚洲心脏病医院是一所专科医院，希望尝试综合性医院发展道路。同时，由于其管理模式具有一定的特色，希望探索"亚心模式"是否可以在其他医院被复制。因此，从战略管理的高度来说，武汉市亚洲心脏病医院对武汉市第七医院进行托管，对资金回报这一方面的要求并不高，更多的是希望通过对第七医院的托管来打造医院品牌，有利于武汉市亚洲心脏病医院市场规模的扩大。此外，武汉市亚洲心脏病医院是一所具有强烈社会责任感的医院，希望通过对第七医院的委托管理以解决其庞大的债务压力。

出于以上几个方面的原因，在武昌区委、区政府的大力支持下，武汉市亚洲心脏病医院于 2011 年 2 月 16 日正式托管武汉市第七医院，委托管理期 25 年。

三、被调查医院基本情况分析

本案例研究依据改革方式、运行机制的特点、医院经营绩效与社会效益、政府和患者认可度，选取武汉市 6 组具有一定代表性的实施重组及委托管理模式的公立医院进行典型案例调查与分析。

（一）重组模式

1. 武汉市普爱医院（原武汉市第四医院、原武汉市第十医院）

普爱医院创建于 1864 年，是湖北省最早的西医医院。如今的普爱医院科室设备齐全、技术人才雄厚、特色品牌突出、环境服务温馨，是一所集医疗、急救、科研、教学于一体的现代化三级甲等医院，是国家全科医师临床培训基地、国家药物临床实验机构。武汉市普爱医院暨华中科技大学同济医学院附属普爱医院，分为东、西及常青三个院区，是华中科技大学同济医学院、湖北中医药大学博士、硕士教学点；作为基本医疗保险定点医院和重症鉴定治疗医院，承担武汉地区社保对象的医疗服务；是武汉市交通事故伤员急救定点医院、武汉市残疾人肢体残疾康复技术指导中心。

医院开放床位 1682 张，拥有临床医技科室 70 余个、专家门诊 75 个、专科门诊 112 个，医院现有湖北省重点专科——骨科、输血科、麻醉科，武汉市重点专科——心血管内科、肿瘤科、疼痛科等。设有武汉市创伤显微外科研究所，武汉市临床检验中心、武汉市药学研究所、北京大学关节病研究所武汉诊疗研究中心、德国心血管病专家武汉活动中心、中华医学会疼痛学分会第七临床中心、香港大学关节置换外科中心 7 个研究机构和中心。近年来，医院共有 26 项科研项目通过鉴定，达到国际先进水平 6 项，国内领先水平 17 项，国内先进水平 3 项，获省市科技进步奖 17 项。今年获得国家自然基金项目 2 项，其中面上项目和青年项目各 1 项。

2. 武汉市第三医院（武汉市第三医院首义院区、原武汉市第十二医院/关山医院）

武汉市第三医院是集医疗、教学、科研、预防、保健于一体的大型综合性三级甲等医院，是武汉市职工医保、城镇居民医保和新型农村合作医疗定点医院，是武昌区、洪山区、东湖风景区困难群众医疗救助结算定点医院，承担着湖北省、武汉市突发公共卫生事件的应急救护任务及江南地区医疗救治工作。医院历经一百多年的发展，临床规模及综合实力逐年提升，医院分首义和光谷关山两个院区。武汉市第三医院首义院区始建于 1875 年，其前身是美国基督教圣公会创办的"武昌圣公会医院"。武汉市第三医院光谷关山院区原名为武汉市第十二医院、武汉市关山医院，始建于 1985 年，是政府举办的非营利性二级甲等医院，曾是武汉市洪山区唯一的综合性二级医疗机构。

两院区专业学科门类齐全，开放床位共 1500 张，职工总数 1733 人，副高级以上职称 200 余人，先后有 17 人享受国家、省及市政府津贴。近年来，医院为满足医疗服务需求，加大医疗设备的引进和更新，拥有核磁共振、CT、CR、骨密度仪、数字减影血管造影机

（DSA）、1250mAX 光机、数字胃肠机、彩色多普勒超声诊断仪，高清腹腔镜、电子胃肠镜、前列腺气化电切镜等各种先进内窥镜，全自动生化分析、钬激光、白内障超声乳化仪，烧伤病人专用的悬浮床，以及功能设施完善的 ICU、CCU 重症监护室、血液透析室等。为加强学科建设，提高医疗质量，医院紧抓国家级重点学科建设项目和武汉市中部医疗烧伤医学中心建设的契机，紧盯"大专科、强综合"的发展方向，注重综合实力的均衡发展，加强医疗技术水平、临床科研教学、人才培训与引进等内涵建设，积极开展新技术、新业务，现已形成院有重点、科有特色、人有特长的格局。

3. 华中科技大学协和医院（华中科技大学协和医院、原东风汽车公司神龙医院）

华中科技大学同济医学院附属协和医院创建于 1866 年，是卫生部直属大型综合性医院，内设华中科技大学同济医学院第一临床学院、亚洲紧急救援中心、湖北省急救中心、湖北省远程医学中心。医院先后被评为国家首批三级甲等医院、全国百佳医院、全国精神文明建设先进单位，获全国五一劳动奖状。目前，医院由本部、肿瘤中心、西区和金银湖国际医院四部分组成，设置床位数 4600 张。2013 年，门急诊量 351 万人次，住院量 15.8 万人次，手术量 7.2 万人次，均创历史新高。学科设置齐全，专科实力强大。医院现有 43 个临床科室、14 个医技科室、7 个研究所、15 个治疗中心、103 个实验室，其中，心血管内科、血液内科、泌尿外科、麻醉科、普外科、妇产科、呼吸内科、中西医结合科、感染性疾病科、影像医学科 10 个学科为国家级重点学科。心血管内科、心血管外科、血液科、消化内科、内分泌科、骨科、胸外科、妇科、产科、耳鼻咽喉头颈外科、麻醉科、中医科、检验科、临床护理 18 个科室为国家临床重点专科。

协和医院西区前身是东风汽车公司神龙医院，地处武汉西南部，武汉经济技术开发区中心地段，规划用地 80 亩，已有建筑面积 1.8 万平方米，实际开放病床 220 张。西区建有临床、医技科室 19 个，设置综合重症监护、综合外科、创伤外科、综合内科、妇产科、五官综合（含整形美容）7 个独立病区。各科室主任均由医院本部教授担任，另有一大批国内知名专家长期在这里工作。西区拥有国际先进的多排螺旋 CT、全自动生化分析仪、五分类血球仪、全自动麻醉机等多种高端手术设备，并实现了与本部医学信息共享、区域内实时远程会诊的能力。病区还配备有中心供养、中心吸引、中央空调、中心传呼和病房独立卫生间，环境优美，四季常青，被誉为花园式医院。按照医院"十二五"规划，西区将在 3~4 年中建成拥有 1000 张病床规模、以急救创伤医学为特色的大型综合性三甲医院，成为武汉西南部的医疗中心。

（二）委托管理模式

1. 华中科技大学同济医院、咸宁市中心医院

1）华中科技大学同济医院

华中科技大学同济医院 1900 年由德国医师埃里希·宝隆创建于上海。经过 110 多年的建设与发展，如今已成为学科门类齐全、英才名医荟萃、师资力量雄厚、医疗技术精湛、诊疗设备先进、科研实力强大、管理方法科学的集医疗、教学、科研为一体的创新型现代化医院，其综合实力跃升为国内医院前列。华中科技大学同济医院现有 6000 多名职工，其中，博士生导师 205 名，享受国务院政府特殊津贴者 92 名、"973"项目首席科学

家 2 名、教育部长江学者 3 名、国家杰出青年基金获得者 9 名、卫生部有突出贡献中青年专家 9 名、教育部新世纪优秀人才 9 名，特聘 12 名院士为同济医院教授，一大批专家、教授享誉海内外。医院现有病床 4000 张，62 个临床和医技科室，其中国家重点学科 8 个，国家临床重点专科 18 个，康复科是世界卫生组织指定的研究和培训中心。主要医疗工作量不断刷新荆楚医疗史，年门、急诊量连续 10 多年保持湖北省第一。2012 年，门、急诊量 351 万人次，出院病人 12.2 万人次，住院病人手术量 5.4 万人次。

　　2）咸宁市中心医院

　　咸宁市中心医院创建于 1966 年，是一所集医疗、教学、科研、预防、保健于一体的国家三级甲等医院，承担着指导全市医疗工作的任务。2011 年初，咸宁市中心医院与同济医院正式建立"全面托管"合作关系，挂牌"咸宁市中心医院 华中科技大学同济咸宁医院"，同时实施整体搬迁，成为功能高效化、布局合理化、流程人性化、就诊温馨化、环境庭院化的现代化医院。医院占地面积 200 余亩，建筑面积 8.5 万平方米。设置床位 1000 张，日接待门诊量可达 1500~2000 人次，共设立 36 个临床学科。有在岗职工 993 人，其中高级职称专业技术人员 169 人，硕士、博士 72 人，有 6 个临床学科教授可带教硕士，享受国务院津贴的专家 1 人，享受省政府津贴的专家 1 人，享受市政府津贴的专家 16 人。近年来，医院业务量年年攀升，2011 年出院病人 2 万余人次，住院病人手术量 6378 台次。医院坚持"以重点专科、特色专科为龙头，带动多学科全面发展"的发展思路，创建了以耳鼻喉科、儿科、妇产科、消化内科、放射科、腔镜中心、口腔、神经外科、肿瘤科、介入治疗中心等为龙头的特色专科和咸宁市甲类临床重点专科，其中耳鼻喉科、妇科为湖北省临床重点建设专科。麻醉科也被认定为湖北省首批住院医师规范化培训基地。

　　2. 武汉大学人民医院、汉川市人民医院

　　1）武汉大学人民医院

　　武汉大学人民医院，又名湖北省人民医院，也为武汉大学第一临床学院，是湖北地区第一家公立医院，创立于 1923 年，是卫生部评定的国家首批三级甲等医院、湖北省人民政府重点建设的窗口医院、湖北省最佳文明单位、全国精神文明建设工作先进单位、全国五一劳动奖状集体。医院有两个院区，主院区位于武昌张之洞路，占地 200 亩，建筑面积 35 万平方米，临床医技科室 76 个，开放病床 3000 张；3.0T 及 1.5T 双梯度核磁共振仪、64 排 128 层容积 CT、ECT/PET、IGRT 肿瘤放疗直线加速器等国际先进医疗设备齐全。年门诊量 190 万人次、手术逾 5.5 万台次、出院患者 12 万人次。医疗服务辐射到全国乃至海外。武汉大学人民医院东院（武汉光谷中心医院）位于武汉东湖新技术开发区，占地 250 亩，规划病床 2300 张，按照高新科技化、人文化、山水园林化和国际化标准建设，于 2013 年底正式开业运营。武汉大学人民医院在职职工 4700 人，其中高级职称 580 名，包括国家级专家、博士生导师、国务院政府特殊津贴专家等一批饮誉海内外的名医。诺贝尔奖得主和两院院士 30 余人受聘为医院客座、兼职教授。医院专科齐全，心血管内科学为国家级重点学科，心血管内科、胸外科、耳鼻咽喉-头颈外科、精神医学科、肾病内科、神经内科、眼科、检验医学科、临床护理为国家临床重点专科，内科、外科为湖北省重点学科，心血管疾病专科（心内科、心外科）、神经疾病专科（神经内科、神经外科）、眼科为武汉市建设国家医疗服务中心的国家或省级重点建设专科。

2）汉川市人民医院

汉川市人民医院始建于 1950 年，是全市最大的一所融医疗、教学、科研、健康保健于一体的非盈利性综合医院，是华中科技大学同济医学院、长江大学医学院和湖北职业技术学院等医学院校的临床教学基地。医院先后被授予"二级甲等医院"、"爱婴医院"、"健康教育示范医院"称号。2008 年 1 月，获评"二级优秀医院"。2013 年 1 月，被省卫生厅核定为三级医院。2011 年 6 月，由武汉大学人民医院正式托管。2013 年 4 月，完成整体搬迁。医院现由北院本部和欢乐街南院组成。北院本部占地面积 206 亩，房屋面积 11.2 万平方米，其中业务用房面积 9.12 万平方米，开放床位 1250 张；现有临床科室 28 个，医技科室 14 个，专科专家门诊 26 个；设有全市 120 急救中心；年门诊量 45 万人次，出院病人 4.5 万人次，手术 1.3 万台次。南院占地面积 38.7 亩，目前开设有综合外科病区、综合内科病区、眼科医疗部等住院病区，内、外、妇、儿、口腔、皮肤等综合门诊部，放射、超声影像、检验、心脑功能室等医技检查科室，拟建全市老年疾病诊疗康复中心、肿瘤治疗中心等。医院人才荟萃，学科实力雄厚。全院现有职工 1315 人，高级职称 127 人；武汉大学人民医院在院教授 1 名，引进硕士 27 名，在职培养硕士 50 名，市拔尖人才、突出贡献中青年专家 20 人，入选市卫生局"123 人才工程" 28 人。普外科、呼吸内科、妇科、急诊医学科、肾病内科、耳鼻喉科、中医内科、护理学科、麻醉科、放射科、检验科、输血科、超声影像科共 13 个学科成功创建孝感市级重点专科，总数位居孝感市同级医院前列，其中普外、呼吸、护理 3 个专科已申报全省县级医院重点专科评审。

3. 武汉市亚洲心脏病医院、武汉市第七医院

1）武汉市亚洲心脏病医院

1999 年 11 月 11 日，武汉市亚洲心脏病医院正式成立。它是由国家卫生部备案、湖北省卫生厅批准成立的大型心脏病专科医院。医院采取总经理院长负责制，行政全方位为医疗服务、医疗全身心为患者服务，一切以患者为中心的管理模式。目前，医院开放床位 750 张，截至 2012 年年底，共接诊来自全国 31 个省、市、自治区的众多患者，成功完成多例各类简单、复杂心脏病手术，其中，心外科涵盖先天性心脏病、瓣膜、搭桥、大血管等简单/复杂心脏外科手术。心内科，成功开展各类心血管疾病的介入检查和治疗。医院还与武汉市 120 急救中心联手率先开通急性心肌梗塞"24 小时绿色通道"，为心梗患者挽救生命赢得时间。2013 年 1 月，医院获卫生部"全国卫生系统先进集体"荣誉称号。2012 年 3 月，医院获批冠心病、先心病、心律失常三类疾病国家级介入诊疗培训基地，成为华中地区唯一同时具备此资格的心脏病专科医院。这意味着，武汉市亚洲心脏病医院将承担起培训全国心血管疾病介入诊疗医师的责任。2011 年 7 月，在国家心血管病中心直接领导下，"国家心血管病中心——健康关爱中心"正式落户武汉市亚洲心脏病医院。2011 年 2 月，武汉市亚洲心脏病医院正式托管公立医院武汉市第七医院，开创湖北地区民营医院托管公立医院的先河。2011 年 1 月，武汉市亚洲心脏病医院心血管外科获首批国家临床重点专科项目。

2）武汉市第七医院

武汉市第七医院建于 1955 年 7 月，是一家由政府举办的非营利性的医疗机构。历

经 50 余年的发展壮大，医院现已成为集临床、科研、教学、体检、预防保健和社区卫生服务为一体的二级甲等综合医院。医院位于武汉市武昌区中南二路 13 号，占地近 5 万平方米，建筑面积 4 万多平方米，绿化面积 2 万平方米，环境幽雅，交通便利，是一家绿色园林式医院。医院现有在职职工 622 人，其中亚洲心脏病医院常驻人员 50 人。有各级各类专业技术人员 387 人，其中高级职称 70 人，中级职称近 150 人。医院开放床位 305 张，设有肝病科、心内科、外科、骨外科、妇产科、儿科、中西医结合科、口腔科、眼科、耳鼻喉科、皮肤科、康复科、理疗科、麻醉科以及急诊科等 19 个临床科室，放射科、医学影像科、检验科、特检科以及药剂科等 11 个医技科室，另外医院还设有 1 个肝病实验室，1 个综合制剂室。肝病科是医院重点专科，现为武汉市重点专(学)科建设单位、湖北省传染病学会委员单位。在巩固和发展肝病特色的同时，医院始终坚持"大专科、小综合"原则，不断加强了内科、外科、骨外科、妇产科、儿科、中西医结合科、口腔科、眼科、耳鼻咽喉科等常见病、多发病的基本医疗综合服务能力的提升，保证满足广大人民群众基本医疗服务需要。另外，医院也是省、市多家医学、护理院校及高等院校学生的实习基地。

四、重组与委托管理式公立医院改革前后管理体制及运行机制分析

（一）治理结构

1. A 组（重组模式）

1）武汉市普爱医院（原武汉市第四医院、原武汉市第十医院）

原武汉市第四医院及原武汉市第十医院合并为武汉市普爱医院后，两院进行了组织机构的融合，两院区只设一套领导班子，对医院工作实行统一领导，对财务和资产进行统一核算和管理，两院资源共享，员工待遇同等。对医疗、科研、教学、后勤等实行全面垂直管理，建章建制，形成统一遵循的各种基本工作制度。

2）武汉市第三医院（武汉市第三医院首义院区、原武汉市第十二医院/关山医院）

原武汉市第十二医院与武汉市第三医院进行重组后成为武汉市第三医院关山院区，该院实行院长负责制。由一套领导班子对光谷关山院区进行领导和管理，中层干部分职能科室和业务科室，实行大科室管理，业务科室由科室业务量和科室发展决定大科室主要负责人，职能科室负责人主要由首义院区主要负责人牵头，各职能部门和医技科室在统一领导下具有相对独立的工作体系。

3）华中科技大学协和医院（华中科技大学协和医院、原东风汽车公司神龙医院）

原东风汽车神龙医院与华中科技大学重组后，两院设立一套领导班子，对医院工作进行统一的指导。总体上进行一体化管理，其管理方式为：一个法人、一套制度、一套标准。具体而言，两院区只有一个独立法人，在制度上，西院区和协和医院主院区保持一致，由主院区向西院区派出中高层管理人员。

2. B组（委托管理模式）

1）华中科技大学同济医院托管咸宁市中心医院

华中科技大学同济医院从人、财、物等方面对咸宁市中心医院进行了全面的经营和管理。同济医院拥有对咸宁市中心医院的经营决策权、对中层干部的任免权和人事调动权。托管期间由同济医院对咸宁市中心医院委派院长，同时院长不能直接选拔和任用副院长，对副院长的任用要经由咸宁市市委，并通过院党委进行讨论。

2）武汉大学人民医院托管汉川市人民医院

汉川市人民医院在托管过程中坚持"联想、联心、联动、共建、共享、共赢"的原则开展工作。医院性质及功能不变、资产权属（含债权债务）不变、职工身份不变、上级政策不变。成立由武汉大学人民医院、汉川市卫生与计划生育委员会、汉川市人民医院三方组成的医院管理委员会，制定医院管理委员会章程，全面监管汉川市人民医院。医院管理委员会主任由武汉大学人民医院代表担任。实行医院管理委员会领导下的院长负责制，医院党委书记由中共汉川市委任命；院长由武汉大学人民医院派出，并向汉川市委报备，并重新进行法定代表人变更登记；领导班子其他成员及相关管理人员依据管理构架所需协商产生并报市卫生局批准。

3）武汉市亚洲心脏病医院托管武汉市第七医院

武汉市亚洲心脏病医院托管了武汉市第七医院以后，武汉市第七医院全盘导入了武汉市亚洲心脏病医院的管理模式，托管的基础在于保持医院全民所有制性质不变、公共卫生服务职能不变、非营利性性质不变、职工的事业身份不变。在此基础上，武汉市第七医院实施的是一种双轨管理模式，具体表现为总经理/院长负责制，实行行政经理体系，其中院长负责对医院业务进行管理，总经理则负责对医院行政进行管理，其质控体系和绩效机制与武汉市亚洲心脏病医院保持一致。

综上所述，在被调查的样本医院中，实施重组改革方式的3组医院均采用一个领导班子对医院进行统一的领导和管理，其中，除了原东风汽车公司神龙医院在改革过程中医院的性质从国有企业医院转变为公立医院以外，其他几家医院的性质均保持不变；在实施委托管理模式的3组医院中，3家被托管的医院均保持医院性质及功能不变、职工身份不变，其中，咸宁市中心医院及汉川市人民医院由上级医院对其委派院长，武汉市第七医院则实行总经理和院长双轨管理模式。

（二）人力资源情况

1. A组（重组模式）

1）武汉市普爱医院（原武汉市第四医院、原武汉市第十医院）

在医院绩效考核方面，依托东（原武汉市第四医院）科学、完整的管理手段和管理体系，对合并后的两院进行统一的绩效考核。西院（原武汉市第十医院）由于设备差、先进技术手段少等原因，存在收治病种单一、技术含金量低、创收项目少、服务质量水平低、医疗隐患多、员工不稳定等诸多问题。基于此，合并初期医院对西院实施过渡期保护倾斜政策，同时积极利用东院的资金、技术、管理等优势以及财政补贴，对西院进行了设备更新添置、病房环境改造，管理人员与技术骨干两院输出、交流等，从人、财、物诸方面对西院进行整体提档升级，确保东、西两院可以开展大致相同的技术业务后，西院与东院采取统一的绩效考核标准，进行统一的经济分配政策，实施真正的同等待遇，实现了稳定人心，调动全体员工主动性、创新性，进一步增强了全体员工对新医院的认同感。

图 5-1 显示，改革后，武汉市普爱医院（西院区）人才数量整体有所增长，2013 年引进了硕士及以上学历的高端人才，说明改革后的普爱医院人才水平整体呈上升趋势，人才队伍不断加强。

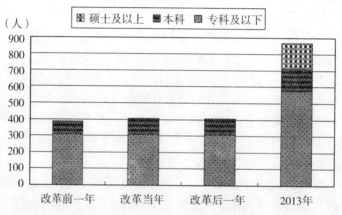

图 5-1　武汉市普爱医院（西院区）人力资源学历构成情况

图 5-2 显示，从改革前一年开始直至 2013 年，武汉市普爱医院（西院区）中、高级职称人数的绝对数变化不大。但是自改革以来，初级职称人数增长十分迅速，初级职称占整个人力资源的百分比有较大幅度的增长。这说明武汉市普爱医院在改革过程中，不断引进人才，优化了岗位结构。

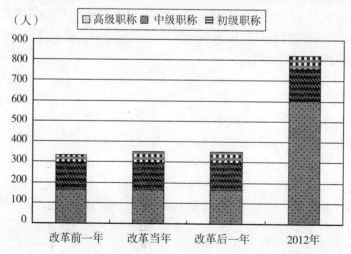

图 5-2　武汉市普爱医院（西院区）人力资源职称结构图

卫生技术人员百分比是指医生、护士、医技人员数量之和占整个人力资源总数的百分比。图5-3显示，改革后武汉市普爱医院（西院区）的卫生技术人员在整个人力资源中所占比例呈增长趋势，说明行政管理人员和工勤人员队伍缩减，优化了组织结构。

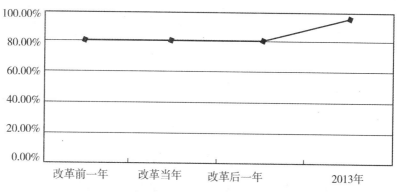

图5-3 武汉市普爱医院（西院区）改革前后卫生技术人员百分比

2）武汉市第三医院（武汉市第三医院首义院区、原武汉市第十二医院／关山医院）

武汉市第三医院在人力资源方面的改革中采用的方式为统一编制和统一人事。具体表现为：光谷关山院区所有的在职在编人员由区编制转为市属单位人事编制，所有退休人员由区属管理模式转为市财政。对人才进行统一调配，两院区人员进行交流，一方面加强光谷关山院区业务人员的培训学习，另一方面从首义院区选派业务骨干专家组和部分行政管理人员到光谷关山院区，逐步提升管理能力和业务水平。

图5-4显示，改革后，武汉市第三医院（光谷关山院区）人才队伍规模整体变化不大，2013年该医院专科及以下人员在整个人力资源中所占比重下降，本科及以上学历人

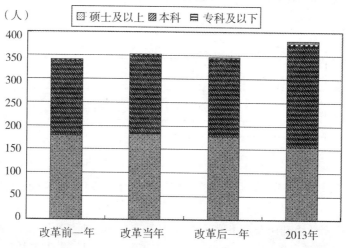

图5-4 武汉市第三医院（光谷关山院区）人力资源学历结构图

才比例有所上升，但是硕士及以上学历的人才所占比例一直较小。这说明武汉市第三医院光谷关山院区（原武汉市第十二医院/关山医院）高学历人才匮乏，这是阻碍该医院发展的一大障碍。

图5-5显示，改革后，武汉市第三医院（光谷关山院区）人才队伍中初级职称比例不断上升，同时，中级职称人数较为稳定，高级人才数量有所增长，说明武汉市第三医院（光谷关山院区）一方面重视引进新人才，另一方面重视对人才的继续培养，通过不断完善进修机制，以增加人才数量，并提高人才质量。

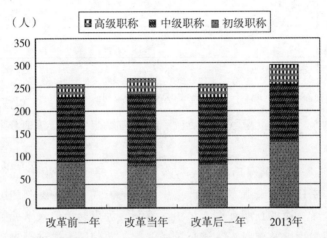

图5-5　武汉市第三医院（光谷关山院区）人才队伍职称结构图

图5-6显示，武汉市第三医院（光谷关山院区）卫生技术人员百分比整体较为稳定，变化不大。这说明该医院改革前后岗位结构稳定，卫生技术人员的人才流失较少。

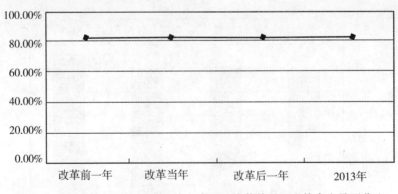

图5-6　武汉市第三医院（光谷关山院区）改革前后卫生技术人员百分比

3）华中科技大学协和医院（华中科技大学协和医院、原东风汽车公司神龙医院）

原东风汽车公司神龙医院实施改革后，在人事制度方面与华中科技大学协和医院保持一致。医院对人才进行统一调配，医院本部的专家和教授会定期前往西院区进行坐诊，医院部分管理人员由本部向西区进行指派。专职科主任的工资由医院本部发放，其待遇和医院本部科主任保持一致。为加强医院人才队伍建设、提高员工整体素质，西区结合实际情况和总体发展目标，制定了《2012—2015 年度员工培训计划》和《考核管理办法》，内容包括诊断学、内科/外科学基础、常用技能培训等，帮助西区员工提高职业道德、职业操守、职业规范、执业能力，改善西区员工整体职业归属感和职业素养。强化培训从 2012 年 7 月开始至 2015 年 6 月结束，历时 36 个月。据统计，2013 年 1—12 月完成授课 29 次，参与率达 2709 人次。根据管理办法，组织考试考核，考试成绩严格按照考核办法兑现奖惩。

图 5-7 显示，华中科技大学协和医院西区改革之前到改革之后，本科、硕士及以上学历人才数量不断增加，占整个人力资源的比重不断提升，而专科及以下学历工作人员所占比例逐渐减少。这说明医院经过改革之后，不断引进高学历人才，优化人才队伍结构。

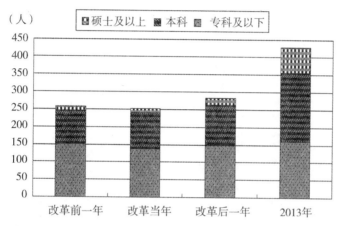

图 5-7　华中科技大学协和医院（西院区）人力资源学历结构图

根据图 5-8 可知，该院区在进行改革的过程中，初级职称和高级职称在整个人力资源中所占比重不断增加，而中级职称所占比重总体保持稳定。这说明该院区不断引进和发展新人才，同时该院区重视对人才的培训和继续教育。

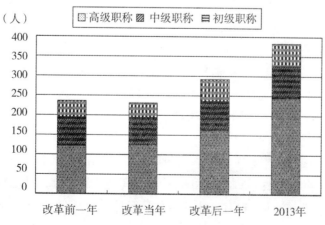

图 5-8　华中科技大学协和医院（西院区）人才队伍职称结构图

　　从图 5-9 可以看出，华中科技大学协和医院西院区的卫生技术人员在整个人力资源中所占比例呈增长趋势，说明行政管理人员和工勤人员队伍缩减，优化了组织结构。

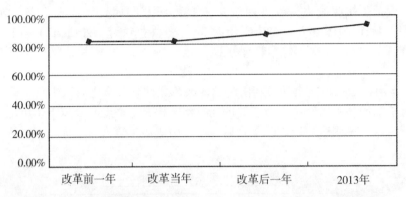

图 5-9　华中科技大学协和医院（西院区）改革前后卫生技术人员百分比

　　2. B 组（委托管理模式）

　　1）华中科技大学同济医院托管咸宁市中心医院

　　咸宁市中心医院采取委托管理模式进行改革后，从单纯的人事管理走向岗位管理，即按照定岗定编的要求进行招聘，并对招聘情况进行严格的记录。在人才引进方面也进一步加大了力度和层次，所有的临床大科室均要求招聘"211"或"985"高校的研究生，而改革前更多的是以本科生为主。此外，硕博人员的待遇也全面提高，包括科研经费、安家费、博士津贴等。

　　该医院从华中科技大学同济医院引进了核心人力资源管理，在人事管理方面，逐渐转变为人力资源管理。通过对所有的临床学科进行分组，使每位员工都有发展的空间和平台；通过对工作量、收治病人数、质量管理、论文情况、床位使用率等 10 个方面对员工进行考核，计算其分数并对其进行排名，按照名次颁发"核心人力资源奖"。咸宁市中心医院下一步将启动"名医工程"，进一步提高医务人员素质和水平，扩大其社会影响力。此外，该医院还对工作人员重点进行了人文培训培训，通过这种新颖的培训方式，员工的自身修养得以提高。

　　图 5-10 显示，咸宁市中心医院人才数量总体呈现增长趋势，其中专科及以下学历人数占整个人力资源的比重逐渐下降，本科及以上在整个人力资源中所占比重逐渐上升，且硕士及以上学历人才数量也有所增长。这显示出该医院人才队伍逐渐往高学历方面发展。

　　图 5-11 显示，咸宁市中心医院中、高级职称所占比重逐年上升，但是自改革后一年（2012 年）到 2013 年，该医院人才数量下降，尤其是初级职称人数及所占比例均有大幅下降。这说明该医院一方面重视对人才的培养，但是另一方面，由于编制数量的限制，导致该医院在引进新人才方面存在一定的障碍。

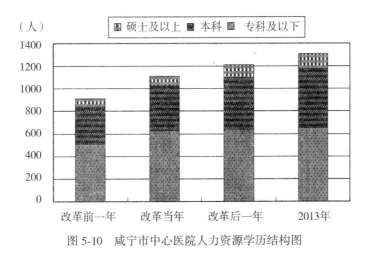

图 5-10 咸宁市中心医院人力资源学历结构图

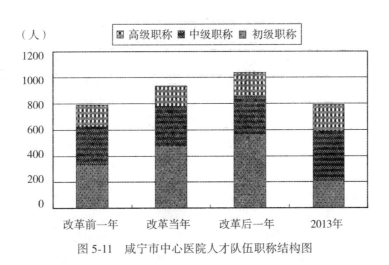

图 5-11 咸宁市中心医院人才队伍职称结构图

　　根据图 5-12 可知，咸宁市中心医院改革前后卫生技术人员总体较为稳定，这说明该医院改革前后岗位结构稳定，卫生技术人员的人才流失较少。

　　2）武汉大学人民医院托管汉川市人民医院

　　汉川市人民医院在托管初期就开始委派职能科室中层干部到武汉大学人民医院进行学习，立足于新技术新业务项目开展，有针对性地上派技术骨干进修，实行进修培训定向培养导师制，快速、扎实提高技术水平。在人事方面，其职能、相关规章制度、考核方式等都尽量向武汉大学人民医院靠拢。在人才培养方面，汉川市人民医院将人才引进平台前移到医学院校，构建以护理专业化、医疗本科化、主导专科业务骨干硕士为基础的人才结构，提高了人才引进标准，将目标瞄准一类医学院校本科毕业生，将人才引进计划与武汉大学人民医院捆绑推出，人才的进修、培训等，均可以通过绿

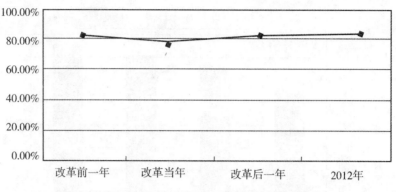

图 5-12　咸宁市中心医院改革前后卫生技术人员百分比

色通道直接送至省人民进行学习。此外，汉川市人民医院举办了研究生班，研究生班可以从武汉大学人民医院聘请老师、教授到汉川进行讲学，进一步方便了员工的进修和学习，加强科学带头人和中青年重点培养人才。托管以来，共引进硕士毕业生 16 名，在职培养生物医学工程硕士生 50 名。

根据图 5-13 可知，汉川市人民医院自改革当年开始引进硕士及以上学历人才，说明该医院力求优化人力资源学历结构，人才队伍开始往高学历发展。但是该医院高学历人才占整个人力资源的比例较小，说明该医院高学历人才较为匮乏。

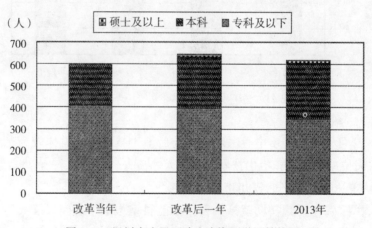

图 5-13　汉川市人民医院人力资源学历结构图

根据图 5-14 可知，汉川市人民医院人才队伍职称结构整体保持稳定。2013 年，高级职称人数有所上升，在整个人力资源中所占比例有所增加。这说明该医院重视人才培养，完善人才队伍结构。

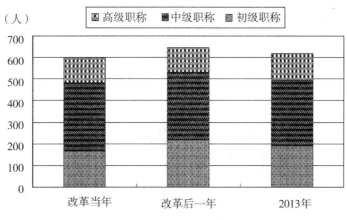

图 5-14　汉川市人民医院人才队伍职称结构图

图 5-15 说明，汉川市人民医院改革前后卫生技术人员占总体人力资源比重变化幅度小，总体保持稳定。这说明该医院改革前后岗位结构稳定，卫生技术人员的人才流失较少。

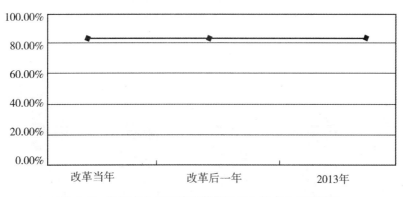

图 5-15　汉川市人民医院改革前后卫生技术人员百分比

3）武汉市亚洲心脏病医院托管武汉市第七医院

实施托管后，武汉市第七医院重视专业培训，下发了《外出学术、学习管理条例》，鼓励全院职工加强业务理论知识学习，撰写学术交流论文，提升业务技能水平，在托管仅一个月期间就安排了 3 名专家到教学医院进修、19 人到亚洲心脏病医院学习专业和管理，使医务人员提升了综合素质。通过外请专家建立技术支持体系，为医院的发展提出了许多宝贵的意见和建议。此外，改革后该医院不断打造重点专科，加紧心功能室建设，引进心脏 B 超，全力提高心血管专业水平。

由图 5-16 可看出，该医院专科及一下学历所占比重逐渐减小，本科及以上学历人员在整个人力资源中所占比例逐年上升。自改革以来，硕士及以上学历人数不断增长。这说明武汉市第七医院自改革以来不断引进高学历人才，以提高工作人员整体素质。

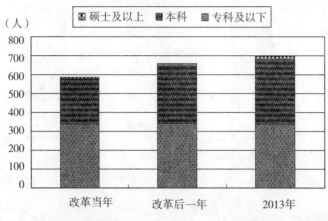

图 5-16 武汉市第七医院人力资源学历结构图

由图 5-17 可看出，武汉市第七医院自改革前一年开始直至 2013 年，高级职称及中级职称人数总体保持稳定，初级职称人数有所增长，占整个人力资源中的比重逐步提高。这说明第七医院自改革以来，通过不断引进人才，以壮大人才队伍。

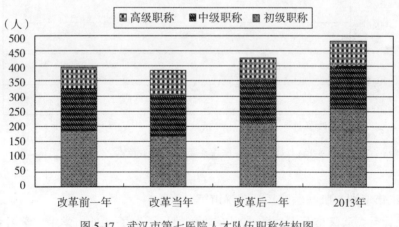

图 5-17 武汉市第七医院人才队伍职称结构图

从图 5-18 可以看出，武汉市第七医院在改革当年及改革后一年卫生技术人员百分比下降，改革后有所回升至较为平稳。出现这一现象的原因在于：改革初期为了保持稳定，安抚员工情绪，因此选择保留原后勤部门及其工作人员。随着改革的不断深入，为了优化人员结构，因此提升了卫生技术人员的比例。

综上所述，各家医院在改革后，统一了人事制度和激励机制。在人才引进和人才培养

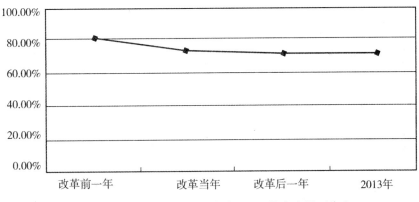

图 5-18　武汉市第七医院改革前后卫生技术人员百分比

方面，各医院力图引进新人才，尤其对高学历、高水平人才的引进尤为重视，且注重人才继续培养工作，不断发展业务骨干。在组织结构方面，中、高级职称人数在稳定发展的基础上有所增长，同时，通过精简后勤和行政组织部门，增加了医务人员所占百分比，优化了组织结构。

从图 5-19 可以看出，武汉市普爱医院由于改革起步较早，2013 年与改革前相比，医务人员总数有很大幅度的增长。咸宁市中心医院、武汉市第七医院以及华中科技大学协和医院西区经过改革之后，医务人员数量有所增长，其中，咸宁市中心医院增长最为明显。此外，汉川市人民医院及武汉市第三医院关山院区医务人员数量较为保持稳定，变化幅度不大。

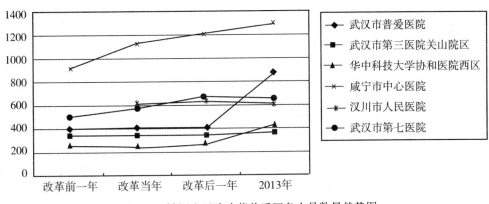

图 5-19　被调查医院改革前后医务人员数量趋势图

（三）财务制度

1. A 组（重组模式）

1）武汉市普爱医院（原武汉市第四医院、原武汉市第十医院）

武汉市普爱医院在合并初期，由于西院区存在设备差、先进技术手段少、服务质量水平低等问题，因此东院区对西院区实施过渡期保护政策，积极利用东院的资金、技术、管理等优势以及财政补贴，对西院进行了设备的更新添置，在财务上对西院进行了整体提档升级，在确保东西两院可以开展大致相同的业务和技术后，西院与东院采取统一的经济分配政策，财务上实行统一核算，整体上由东院区财务科统一核算和发放工资，对于水、电、药品等物品的采购采取的是集中采购的方式。

2）武汉市第三医院（武汉市第三医院、原武汉市第十二医院/关山医院）

武汉市第三医院对财务进行统一管理，建设资金等大额投资由医院统一筹措，光谷关山院区运行资金在医院统一调配下具有相对独立性。在分配制度上，武汉市第三医院实行统一的分配原则，两院区各科室分别实行独立的绩效考核。在固定资产的清理核算方面，合并重组后武汉市第三医院立即对光谷关山院区进行固定资产的清算与转移，债权债务统一转为武汉市第三医院。

3）华中科技大学协和医院（华中科技大学协和医院、原东风汽车公司神龙医院）

华中科技大学协和医院西院区的财务制度原则上和总院区保持一致，但是两院区在绩效分配体系上有所不同。由于本部分所获得的信息较少，因此无法做出更加具体详尽的说明。

2.B组（委托管理模式）

1）华中科技大学同济医院托管咸宁市中心医院

咸宁市中心医院在被托管的过程中，在财务方面，其规章制度参照了华中科技大学同济医院的一些做法，同济医院拥有对咸宁市中心医院的经营决策权。咸宁市卫生与计划生育委员会对咸宁市中心医院托管前债权债务进行核实、锁定，其中因经营形成的债务由咸宁市中心医院自行承担；在新院土建工程中形成的债务与债务利息，由咸宁市政府承担80%，余下债务由咸宁市中心医院在经营结余中优先分期偿还，即咸宁市中心医院债务中的一部分仍然由该院自行承担，财产权属保持不变。由于该院业务量有所增加，因此财务人员的规模有所增加。在医院搬迁之前，财务人员数量总共只有不到30人，但是现在已经发展为50多人。

2）武汉大学人民医院托管汉川市人民医院

汉川市人民医院财务制度以国家规定的制度为主，于2012年7月1日开始实行新的会计制度，并按照要求接受检查。改革后，汉川市人民医院财务方面的布局、科室的安排等均与武汉大学人民医院保持一致。为进一步控制办院成本，该院调整了收入和支出结构。为强化财务、设备购置、物资管理等经济事项的程序管理，加强医疗设备、耗材物资采购和维修等经济活动的内部审计、监察，制定了《重点岗位廉政避嫌规定》。

3）武汉市亚洲心脏病医院托管武汉市第七医院

武汉市亚洲心脏病医院在对武汉市第七医院进行托管的过程中，武汉市第七医院保持其产权性质不变，除土地以外，该医院其他资产及设备均属于国有资产。由于政府进行了一定的权力下移，因此武汉市亚洲心脏病医院在财务方面对武汉市第七医院承担了更多的责任。

（四）经营情况

1. A组（重组模式）

1）武汉市普爱医院西院区（原武汉市第十医院）

2010年，武汉市普爱医院西院区"武汉创伤治疗中心大楼"正式投入使用。新大楼功能齐全，设施完善，堪称"武汉西部之建筑坐标"。随着这座26层新大楼的使用，西院区总建筑面积增至4.7万余平方米，开设的专业科室达到21个，床位达到750张。目前，武汉市普爱医院正在建设"国家医疗卫生服务中心骨科大楼"，大楼建成后骨科床位将扩增至500~600张。表5-1列出了武汉市普爱医院（西院区）改革前后业务量情况。

表5-1 　　　　武汉市普爱医院（西院区）改革前后业务量统计表

项　　目	改革前一年	改革当年	改革后一年	2013年
门诊量（人次）	52378	55993	114735	557810
急诊量（人次）	9986	10726	15515	45937
出院人数（人）	2365	2374	6681	30475
病床使用率（%）	51.1	50.5	73.9	103.3
出院者平均住院日（日）	10.5	10.3	11.1	10.7
住院手术人次（人次）	405	444	1883	7651

图5-20显示武汉市普爱医院西院区经过改革之后，其病床使用率呈不断上升趋势，说明该医院病床利用效率越来越高。

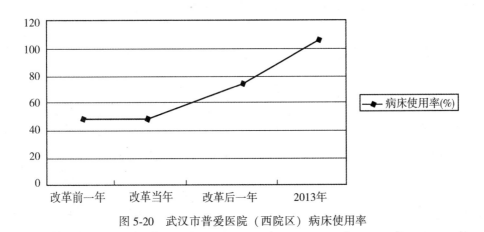

图5-20　武汉市普爱医院（西院区）病床使用率

图5-21显示，武汉市普爱医院西院区改革前后患者平均住院日变化不大，除改革后一年比改革当年略有提高以外，其他几年均保持在10.5天左右，总体较为稳定，说明该医院医疗技术水平较高。

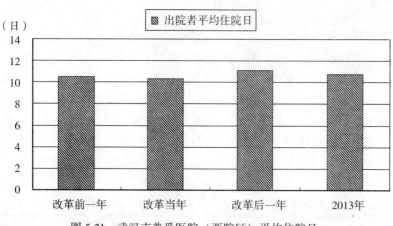

图 5-21　武汉市普爱医院（西院区）平均住院日

2）武汉市第三医院（武汉市第三医院、原武汉市第十二医院/关山医院）

　　根据医院实际，精心规划年度发展计划，明确工作目标任务，责任分工落实到人，加大质量考核力度，进一步转变服务理念和服务模式，注重干部职工综合素质教育，切实优化服务流程，提高工作效率，使医院的管理科学化、制度化。全院各项工作紧密围绕"以病人为中心，以提高医疗服务质量为主题"，提高医疗服务质量，注重内涵建设，促使医院综合实力不断提高。2013 年，医院门诊量、住院人次、医疗业务收入等各项指标较去年同期有大增长，显示出医院良好的发展势头。表 5-2 列出了武汉市第三医院（关山院区）改革前后业务量情况。

表 5-2　　　　　武汉市第三医院（关山院区）改革前后业务量统计表

项　　目	改革前一年	改革当年	改革后一年	2013 年
门诊量（人）	115771	96928	99970	105599
急诊量（人）	21605	19629	22056	36941
出院人数（人）	3564	3251	3303	6074
病床使用率（%）	43.5	39.8	41.1	74.4
出院者平均住院日（日）	9.1	9	9	8.9
住院手术人次数（人）	1043	900	968	1107

　　图 5-22 显示，武汉市第三医院（关山院区）经过改革之后，其病床使用率呈不断上升趋势，说明该医院病床利用效率越来越高。

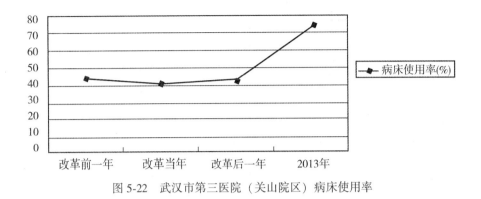

图 5-22　武汉市第三医院（关山院区）病床使用率

图 5-23 显示，武汉市第三医院（关山院区）改革前后患者平均住院日呈减少趋势，说明医院降低了无效和低效住院日，其医疗技术水平和管理水平有所提升。

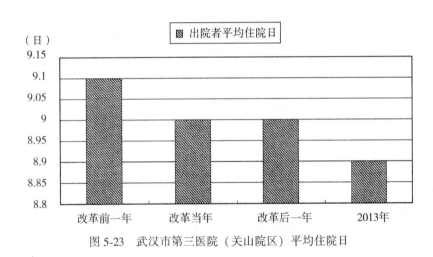

图 5-23　武汉市第三医院（关山院区）平均住院日

图 5-24 显示，武汉市第三医院（关山院区）改革前一年到改革后一年收入逐年下降，而改革后一年指 2013 年收入逐步回升，且有较大幅度的增长。说明改革过程中，因为涉及资产重组的问题，因此收入较为不稳定，但是实施改革后，医院的发展逐步好转，收入有明显的增加。

3）华中科技大学协和医院（华中科技大学协和医院、原东风汽车公司神龙医院）

2013 年，完成门诊量 60.95 万人次，同比增长 16.01%；出院 10862 人次，同比增长 25.54%；手术 5187 台次，同比增长 35.07%；病床使用率 114.75%，同比增长 22.21%；病床周转次数 48.06，同比增长 24.41%；平均住院日为 8.67 天，同比降低 0.46%。住院和门诊药占比分别控制在 40% 和 51%。抗菌药物使用率达到国家标准。实现业务收入 2.17 亿元，同比增长 37.34%。表 5-3 列出了华中科技大学协和医院（西院区）改革前后业务量情况。

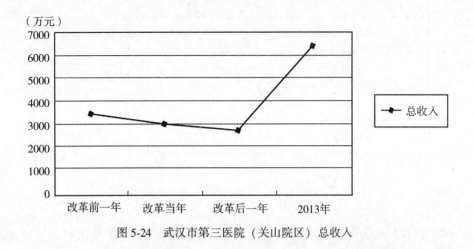

图 5-24　武汉市第三医院（关山院区）总收入

表 5-3　　　　　　华中科技大学协和医院（西院区）改革前后业务量统计表

项　　目	改革前一年	改革当年	改革后一年	2013 年
门诊量（人）	245705	306871	306252	451624
急诊量（人）	66037	82165	82594	127938
出院人数（人）	4403	5383	6914	10864
病床使用率（%）	61.6	79.6	74.9	114.75
出院者平均住院日（日）	7.4	7.9	8.3	8.67
住院手术人次（人次）	1438	1992	3244	4237

图 5-25 显示，华中科技大学协和医院（西院区）病床使用率呈现不断上升的趋势，说明该院区病床利用效率越来越高。

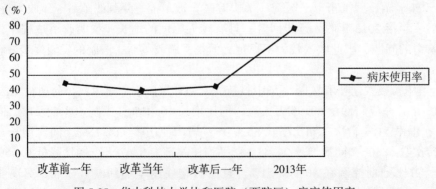

图 5-25　华中科技大学协和医院（西院区）病床使用率

图 5-26 显示，华中科技大学协和医院（西院区）平均住院日从改革前一年开始，先后经历了先下降，再上涨，到 2013 年再次下降的过程。这说明医院在进行改革的过程中，不断探索医院的管理方式，不断创新医院的技术水平。在探索过程中不断调整管理模式，提高管理效率。

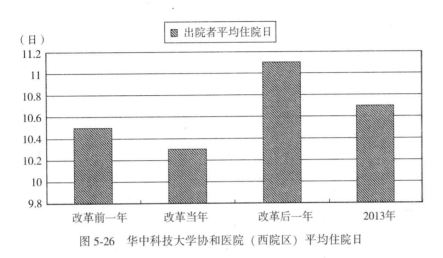

图 5-26 华中科技大学协和医院（西院区）平均住院日

2. B 组（委托管理模式）

1）华中科技大学同济医院托管咸宁市中心医院

2010 年，咸宁市中心医院业务收入为 1.2 亿元，门诊量 15 万人次，专员 17886 人次，手术 4766 台次；2013 年，业务收入 4.07 亿元，门诊 33 万人次，住院 3.12 万人次，手术 8232 台次。2013 年与 2010 年相比：业务量增长 242%，门诊量增长 93.3%，住院量增长 62.4%，手术量增长 72.7%。表 5-4 列出了咸宁市中心医院改革前后业务量情况。

表 5-4　　　　　　　　　咸宁市中心医院改革前后业务量统计表

项　　目	改革前一年	改革当年	改革后一年	2013 年
门诊量（人）	164551	207584	276862	329325
急诊量（人）	10403	21340	30441	40280
出院人数（人）	19521	24569	29656	32262
病床使用率（%）	96.5	93.7	108	114.8
出院者平均住院日（日）	8.9	10.2	10.5	10.7
住院手术人次（人次）	5209	6378	7689	8953

图 5-27 显示，咸宁市中心医院经过改革之后，其病床使用率呈不断上升趋势，说明该医院病床利用效率越来越高。

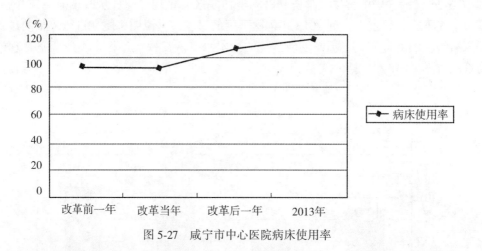

图 5-27　咸宁市中心医院病床使用率

图 5-28 显示，咸宁市中心医院改革前后患者平均住院日呈增长趋势，说明经过此次改革，该医院业务量有所增长。

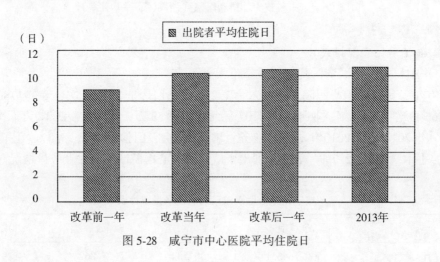

图 5-28　咸宁市中心医院平均住院日

图 5-29 显示，自改革以来，该医院总收入逐年增长。说明该医院在改革过程中，获得了经济效益。

2) 武汉大学人民医院托管汉川市人民医院

搬迁以前，旧院编制床位 385 张，实际开放床位 572 张，日入院病人收治峰值达 835 人次；搬迁以后，新院编制床位 1200 张，实际开放床位 1250 张，日均收治入院病人 1000 人次，峰值达到 1180 人次。2013 年 4 月至 10 月，门诊人次增长 49.3%，住院人次增长 26.2%，业务收入 2.07 亿元，同比增长 44.8%。表 5-5 列出了汉川市人民医院改革前后业务量情况。

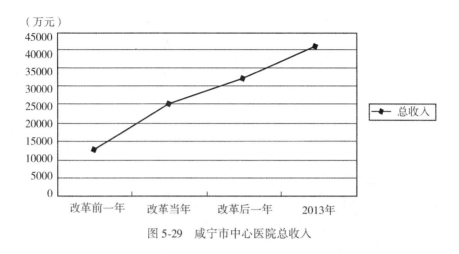

图 5-29 咸宁市中心医院总收入

表 5-5   **汉川市人民医院改革前后业务量统计表**

项　目	改革前一年	改革当年	改革后一年
门诊量（人）	292986	309843	351453
急诊量（人）	10189	10504	12460
出院人数（人）	27971	32760	37575
病床使用率（%）	101.3	111	124
出院者平均住院日（日）	7.1	7.2	7.1
住院手术人次（人次）	6327	6570	9879

图 5-30 显示，汉川市人民医院经过改革之后，其病床使用率呈不断上升趋势，说明该医院病床利用效率越来越高。

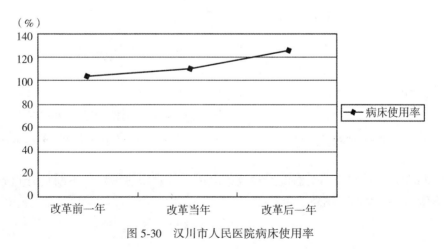

图 5-30 汉川市人民医院病床使用率

图 5-31 显示，汉川市人民医院改革后患者平均住院日较之于改革当年呈减少趋势，说明医院医疗技术水平和管理水平有所提升，降低了无效和低效住院日。

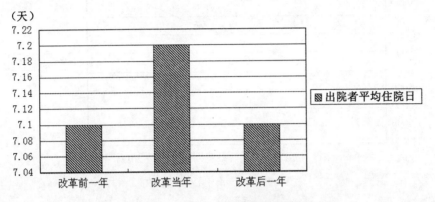

图 5-31　汉川市人民医院平均住院日

图 5-32 显示，汉川市人民医院改革后医院总收入逐年增加，说明医院在改革过程中获得了经济效益。

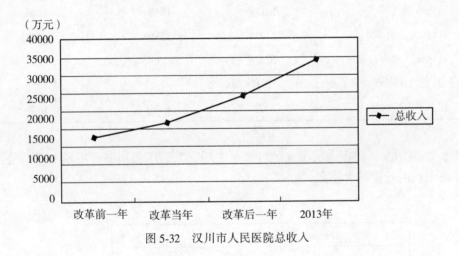

图 5-32　汉川市人民医院总收入

3）武汉市亚洲心脏病医院托管武汉市第七医院

2013 年 1 月至 11 月，武汉市第七医院门、急诊量由 2012 年的 223837 人次增加到 229755 人次，增长率为 2.64%；住院量由 2012 年的 5198 人次增长为 6094 人次，增长率为 17.24%。见表 5-6。

图 5-33 显示，武汉市第七医院经过改革之后，其病床使用率呈不断上升趋势，说明该医院病床利用效率越来越高。

表 5-6 武汉市第七医院改革前后业务量统计表

项　目	改革前一年	改革当年	改革后一年	2013 年
门诊量（人）	200243	207418	243401	248591
急诊量（人）	7908	10944	18775	21266
出院人数（人）	3885	4323	5739	6782
病床使用率（%）	45.2	61.5	71.25	72.8
出院者平均住院日（日）	12.47	13.31	11.25	10
住院手术人次（人次）	677	723	882	867

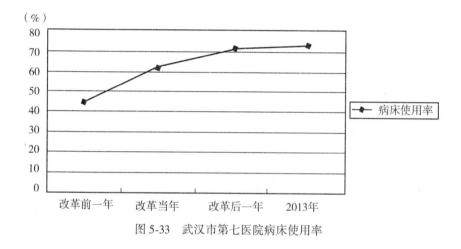

图 5-33　武汉市第七医院病床使用率

图 5-34 显示，武汉市第七医院自改革当年起，患者平均住院日不断下降，说明医院降低了无效和低效住院日，其医疗技术水平和管理水平有所提升。

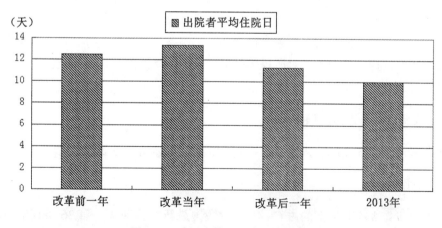

图 5-34　武汉市第七医院平均住院日

图 5-35 显示，武汉市第七医院改革之后，其总收入逐年增长，说明该医院在改革过程中获得了经济效益。

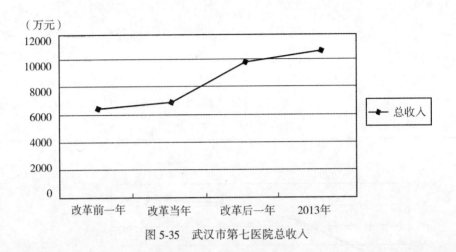

图 5-35　武汉市第七医院总收入

综上所述，武汉市第三医院关山院区、汉川市人民医院及武汉市第七医院改革后，患者平均住院日呈现出下降趋势，而武汉市普爱医院西院区、咸宁市中心医院其患者平均住院日总体保持稳定，同时，改革后各医院病床使用率呈不断上升趋势。这一情况说明实施重组及委托管理模式的各家医院普遍降低了无效和低效住院日，医疗技术水平有所提升，管理效益有所提高。同时，从现有数据来看，实施改革的各家医院其总收入均有所提高，说明在改革过程中，各家医院都获得了经济效益。

五、被调查医院医务人员反应性与满意度分析

21 世纪科技与人才将是赢得医院竞争优势的关键，现代医院的核心竞争力是人力资源的竞争力。西方国家大量的研究表明：医务人员的满意度与患者的满意度直接相关，较低的医务人员满意度可能导致医疗服务效率低下、服务质量受影响等，从而影响医疗服务系统整体功能的发挥，影响患者对所提供的医疗服务的满意度，进而影响医院的社会效益和经济效益。

（一）被调查医务人员人口学特征

本次调研调查了 3 家医院，医务人员共 140 人，具体情况见表 5-7～表 5-9。

（二）工作时间

医务人员工作 8 小时以上的占 67.4%，而我国最新《劳动法》第 36 条规定劳动者每日工作时间不超过八小时、平均每周工作时间不超过四十四小时，可见医务人员高强度的工作特点。

表 5-7   被调查医务人员人口学特征

项 目		百分比（%）
性别	男	37.6
	女	62.4
	合计	100.0
年龄分组	30 岁以内	27.7
	30~40 岁	43.2
	40 岁以上	29.1
	合计	100.0
婚姻状况	未婚	19.9
	已婚	78.0
	离异	1.4
	丧偶	0.7
	合计	100.0

表 5-8   被调查医务人员基本特征

项 目		百分比（%）
职业	医生	58.2%
	护士	41.8%
	合计	100.0%
职称	初级	36.2%
	中级	36.9%
	副高	14.2%
	高级	8.5%
	无职称	4.2%
	合计	100.0%
最终学历	中专	1.0%
	大专	23.4%
	本科	62.7%
	硕士研究生	12.8%
	博士研究生	0.1%
	合计	100.0%

表 5-9　　　　　　　　　　　　被调查医务人员从事工作年限

项　目	工作年限	百分比（%）
参加工作 年限	10 年以下	47.6%
	10~20 年	26.9%
	20 年以上	25.5%
	合计	100.0%
本单位工作 年限	10 年以下	58.2%
	10~20 年	24.8%
	20 年以上	17.0%
	合计	100.0%

从表 5-10 和表 5-11 可以看出，医生工作时间在 8 小时以上的超过了 80%，而护士工作时间在 8 小时以上的则约为 50%，说明医生的工作强度比护士大。

表 5-10　　　　　　　　　　　被调查医务人员工作时间

	8 小时以下	9 到 10 小时	11 到 12 小时	12 小时以上	合计
门诊	42.9%	47.6%	0%	9.5%	100%
病房	28.6%	44.8%	18.1%	8.5%	100%
其他	50.0%	33.3%	8.3%	8.4%	100%
合计	32.6%	44.2%	14.5%	8.7%	100%

表 5-11　　　　　　　　　　不同职业医务人员工作时间　　　　　　　　　（%）

项　目	医生	护士	合计
8 小时以下	19.8	50.9	33.2
9 到 10 小时	44.4	43.9	44.1
11 到 12 小时	22.2	3.5	14.2
12 小时以上	13.6	1.7	8.5
合计	100.0	100.0	100.0

（三）工作满意度

1. 总体情况

总体来看，医务人员对工作表示满意，或者非常满意的比例达 55%，有 10.0% 的医务人员对工作不满意，且有 2.5% 的医务人员对工作非常不满意。见表 5-12。

表 5-12   医务人员工作满意度总体情况

项　目		百分比（％）
医务人员工作满意度	非常满意	10.0
	满意	45.0
	一般	32.5
	不满意	10.0
	非常不满意	2.5
	合计	100.0

2. 不同年龄组的工作满意度

如表 5-13 所示，各年龄组对工作的满意度中，满意的均占大部分，30 岁及以下年龄组和 30 至 40 岁年龄组认为非常满意或满意的比例比较高。总体看来，各年龄组中一半左右的职工对工作满意度比较高。

表 5-13   不同年龄组医务人员对目前工作的满意情况   （％）

项　目		30 岁以下	30~40 岁	40 岁以上	合计
工作满意度	非常满意	5.3	6.7	12.7	10.0
	满意	71.1	31.7	49.1	45.0
	一般	10.5	37.7	16.4	32.5
	不满意	13.1	22.2	14.5	10.0
	非常不满意	0	1.7	7.3	2.5
	合计	100.0	100.0	100.0	100.0

3. 不同职业医务人员的工作满意度

如表 5-14 所示，从职业来看，对工作满意及以上的比例医生为 43.9%，护士为 69.6%，医生的满意度低于护士。

表 5-14   不同职业医务人员的满意度   （％）

项　目		医生	护士	合计
工作满意度	非常满意	7.3	7.1	10.0
	满意	36.6	62.5	45.0
	一般	35.4	19.6	32.5
	不满意	18.3	10.8	10.0
	非常不满意	2.4	0	2.5
	合计	100.0	100.0	100.0

4. 不同学历医务人员的工作满意度

如表 5-15 所示，从职称上来看，对工作的满意程度在满意及以上的比例，副高级职称者最低为40.0%，其次是高级职称者，为44.4%，无职称最高，为66.7%。整体上看，职称不同，对工作满意度差异分布具有显著意义（$P<0.05$）。

表5-15 　　　　　　　　　　不同职称医务人员工作满意度 　　　　　　　　　　（%）

项 目		初级	中级	副高级	高级	无职称	合计
工作满意度	非常满意	6.1	9.8	5.0	0	16.7	10.0
	满意	55.1	45.1	35.0	44.4	50.0	45.0
	一般	24.5	27.5	40.0	44.4	0	32.5
	不满意	12.3	15.6	20.0	11.2	33.3	10.0
	非常不满意	2.0	2.0	0	0.0	0	2.5
	合计	100.0	100.0	100.0	100.0	100.0	100.0

（四）生活和工作压力

1. 总体情况

从表5-16~表5-18可以看出，被调查医院医务人员生活压力和工作压力总体来说较大，其中生活压力较大及以上的比例为59.9%，工作压力较大及以上的比例为72.9%。

表5-16 　　　　　　　　　医务人员生活压力总体情况

项 目		n	比例（%）
生活压力	没有压力	4	2.9
	有一点压力	26	18.6
	一般	26	18.6
	压力较大	62	44.3
	压力很大	22	15.6
	合计	140	100.0

表5-17 　　　　　　　　　医务人员工作压力总体情况

项 目		n	比例（%）
工作压力	没有压力	0	0
	有一点压力	17	12.1
	一般	21	15.0
	压力较大	69	49.3
	压力很大	33	23.6
	合计	140	100.0

表 5-18 调查医院医务人员对绩效考核压力反应情况

项　目		比例（%）
绩效考核压力	没有压力	5.2
	有一点压力	27.4
	一般	22.2
	压力较大	30.4
	压力很大	14.8
	合计	100.0

从图 5-36 可以看出，工作强度大是调查医院医务人员感受到工作压力的最主要原因，占 38%，与前文所述关于医务人员工作时间相呼应，其次是职业风险高和患者期望值高，二者所占比例分别为 24% 和 18%，体现出医务人员风险高的职业特点。

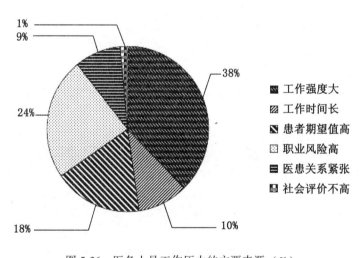

图 5-36　医务人员工作压力的主要来源（%）

2. 不同年龄组医务人员生活和工作的压力

各年龄组工作压力中，40 岁以上医务人员感觉工作压力较大及以上的比例为 67.5%，30~40 岁组工作压力较大及以上的比例为 79.6%，30 岁以下感觉工作压力较大及以上的比例为 65.0%。在生活压力上较大及以上的比例最高的也在 30~40 岁组，为 68.4%。30~40 岁的青壮年由于工作上面临晋升，家庭上面临赡养老人、养育子女等问题，生活压力和工作压力都很大。见表 5-19、表 5-20。

表 5-19 不同年龄组医务人员工作压力 （%）

项 目		30 岁以下	30~40 岁	40 岁以上	合计
工作压力	没有压力	0	0	0	0
	有一点压力	15	8.5	17.5	12.1
	一般	20	11.9	15.0	15.0
	压力较大	45	49.2	52.5	49.3
	压力很大	20	30.4	15.0	23.6
	合计	100.0	100.0	100.0	100.0

表 5-20 不同年龄组医务人员生活压力 （%）

项 目		30 岁以下	30~40 岁	40 岁以上	合计
生活压力	没有压力	1.4	1.7	12.7	2.9
	有一点压力	6.4	13.6	16.4	18.6
	一般	6.4	16.9	9.1	18.6
	压力较大	10	43.4	45.9	44.3
	压力很大	75.8	25.0	15.9	15.6
	合计	100.0	100.0	100.0	100.0

3. 不同职称医务人员生活和工作压力

从职称方面来看，生活压力中，中级职称医务人员感觉压力比较大及以上的比例最大（为62.5%），高级职称医务人员比例最小（46.7%）。工作压力中，高级职称医务人员感觉压力比较大及以上的比例最大（88.9%），其次是初级职称医务人员（74.6%），最低的是无职称医务人员（66.7%）。见表5-21、表5-22。

表 5-21 不同职称医务人员生活压力 （%）

项 目		初级	中级	副高级	高级	无职称	合计
生活压力	没有压力	3.9	0	5.0	0	16.7	2.9
	有一点压力	17.4	20.1	15.0	22.2	16.7	18.6
	一般	20.1	17.4	25.0	11.1	16.7	18.6
	压力较大	41.2	45.1	45.0	46.7	33.2	44.3
	压力很大	17.4	17.4	10.0	0	16.7	15.6
	合计	100.0	100.0	100.0	100.0	100.0	100.0

表 5-22   不同职称医务人员工作压力   （％）

项　目		初级	中级	副高级	高级	无职称	合计
生活压力	没有压力	0	0	0	0	0	0
	有一点压力	7.8	17.6	20.0	0	0	12.1
	一般	17.6	11.8	15.0	11.1	33.3	15.0
	压力较大	49.0	43.1	50.0	77.8	66.7	49.3
	压力很大	25.6	27.5	15.0	11.1	0	23.6
	合计	100.0	100.0	100.0	100.0	100.0	100.0

六、患者体验分析

本次调查研究在咸宁市中心医院、汉川市人民医院以及武汉市第七医院共 3 家被调查医院采用随机偶遇法对 9 名当时正在就医的患者进行了调查访谈，了解患者在该家医院的就医体验以及该医院与其他就诊过、非改革医院的区别。被调查的 9 名患者中有 5 名女性、4 名男性，平均年龄 44 岁。以下列举较为典型的案例进行分析：

张女士，52 岁，初中文化，丈夫在咸宁市中心医院肿瘤科就诊。张女士的丈夫在咸宁市中心医院肿瘤科就诊，治疗周期长，属于长时间住院患者。张女士身为患者家属，在接受采访时说，咸宁市中心医院的服务态度很好，每次有什么需要，只要跟医务人员说一声，基本上都能给予及时解决。对于家属不清楚的地方，医务人员也能够给予耐心、细致的解答和帮助。尤其是一位姓王的医生，对患者的照顾更是无微不至，在患者和其家属心中是最好的医生。患者曾经在武警医院就诊，虽然那边的服务态度也很好，但是感觉和咸宁市中心医院相比还是有一定的差距。武警医院由于病人太多，护士太忙碌，难免会照顾不周，所以还是觉得咸宁市中心医院更让患者及其家属感到贴心和放心。

王先生，30 岁，大专文化，在咸宁市中心医院脊柱关节外科就诊。王先生在接受采访时说，咸宁市中心医院的服务质量和服务态度都很好。尤其是该医院的护士，每当患者有不清楚的地方需要咨询，她们总能很热情地解答。如果患者有什么问题或者是有什么需要，也能在第一时间予以解决。

李女士，42 岁，初中文化，丈夫在汉川市人民医院肿瘤内科就诊。李女士在接受采访时谈到，汉川市人民医院对患者进行了无微不至的关照。患者之前曾在协和医院就诊，由于病情严重，患者几乎已经放弃了生存的希望。自从到了汉川市人民医院以后，在医务人员的悉心照料下，患者的精神状况有了很大好转，病情也有所缓和，每一天都有新的变化，这使得患者及其家属又重新燃起了希望。

何女士，78 岁，小学文化，在武汉市第七医院骨科就诊。患者认为武汉市第七医院的服务态度和服务质量都很好。患者每次生病都会在这家医院就诊，因为自己年龄大了行动不方便，这些护士会亲自扶患者起来，还会帮患者清理大小便。有时候自己的儿子因为工作忙没法陪同患者前来就诊，这些护士也会亲自引导患者，陪同其就医。有一次，患者在住院期间恰逢生日，医院还为患者准备了长寿面。患者表示很多自己的儿女都没法做到的事情，这边的护士都能做到，她们不仅把照顾病人当做自己的一份责任，更是把病人当做自己的亲人一样照顾，让病人感受到了温暖。

王女士，22岁，小学文化，在武汉市第七医院产科就诊。王女士认为武汉市第七医院的服务态度和服务质量相当好。王女士曾在省人民医院就诊，但是由于省人民医院患者众多，身为一名孕妇，其身体状况不允许其长时间排队等候。经社区医生介绍之后来到了武汉市第七医院，王女士觉得该医院不仅医务人员的服务态度良好，而且医院内部就医环境良好，尤其是被子和床铺，既整洁又舒适，没有一丝污渍。王女士称，感谢武汉市第七医院帮助她顺利产下了一名健康的宝宝。

评述：根据9名患者的反应性来看，大多数的患者对改革后的医院持肯定态度，这些患者认为，医务人员对患者态度良好，对其提出的一些问题能够耐心解答，对其提出的需求也能尽量满足。一些长期在医院就医的患者认为，医院经过改革后，医护人员的服务意识增强，服务态度更好。此外，由于进行改革后，医院建起了新大楼，规模变大，硬件设施焕然一新，整体就医环境也变得更加干净、整洁。多数患者认为，经过改革后的医院和其他一些大医院相比，其服务质量和服务态度更好。但是也有极个别患者认为，虽然医院的服务态度和服务质量不错，但是和武汉市其他大医院相比还是稍逊一筹。

七、改革中的困难及措施

(一) 改革中遇到的困难

在改革的过程中，无论是实施重组模式还是委托管理模式的公立医院，都会遇到以下几个方面的问题：

1. 人才方面

在医院进行改革的过程中，一方面，由于急需大量中高层人才，难以在短时间内补足。另一方面，我国的事业单位编制是由省级管理，行政编制是由中央统一管理，编制总量是固定的，在改革推进过程中，编制紧缺的问题突出。由于医疗机构内的人事权并不完全归属医院管理者所掌握，落实医院用人自主权的推进存在困难，因此，医院很难吸引并留住有用的人才。例如，咸宁市中心医院在改革的过程中虽然存在空编的现象，但是由于其人事权并不完全归属于医院所有，一方面，医院在招聘员工方面存在一定的困难，很多前来招聘的学生由于无法获得编制而选择放弃该医院的工作；另一方面，由于编制涉及财政拨款，和医院在编人员相比，无编制的工作人员归属感、尊严感和安全感缺失，容易导致人才流失。

2. 财务方面

进行改革的过程中，由于两院区之间存在医疗规模、技术力量等方面的差异，在进行核算和分配的过程中，可能会导致职工的收入有所不同。比如武汉市第三医院关山院区，由于其发展程度和首义院区相比还是存在一定距离，相比之下该院区的业务收入较低，这样容易造成两院区员工之间的攀比心理，加重弱势院区职工的不平衡心态。此外，在进行改革的过程中，在产权结构上存在一定的问题。以武汉市亚洲心脏病医院为例，该医院在对武汉市第七医院实施托管的过程中，涉及财务投入，但是由于武汉市第七医院保持全民所有制性质不变，其产权结构不清晰，因此导致了投资者信心不足。

3. 文化方面

由于在进行合并或是委托管理之前，两院医院文化存在一定的差异，因此，两院进行合并或者是一方对另一方进行委托管理时，必然会导致医院不同文化间的激烈碰撞，对医院的建设和发展易产生不和谐、不稳定的因素。同时，无论是进行合并还是进行委托管理，原本实力较弱的一方的工作人员会感到不理解，认为医院是被另一方吞并了，会产生一定程度的排斥心理。例如，武汉大学人民医院在对汉川市人民医院进行托管的过程中，由于实行上派下挂的政策，由武汉大学人民医院下派工作人员和管理人员，汉川市人民医院的职工和部分管理者的职位会产生一定的变化，这可能会导致部分工作人员心态上产生不平衡感。

（二）改革中采取的措施

1. 医院文化整合

医院在进行改革的过程中，首先要从转变员工观念着手，弘扬高尚的医院文化，并针对委托管理和重组这两种做法进行宣传，收集职工的意见，进行充分的沟通和交流。加强自上而下的医院文化理念沟通，从医院领导班子开始，再到中层干部，最后到基层职工，逐级沟通，一级对一级负责，确保全院职工对新医院文化理念的认同。在沟通过程中，明确告知员工医院进行改革的原因、方式以及将来可能会对个人产生的影响，将员工作为改革的参与者和创造未来的伙伴，形成包容两家医院文化的多元共生理念，这样既能避免产生"一方压倒另一方"的冲突型观念，也避免了弱势单位狭隘的自我保护意识。

2. 大力实施人才兴院

借助改革机遇，医院制定了人才引进培养的一系列政策文件，筑巢引凤，不断创新人才培养机制，引进高端人才，培养年轻英才。通过实行上派下挂或是聘请专家的方式，一方面，医院选派优秀骨干进行学习进修，激励、提高年轻医务人员学习的自觉性和主动性，培养了一批有志向能力、适应医院学科发展的优秀青年俊才；另一方面，医院引进了高端人才，加强了医院的技术水平。此外，医院进行人事制度改革，充分体现了多劳多得、优劳多得的原则，充分调动了广大职工的积极性。

3. 加强重点专科建设

重点专科是医院的立院基础，只有树立自己的品牌，医院才能有更好的发展。各家医院在改革过程中，集中全院优势资源，重点提升临床重点专科的学科建设，科研创新和人才培养水平，力求打造出具有较大影响力的特色专科，并带动医院其他学科的发展，以提升医院整体核心竞争力。

4. 加强内涵建设

医院内涵建设，是医院管理的核心。实施改革的各家医院一直重视医院内涵管理与建设，紧紧抓住医疗质量这个医院生存与发展的核心，严格进行医疗质量、服务质量、服务价格、就医环境的管理，强化内功，以医疗质量、医疗安全、医疗费用为切入点，对照相关标准，坚持"以病人为中心"的服务理念，并将该理念融入到每一个工作环节中，通过各种考核制度提高人员素质，充分利用全院信息化管理平台，加大监管力度，切实保障医疗安全，不断提高医院的医疗水平、服务水平和管理水平。

八、改革后的成果与发展

（一）医院管理方式日益先进，逐步建立现代医院管理模式

改革以来，各医院以规范管理、提升效能为目标，建立健全了相关规章制度，使决策更加科学、民主，管理更加程序化、规范化。以核心制度和临床路径为抓手，重点加强了执行情况考核，使员工医疗安全意识进一步增强，医疗服务质量进一步提高。总体而言，其管理方式日益先进，通过引进各种先进的管理理念，逐步建立起现代医院管理模式。

（二）学科建设取得长足进展

医院实施改革以后，充分借助实力较强的几家医院的品牌和综合优势，通过不断推进理念、技术深度融合，实现以大带小、以强扶弱，学科建设成效明显。通过人员整合，对医院学科人才队伍的培养、综合素质的提升和学科实力的增强起到了直接的带动作用。

（三）业务指标保持稳步增长

实施改革以前，多家医院曾出现了经营困难的局面。而实施改革以后，医院的编制床位、实际开放床位、门诊人次及住院人次均有明显的增长。各医院的业务量和业务收入与改革之前相比均有较大的进步，职工收入实现同步提高。如图 5-37、图 5-38 所示。

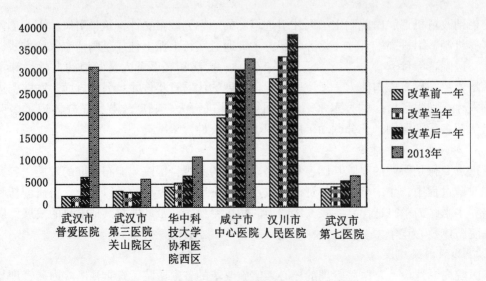

图 5-37　被调查医院改革前后出院人数比较图

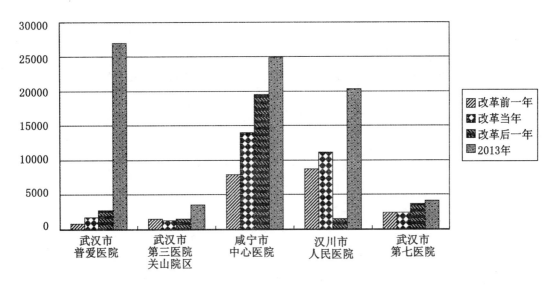

图 5-38　被调查医院改革前后医疗收入比较图

（四）社会效益日趋明显体现

实施改革以来，各家医院辐射范围进一步扩展，不断发挥医院优势，开展各项义诊活动，同时对基层各医院开展帮扶工作。在实现经济效益的同时，体现了一定的社会效益。例如，华中科技大学协和医院西院区与东风携手共同参与"万名干部进万乡入万户"活动，西区派出 20 余人的专家队伍，携带了价值万余元的常用药物，应邀前往黄冈市团风县总陆咀镇上畈村开展"洁万家、送健康"的大型义诊活动，为村民免费送医送药送健康，此项活动被多个媒体争相报道，获得政府及群众一致好评。同时，采取阵地式宣传策略，积极拓展医疗市场，结合西区实际，制订下发《2013 年健康宣教巡讲活动实施方案》，组建了"协和西区健康宣讲团"，由 16 位本部及西区的专家教授组成，涉及 14 个专业，在 2013 年 1—11 月巡讲 13 场，受益人群达 18000 人。配合宣讲活动，同步组织各类大型义诊 14 场次，地点延伸至武昌、汉南、蔡甸、军山、十堰等。通过进入社区、工厂开展健康教育和健康咨询等形式多样的健康传播知识，广泛宣传医疗新技术、新业务和协和医院专家团队。

第六章 武汉市重组与委托管理式
医院改革总结与思考

一、改革模式总结

(一) 重组模式

公立医院重组,是指公立医院在当今竞争愈加激烈的医疗市场上,通过调整组织结构,以促进公立医院的发展,保持活力,增强竞争优势。对于实施重组的医而言,其最直接的表现形式在于,改革前各家医院分别具有独立的法人地位,而经过重组后,各家医院即成为一个法人主体;改革前各家医院采用的是完全不同的领导班子,实施重组后则采用一套领导班子对医院进行统一领导。

1. 管理体制

在实施重组的各家医院中,部分医院的管理体制发生了一定的变化。具体表现为,实施改革前后,个别医院的所属范围出现了一定的改变。

例如:武汉市普爱医院(原武汉市第四医院、原武汉市第十医院),在实施改革之前,原武汉市第四医院为一家市属医院,而原武汉市第十医院为一家区属医院,两家医院各有一套领导班子对医院分别进行管理;实施改革之后,两家医院实现了重组,成为了一家医院,由一个领导班子对医院进行统一的领导和管理,而原武汉市第十医院由一家区属医院变为一家市属医院。

又如原武汉市第十二医院/关山医院,在改革前是洪山区区属中心医院,经过改革之后,与武汉市第三医院重组,成为一家市属医院。原东风汽车公司神龙医院是一家国有企业医院,在经过改革之后,和华中科技大学协和医院重组,成为一家由卫生部直属的医院。

2. 运行机制

在运行机制方面,实施重组的各家医院在人、财、物等方面往往采取统一调配的方式。首先,在人事方面对编制进行了统一,其次,通过对重组后不同院区间的人才进行统一调配,以加强各院区间的人才交流。在财务和资产方面,不同院区间一般采取统一管理的模式,其资产权属由曾经分属两家医院转变为属合并后的一家医院所有。

例如,武汉市第三医院和原武汉市第十二医院重组为武汉市第三医院后,原武汉市第十二医院所有的在职在编人员由区编制转为市属单位人事编制,对编制进行了统一管理。在人事方面,两院区之间不断进行人员交流,一方面加强光谷关山院区(原武汉市第十二医院）业务人员的培训学习，另一方面从首义院区选派骨干专家组和部分行政人员到光谷关山院区，以提高关山院区的管理能力和业务水平。在财务和分配方面，两院区建设资金等大额投资由医院统一筹措，并在分配制度上实行统一分配。此外，合并重组后，对光谷关山院区进行固定资产的清算与转移，债权债务统一转为武汉市第三医院。

3. 所有制

在所有制方面，实施重组的各家医院大部分保持医院的性质及功能不变，具体表现为：实施重组的各家医院依旧保持其公立医院的性质，保持全民所有制性质不变。

例如，华中科技大学协和医院对原东风汽车公司神龙医院进行重组，原东风汽车公司神龙医院在改革之前是一所企业医院，由于该企业为国有企业，因此原东风汽车公司神龙医院为国家所有。实施改革后，该医院由一家企业医院变为一家公立医院，其所有制仍未发生改变。

（二）委托管理模式

所谓"委托管理"，即委托经营管理，是指一家医院依据相关的法律法规，将其经营管理权交给综合实力较强、能够承受一定程度风险的医院对其进行有偿管理和经营。

对于实施委托管理式的医院而言，改革之前两家医院采用的是不同的领导班子，改革之后在保持医院性质及功能不变的前提下，由托管方向被托管方派出管理团队，对其进行全方位的领导。实施委托管理模式的各家医院在人、财、物方面采取的主要方式是：托管方向被托管方派驻管理团队，将其先进的管理理念和管理方式植入被托管方。被托管方的工作人员身份保持不变，资产权属保持不变，其独立法人地位也保持不变，但是在管理方式、科室设置等方面均采用托管方的先进方式，以加强被托管方的管理水平。而在所有制方面，实施委托管理的医院中，被托管的一方依旧保持其全民所有制性质及功能不变。

例如，武汉大学人民医院托管汉川市人民医院，汉川市人民医院借助托管机遇，实行人员上派下挂。先后派出 10 位职能科室主任、4 位业务科室主任、37 人次护士长到武汉大学人民医院对口学习进修，选择适合自身发展的技术项目进行重点扶持，并在部分领域形成技术特色和学科优势。在人事方面，其职能、相关规章制度、考核方式等都尽量向武汉大学人民医院靠拢。在财务方面，其布局、科室的安排等均与武汉大学人民医院保持一致。

又如，武汉市亚洲心脏病医院托管武汉市第七医院，武汉市亚洲心脏病医院是一家民营性质的医院，对武汉市第七医院这所公立医院进行托管后，武汉市第七医院并没有因为被民营医院托管而改变其原有的公有性质，依旧保持了其全民所有制的性质。

但是，值得注意的是，在实施委托管理模式的医院中，托管方是不需要对被托管方予以一定的资金支持的。然而，武汉市亚洲心脏病医院在改革过程中，实际上是希望能够对武汉市第七医院予以经济上的支持以进一步推动改革和促进改革效果，但是由于武汉市第七医院的公立医院性质，因此在投资的过程中可能会出现产权不清晰的情况，进而导致投资者的信心不足。

二、改革的经验与新举措

(一) 得到了各级政府的重视和支持,保障改革工作顺利进行

实施公立医院改革以来,各级政府部门均对此项工作予以高度重视与大力支持。武汉市卫计委作为业务主管部门,在出台一系列相关政策时,充分考虑了重组及委托管理式改革方式的特殊性,勇于创新,在改革前对医院进行指导,在改革过程中对医院给予相应的帮助,在改革后对医院进行政策上的支持,使得各家医院积极稳步地推进改革工作。

(二) 对资源进行合理整合,优化资源配置

对不同的医院实施重组或委托管理改革模式,其实质是对武汉市以及武汉市周边地区的医疗资源进行科学、合理的整合,是进一步优化资源配置的需要。由于我国多数优质医疗资源集中在大、中城市,农村或边远地区很少,在城市中,优质医疗资源又主要集中在大医院,总体而言,我国医疗卫生资源不足且分布不够合理。通过对上述医院进行重组或委托管理,加速了医院集团化发展,医疗资源得到了科学、合理的整合,增加了各家医院的服务项目,扩大了各家医院的辐射范围,进一步方便了百姓看病就医。

(三) 加强科学管理,改革或重新构建医院管理体系

对于实施委托管理模式的医院而言,为进一步提高效率,明确责任,它们不约而同地对医院领导班子成员和职能科室中层干部进行了相应的调整;为进一步控制办院成本、提高员工绩效,不断调整收入和支出结构,强化和完善财务、设备购置、物资管理等经济事项和管理程序,加强医疗设备、耗材物资采购和维修等经济活动的内部审计、监察。对于实施重组模式的医院而言,被重组一方其组织机构、管理模式等均和实施兼并一方保持一致,院区之间只设立一套领导班子,医院工作的开展也采取统一领导的方式。被兼并方改变了其原有的管理模式,是对医院运行机制的重大改革,建立了一套新的管理体系。

在改革的过程中,这一系列行为提高了实施重组或委托管理模式的医院的管理水平和管理效率,有利于医院的可持续发展,也使得医院的运行机制能够发挥更大的效益。

(四) 加强人才工作,确保医院发展根本

实施改革的各家医院以"科教兴院,人才为本"为基本理念,非常重视人才梯队的培养和建设,为医院的可持续发展奠定基础,为医院的未来进行投资。医院制定了人才引进培养的一系列政策文件,筑巢引凤,不断创新人才培养机制,引进高端人才,培养年轻英才,深造可塑之才。通过聘请高端人才,提升医院相关专科的临床医疗实力和在业界的影响力与知名度。

同时,实施改革的各家医院力图发掘现有人才的潜力。各家医院通过选派优秀骨干医务人员外出学习和进修,激励和提高医务人员和医院部分管理者学习的自觉性和主动性,培养了一批有志向、有能力、适应医院学科发展的优秀青年才俊,形成了合理的人才梯

队。通过对现有人才潜力的挖掘，使得医务人员的业务水平有所提高，而管理者的管理技能和管理水平也有一定的进步。此外，通过"走出去、请进来、多层次、多渠道"的方式强化人才培养，人才管理工作更加科学化、制度化，人才队伍建设迈上了新的台阶。

（五）进行文化整合，促进医院间、院区间协同一致

两院合并或是一方对另一方进行委托管理，形式上是两家不同的医院在人、财、物方面进行整合，深层次分析则是两种医院文化的碰撞、吸纳乃至最后融合。文化是医院取得长远发展的重要因素之一。改革的过程中，各家医院都不约而同地着力于转变职工的观念和服务理念，加强自上而下的医院文化理念沟通。从医院领导班子开始，再到中层干部，最后到基层员工，逐级沟通，一级对一级负责，确保全院职工对新医院或托管方医院文化理念的认同。通过充分的沟通和交流，最终形成求同存异、博采众长的局面，避免了"一方压倒另一方"的冲突型观念，也避免了弱势单位狭隘的自我保护意识。同时，医院通过不断弘扬高尚的医院文化，激励医务人员树立高远的理念与信念，增强全心全意为病人服务的意识，让患者体会到医院的优质医疗服务。这些举措使得医院在改革的过程中，能够快速得到社会的肯定，值得其他医疗机构学习和借鉴。

（六）以市场为依托，对资源进行优化配置

将市场机制引入医疗卫生体制改革中来，是全球医改的总体趋势。十八届三中全会《中共中央关于全面深化改革若干重大问题的决定》中提出，要加快完善现代市场体系，使市场在资源配置中起决定性作用。对于武汉市实施改革的各家医院而言，无论是采用重组模式还是采用委托管理模式，其本质都是以市场为依托，不断优化资源配置，按照市场规律对资源进行重新整合的表现。通过改革，武汉市公立医院能够快速发展，增强综合实力，并能在多元化发展的医疗市场上发挥竞争优势。

三、存在的问题与建议

武汉市在实施重组以及委托管理式改革过程中的成功经验和举措，使得武汉市公立医院在改革中对多种模式进行了探索和创新，改革过程富有效率，改革后的各家医院取得经营效益和社会效益的共同发展，实现了"双赢"局面。为进一步落实国家公立医院改革的精神和促进新医改的顺利发展，在此提出以下问题和建议。

（一）各方职责界定不清

随着政府"问责制"的推行，加上医疗服务基本属于公益性服务，涉及面广，社会影响面大的特点，各级政府及医疗机构均注重责任的界定。医院间实施重组或委托管理模式，均涉及政府介入的程度和承担责任的程度。事实证明，医院间整合紧密程度越高，整合的效果越能显现。但是，医院间紧密程度越高，卫生行政部门管理控制力就越弱，而在重组或委托管理过程中核心医院的社会影响力和谈判力就越强，会导致这一形式的"管办分离"后，形成"既不办，又难管"的尴尬局面，同时，卫生行政部门还要接受政府

要求其承担的责任和上级业务主管部门下达的业务工作要求。如果责任界定不清，会直接影响卫生行政部门支持和推进医院改革的积极性。

因此，在推行医院之间重组以及委托管理的过程中，要做到"权责利"三者相统一，各司其职，避免出现相互推诿的"责任盲区"，减少职责交叉出现而导致的交易成本上升现象。

针对上述情况，政府应加强引导和监督的作用。不管是医疗卫生服务体系还是公共卫生服务体系，政府的作用都不能缺少。之所以强调政府要发挥其作用，其原因在于完全依靠市场对医疗卫生事业进行调节，可能会出现因市场失灵而导致的各种问题。对医院实行重组或进行委托管理，其实质是在现有的国有体制下，具有市场经济思想的一种改良方式，是一条符合现阶段国情、弥补政府投入不足的发展医疗卫生事业的可行道路，政府应给医疗投资相对宽松的政策。

1. 要坚持公共医疗卫生事业的公益性质

要求医院在改革的过程中遵循公益性质和社会效益的原则，坚持以病人为中心，优化服务流程，规范用药、检查和医疗行为。因为医院做的更多的是其内部管理，其公益性的体现还要依靠政府完善的规章制度以及监管机制，而且在政府对卫生事业投入不足的情况下，公立医院在发展过程中可能会出现自身价值取向和社会价值取向相矛盾的现象，这时政府就应该进行适当的干预，正确把握和引导医院改革方向，使之与国家总体卫生改革方向相衔接。

2. 政府相关部门应出台规划的合作规程，强化监管体系

一方面，除了在政策导向上坚持公共医疗卫生的公益性，政府还需要从大局和长远着眼，根据各个区域实际发展的需要，出台一系列能够对实施重组及委托管理方式的双方都可进行硬性约束和弹性约束的法规及相关配套政策，以便做到有章可循。各级政府和卫生行政部门还要支持工作的进行和开展，特别是合作中设计隶属关系、资产和人员编制等具体问题，政府应积极创造条件，做好指导和协调工作，帮助医疗机构解决实际困难，特别是管理体制、资金补偿和人员编制、流动等主要问题，保证改革的顺利推进。另一方面，政府还要强化政府在基本医疗卫生制度中的责任意识，加强在制度、规划、筹资、服务、监管等方面的职责，促进公平正义。建立和健全相应的法律法规体系，从区域规划角度控制和引导医疗机构的改革，防止其借改革之名盲目扩大规模而引起新的卫生资源浪费。同时，还需要建立权威性的独立评审机构对医院进行考核监督，使医院在改革过程中从较多地关注医院自身的生存和发展，转向更多地从宏观方面考虑解决政府和社会所关心的问题。

（二）医院改革过程中的规模不经济现象

规模经济理论最初发展并应用于生产单一产品的行业，后来随着联合平均成本概念的出现，规模经济的研究开始应用于多产品领域，如医院等。医院规模经济的问题简单来说就是指大医院是否比小医院更有效率的问题，如果大医院的运营的效率大于小医院的效率，则说明存在规模经济；如果小于小医院的效率，则说明存在规模不经济。

虽然兼并可从不同侧面提高医院资源的配置和运行效率，但是实施兼并或委托管理的

过程中也可能存在着一定的缺陷。在20世纪70、80年代，国际上曾对医院的适宜规模进行了研究，虽然结论不一，但是都认为医院应该有一个适宜的规模大小，超出这一规模将带来规模的不经济，主要原因是因为规模过大，可能会带来医院内部各个部门间协调、沟通和控制的高成本。同样的，由于医院在实施重组或委托管理后，其规模会相对扩大，因此也会碰到适宜规模的问题。若实施改革之后医院的规模过大，则必然会带来医院的规模不经济。因此，在实施重组或委托管理的过程中，应注意医院的规模效益。

医院在改革过程中是否应该扩大规模，是每个医院的发展战略问题。医院应该根据目前中国医疗市场的情况，研究投入与产出，研究多大规模的医院投入产出的效益最为理想，否则扩张就是盲目的、高风险的。此外，医疗行业是知识密集型产业，最核心的是医疗技术人员，在医院规模扩张的过程中要考虑人才储备的增长速度能否跟上物化进程。具体而言，可以采取以下一些措施：

1. 严格实行医疗机构设置规则，形成规模建设的制度性约束

首先，中央卫生行政部门应该加强宏观调控，做好具有前瞻性的区域性卫生规划和医疗机构设置规划，对目前我国公立医院在改革过程中的建设规模应实现总量控制、结构调整。其次，各省市卫生行政部门应根据国家《医疗机构设施规划指导原则》，制定本行政区域的医疗机构设置策划，并适时根据区域人口经济、社会发展状况适时动态调整规划。最后，各级卫生行政部门要严格执行区域卫生规划和医疗机构设置规划，建立相应的管理制度，对医院规模进行监控，对违规行为严格处罚，最终实现形成对医院规模扩张的制度性"硬"约束。

2. 建立医疗信息披露制度，增加医院诱导需求的成本

由于医疗服务供给的特殊性，为了减少诱导需求行为的发生，必须尽量减少和降低医疗服务过程中的信息不对称，其中社会监督是不可或缺的重要措施，而对医院进行有效监督的前提在于医院的经营活动具有一定的公开度和较强的透明度。在目前医疗管理体制下，患者收集信息需要付出昂贵的成本，而且医院又没有信息公开的内在激励。因此，在医院进行改革的过程中，有必要建立信息公开制度，要求医院及时准确地披露有关信息。卫生行政部门可以将医疗服务信息披露制度作为转变职能、对医院进行行业管理的一种有效手段，定期向社会公开所管辖医院的信息，医疗信息公开的内容应包括患者缺乏但是又关注的信息，如医疗服务的收费标准、医生用药和治疗处置情况、医院治疗诊断治疗统计数据等。

（三）医院间文化冲突

医院文化建设的本质是文化管理，它与经济管理、科学管理理论相比，是一种更高层次的管理理念和管理模式，其有效整合直接影响着医院发展。医院之间进行重组或是一家医院对另一家医院进行委托管理的过程中，医院的快速发展必然带来不同文化间的激烈碰撞，对医院的建设发展会产生不和谐、不稳定的因素，这就需要医院坚持不懈的努力，不断优化组合资源，充分发挥资源共享效能，增强职工的凝聚力和归宿感，潜移默化进行核心文化的统一。

在改革过程中，造成医院间文化冲突的根本原因在于：一家医院文化就是该医院的风

格，是它不同于其他医院的独特之处。在医院实施兼并重组或委托管理的过程中，不易察觉的较深层面，是医院文化代表的基本价值观念，不同医院之间观念差异极大。在医院文化层面，医院文化的改革难度很大，问题在于医院成员的不同价值观念很难融合到一起。

医院文化作为一种组织文化，是在一定的背景下形成的。医院文化是医院的立身之本，有什么样的医院文化，医院就有什么样的发展。不同医院有不同的医院文化，各医院的文化存在一定的差异性。医院如同其他有机体一样，也是一个有生命的实体，存在着一定的排异性。两家医院进行重组或是委托管理之后，必然涉及领导层的调整、组织结构的变革、规章制度，以及操作规程的重新修订，工作人员重新评价、重新定岗，富余人员的安排，等等，这些都会引起医院文化的变革和不同医院文化的冲突。

解决医院的文化冲突问题，其根本途径是加强对双方两种文化的认识和理解，建立起文化选择与调适机制，实现文化融合。成功医院文化整合的经验表明，只要双方认同和尊重双方的文化，求大同存小异，就不会导致激烈的冲突，只要双方有了共识的基础，才使得彼此能够做到相互支持，相互退让，积极配合，加深了解，从上到下形成良好的团结合作风气。

解决文化冲突可以从以下几方面着手：

1. 双方必须要形成共有的价值观

医院文化最核心的就是价值观，医院文化的冲突主要是价值观的冲突。因此，解决医院文化冲突，首先要在价值观上达成一致。

2. 实现员工文化、管理者文化和医院整体制度文化三个层次的融合

医院的制度文化最需要由全体员工去共同贯彻，由于各医院的制度在实施改革前并没有完整统一，因此改革过程中用同一种管理模式开展工作，往往会使整体实力较弱的医院的员工产生逆反心理，医院整体的制度文化无法在全体员工、管理者之间落实和生根，结果形成员工文化、管理者文化及整体制度相分离。

3. 文化差异最小化处理

对待和处理文化差异的另一种组织战略，是将其带来的影响最小化。这种方法的根本出发点是：正视文化差异的存在，最小化方法意味着将各种文化均匀化，产生一致性，而应用的主要手段可以是建立一个强有力的医院文化体系，这就像一个大熔炉，可以减弱不同医院在改革过程中由于文化的不同而带来的不良影响。

4. 领导要首先达成共识

虽说医院文化不等于领导文化，但是医院文化和医院的发展首先是依靠领导人的智慧和魅力获得的。医院领导是医院文化的倡导者，是由医院领导启动、整合和提升的，领导文化是医院文化的组成部分，是启动型的文化。

5. 坚持沟通原则

沟通是建设医院文化的关键，只有进行有效的沟通才能达到文化的交流。通过相互沟通的方式，相互了解、相互信任、建立友谊、相互尊敬。沟通的方法可以是灵活多样的，可以是正式和非正式的。例如，建立必要的例会制度、联席会议制度，开展各项活动、各个层次的交流工作，通过交流建立广泛的友好的氛围，促进先进的文化交流。

运用科学的方法进行医院的文化建设，归根结底是要做好细致的、达到人们心理深层

的工作。因此，必须要注意运用科学的方法，正面激励，运用群体动力效应，培养大家爱岗敬业、爱院如家的精神。

(四) 一体化管理流于形式问题

医院在进行重组或是委托管理的过程中，希望两家医院或是两院区生产出同质化的商品，尤其是实施重组的医院，更是希望通过这种方式能实现一个法人、一套制度、一套标准。但是在改革的过程中，虽然实现的是一体化管理，但是仍然有一定的缺陷。这种缺陷在形式上表现出的是：两家医院或是两院区在发展规模、发展水平、人员待遇以及提供的医疗服务质量等方面有一定的差异，而作为医院的管理者，也往往不知道要采取何种方式以做到完全的一体化管理，对其发展方向没有一个明确的认识。

此外，医院在进行重组或委托管理的过程中，管理者往往要对改革的理念、原则、架构和机制进行思考，这时，管理者自身的意识往往显得非常重要，在改革的过程中，往往带有更多的"人治"的色彩。这时，形成一种"模式化"的改革方式就显得尤为重要。

为了深层次的实现一体化，促进医院在重组或委托管理的过程中能够朝着更好的方向发展，可以从以下几个方面进行改进：

1. 人力资源方面

"员工抵制"是组织变革中普遍存在的现象，这大大阻碍了医院改革过程中一体化的实现。人力资源政策是化解"员工抵制"问题的重要制度性工具。实施改革的各家医院在人事制度改革上做了大量的工作，但仍然存在一定的问题，尤其是被兼并或是被委托管理的医院在形式上基本上沿用了兼并方或托管方的人力资源管理办法，这无论是对于建立新型的管理机制、科学的用人制度、合理的分配制度，还是消除医院变革中出现的"员工抵制"现象，都是不够的。此外，由于实施兼并的一方需要对被兼并方进行人力、财力和物力的输出和支援，而进行委托管理的一方也需要对被委托管理方进行管理和技术方面的支持，因此对于实施兼并的一方或是被委托进行管理的一方的工作人员而言，其工作人员的积极性可能并不高。

无论是采用重组方式还是采用委托管理方式进行改革的医院，其人事制度改革都是一个系统的动态过程，在实际工作中可以采取以下几种方法推进人事制度改革，以实现人力资源方面的一体化。

(1) 进行科室内部人员重组。医院在改革过程中可以采用全员聘任制，医院按照岗位职数和设置的要求，贯彻公开、平等、竞争、择优的原则，引入竞争激励机制。通过推进和实行聘用制度，实行以岗定员、竞争上岗、优化组合。

(2) 进行科室内部人员重组。可以借鉴企业改制的理论和经验，引入市场机制，改变过去科室人员由医院统一配备、病人诊疗由科室统一安排的旧体制，实行院方提名和医护人员推荐相结合定主任，主任与医护人员双向选择定科室成员组成、病人就诊手术自由选择医护人员的新格局。

2. 财务方面

目前医院的一体化在财务方面涉及的范围较广，其中包含财务管理、成本方面的核算以及绩效管理与薪酬管理、资产管理和物资管理等方面，因此，参与的部门相应的也比较多，由于以上部门彼此通常是独立的，从而导致了实物和财务管理相脱节，数据也没有同一的来源，无法共享信息，重复劳动和管理效率低下等问题较为严重。因此，建立起科学、高效与优质的一体化管理体系，最终提高医院效率与效益显得尤为重要。

（1）理顺医院数据管理。由于医院在实施重组或委托管理的过程中，一定会产生相应的经济活动，并带来一系列的业务方面的活动，因此也会导致一系列数据的产生。然而业务活动的不完全相同，也会拥有不同的业务流程以及关于数据的采集与运输、传输等方法。针对这种情况，应结合医院业务活动的具体特点和一体化管理的要求，重新设计业务流程，构建动态的会计平台。

（2）加强医院管理制度。管理制度是医院中一个至关重要的组成部分，能够促使医院更好更快的发展。在医院管理制度方面，应该力求达到规范化。因此，必须要满足三个条件，即实用性、可操作性与完整性。

对于实用性而言，管理制度要与医院的实际情况相联系，与医疗卫生的发展状况相联系，要让管理的效应发挥到最大程度，因此务必要做到三个方面：首先要科学化，其次要有高质量，最后要有比较高的效率。尽量做到能够让医院中每一个工作人员都愿意而且竭尽全力，为了能够达到这个目标，医院领导人要以身作则。关于可操作性方面，在制定规章制度时，一定要与实际情况相结合，务必要做到操作性比较强。关于高质量，则既要学习发达国家的先进经验，又要与自身情况相结合，在制定规章制度时，务必要坚持四个方面的原则：全面性、合理性、合法性以及具体性。

3. 文化方面

在实施一体化的过程中，又一次涉及医院间文化冲突的问题。此处着重于描述解决医院文化冲突的步骤：

（1）准确地认识现实的各医院文化。通过问卷、访谈等调研，对实施重组以及委托管理改革模式的医院的历史、学科发展、人员结构、组织机构、管理制度、医院文化等方面进行全面、深入的调查研究。

（2）科学地评价现实的医院文化。根据医院发展的历史和员工的需求，归纳整理，然后进行梳理分析，找出各家医院优秀文化和文化差异，做出科学评价。

（3）明智地确定符合本医院特性的医院文化目标。采取由下自上、上下结合的方法，充分发扬民主研究确定共同目标和各个分解目标系统，确立共同远景和理念，确立医院文化目标体系。

（4）努力培育优良的医院文化。按照先易后难、先上后下、先培训后推开的程序进行周密计划，完成医院文化的基本建设任务。领导和各部门以及全体员工共同参与，努力培育优秀的医院文化。

总的说来，实施医院间的重组及委托管理是一个复杂而漫长的过程，不能将其理解为一个简单的管理问题。实施重组或委托管理的过程，实际上是管理体制、运行机制适应市场经济变化的过程，也是关系到各种利益的调整、医疗资源的调整、优化的过程，其内涵是广泛而又深刻的。对医院进行重组或委托管理，是优化卫生资源配置，盘活卫生资源的现有存量，挖掘卫生资源潜力，提高现有卫生资源的利用率，弥补政府投入不足，加快卫生事业发展的有效途径，也是对传统办医模式的一种新的发展观念，是管理方式上的一种重大变革。

  在对公立医院进行重组或委托管理的过程中，必然存在着一定程度的问题，但是公立医院改革是一个漫长而又复杂的过程，它涉及人、事、物等方面。妥善处理公立医院改革过程中出现的问题，能够为医院实施重组和委托管理扫清障碍，促进我国公立医院的发展，为我国医疗卫生事业的发展贡献一份力量。

第七章 武汉市医疗联合体整体进展

一、医疗联合体的国际经验

(一) 美国经验

美国医院多为独立经营的法人实体，自主经营、自负盈亏。随着医院联合体（Multi-Hospital Systems，MHS）的诞生，美国通过医疗保险的偿付机制进行调控，重视社区首诊的作用。

以美国退伍军人医疗系统（The Veterans Affairs Health Care System，VA）为例。VA是一个相对独立、封闭的医疗系统，由联邦政府全额财政拨款，为提高改革，美国把分散的退伍军人医院整合，形成了全国医疗联合体，每个医疗联合体将预防、治疗门诊、住院都包括在内，并通过理顺管理体制，改革支付方式刺激医疗服务，建立信息共享平台，将服务重点从专科治疗转向了初级保健。

(二) 英国经验

英国建立了全民免费的国家卫生服务制度（NHS），为提高医院经营效率、推动竞争而采取了一系列管理策略下放权力，使得医院有条件自主经营并成立医疗联合体或医院托拉斯（TRUST）。公立医院逐渐从政府管理部门中分离出来，转化为更加独立的经营实体，在兼顾社会效益的同时，追求自身生存和发展的目标，强制执行社区首诊，执行严格的转诊制度。

(三) 德国经验

德国实行国家强制性的社会保险卫生制度。增强协同，加强医疗协同体。德国的改革，增强了医师间的配合，激励医师多提供初级保健。德国鼓励门诊医师成为家庭医师，许多医疗回访由家庭医师完成，同时，加强医疗协同体建设：1/3 的德国医院是由政府、公共团体、社会保险机构创办的公立医院，占全国总床位数的 52%，1/3 是由宗教慈善团体或各种基金会捐款创办的非营利性医院，占总床位数的 35%，1/3 是由私人独资或合资创办的营利性医院，约占总床位数的 12%。公立医院在国家医疗服务中发挥着主导作用。联邦政府和州政府还为集团化公立医院提供长期成本（如建筑、设备等）的财政支持，经常性运营成本则通过提供服务由疾病基金会补偿。医疗协同体建设反过来也促进了保险基金的合并和区域化地方化。

（四）巴西经验

巴西在 1988 年颁布的新宪法中，明确了"全民覆盖、公平、连续性、一体化"的医疗卫生体制的改革理念，确立"分权化"、"以州、市政府为主体"的改革原则，创建了国家统一卫生体系（United Health System，SUS）。SUS 通过分区分级治疗的原则来进行转诊管理，分区分级治疗原则便于医生掌握社区群众的健康状况，有利于传染病和流行病的及时防治、控制病源，便于开展健康教育，可以使得医疗人力资源的合理配置，使政府财政用得其所。

（五）台湾地区经验

我国台湾地区的医疗协同网络最大特色是以私营的医疗集团为网络结构的基础，实行企业化的管理体制和运行机制的非营利性的财团法人，治理结构和激励机制完善，医疗技术和设备先进，服务人性化，担当着机制革新和服务创新的先锋。而其他公立或社会性网络，采取董事会的治理结构，运用现代化的管理，运营和服务质量提升很快。

医院把健保的给付作为医院生存的基本，而利润的获得和医院发展则靠其他健康事业自费项目的收入。"泛健康"服务包含养生的咨询、身心的衡鉴、家庭的咨商、健康的管理等；广泛和其他健康相关行业，如食品、养生事业、美容保养事业、居住环境、居家设计等，合作提供健康和安全方面的服务；后勤服务，如计算机维护、医疗废弃物处理等，则实行外包策略，以节省成本、专注医疗和健康专业。

（六）香港地区经验

我国香港地区成立了隶属于卫生福利及食物局的非政府部门性质的公营机构——香港医院管理局，设有董事局，拥有独立的管理所有公立医疗机构的权力。香港住院及专科服务由公立医疗系统提供，市场占有率为 94%，政府通过医管局预算拨付，对公立医疗机构的补贴率高达 97%。医管局统一了医院营运制度，将人力资源和财务等合并，统一薪酬待遇，集中后勤保障，衣物、仪器、药物统一采购供应。2002 年医管局重整公立医院体系，按地区和人口划分 7 个区，将各级公立医疗机构联成网络，形成由诊所、康复医院和医疗中心组成的三个层次的医疗服务体系。通过多个医学专业委员会以横向的方式管理临床服务，积极发展临床信息技术，并与私营医疗机构共享医疗信息。

二、我国及湖北省医疗联合体的进展情况

（一）建立医疗联合体的政策依据

2009 年，我国新一轮的医药卫生体制改革拉开了序幕。这次医改指出，有条件的大医院按照区域卫生规划要求，可以通过托管、重组等方式促进医疗资源合理流动。这是我国新医改政策对医疗联合体的肯定，也为我国医疗联合体的发展奠定了政策基础。2010年 2 月，原卫生部等五部委联合发布了《关于公立医院改革试点的指导意见》，强调"鼓

励通过托管、重组等方式对医疗资源进行整合，利用医疗服务价格等因素引导一般诊疗下沉到基层，逐步实现社区首诊、分级医疗和双向转诊"。这是时隔一年后我国卫政策对建立医疗联合体的再次肯定。2011 年 3 月，我国通过的十二五规划把医疗联合体作为我国医疗卫生改革的一项重大举措，从 2011 年开始在我国推行。在 2013 年全国医疗管理工作电视电话会议上，卫生部副部长马晓伟表示，将通过建设医联体推动分级诊疗格局形成，同时形成倒逼机制，促进相关部门完善管理、补偿、运行、监管等配套政策。

（二）我国各地对医疗联合体的实践

在一系列政策的鼓励和引导下，各地相继建立医疗联合体。其中，上海是全国最早建立医疗联合体的地区之一，2011 年 3 月，上海首个医疗联合体——卢湾区医疗联合体正式成立。卢湾区医疗联合体由一家三级医院瑞金医院担任卢湾区医疗卫生的"旗舰"，联合区域内 2 家二级、4 家一级社区卫生服务中心共同组建，鼓励社区居民签约在医联体内就医，由三级医院专家下沉社区让百姓就近看病，享受到可在社区预约到专家门诊、检验结果"一门式"互认、绿色通道"直转"大医院等诸多便利。之后，各地纷纷探索建立各种形式的医疗联合体。

2012 年 5 月，北京市先后以朝阳医院、友谊医院、世纪坛医院为龙头，组建了"北京朝阳医院医疗联盟"、"北京友谊医疗共同体"、"北京世纪坛医院医疗联合体" 3 个区域医疗联合体。2012 年 11 月 17 日，河南省也成立了首家区域医疗联合体——郑州大学附属郑州中心医院区域医疗联合体。2013 年 12 月 25 日，洛阳市首批 7 家医疗联合体正式揭牌成立，涉及全市 120 多个医疗机构。医联体内不仅能够实现检验检查结果互认，而且医联体内核心医院的专家还会定期到基层医疗机构坐诊，实现大医院与基层医疗卫生服务机构间的资源纵向流动。与此同时，制约双向转诊的"门槛费"问题也将得到有效解决。

为积极贯彻落实国家深化医药卫生体制改革要求，根据国务院医改办建立医疗联合体改革思路，2013 年 9 月，遵义医学院与凤冈县人民医院通过组建成立医疗联合体，开展双向转诊、远程会诊、检验结果互认等业务积极推动落实分级医疗，优化医疗卫生资源，提升基层医院服务能力，帮助凤冈县医疗卫生事业发展，逐步实现大病不出县的目标。在组建医疗联合体的过程中，由遵义医学院派驻专家常驻凤冈县人民医院帮助完善医疗管理、医疗安全、医疗服务等方面的工作制度，同时，不定期派出专家到凤冈县人民医院开展业务指导等工作。

（三）湖北省对医疗联合体的探索

1. 湖北省医疗联合体的整体情况

近几年来，湖北省在国家相关卫生政策的指引下并结合湖北省的具体情况，对医疗联合体的形式和内容进行了积极且富有成效的探索。据统计，截至 2013 年 12 月 31 日，湖北省组建的医疗联合体已达 102 个，大致形成了 4 种运行模式，即城区医疗机构联合、县域医疗机构联动、城市大医院与县级医院对口联结以及省域医疗机构联盟。其中，城区医疗机构联合形成了集团化模式、医院托管模式、院办院管模式和医疗协作模式 4 种模式；县域医疗机构联动采取了县乡纵向一体化模式和县乡纵向技术合作等模式。建成的医疗联合体基本模式为"3+2+1"的纵向模式，即三级医院、二级医院、一级医院（或基层医疗卫生机构）纵向整合组建成联合体。联合体内医疗机构之间的联结形式逐步趋向多元化，同时存在托管、集团化、兼并等多种模式。

2. 湖北省医疗联合体的分类及典型

1）城区医疗机构的联合

（1）集团化模式。主要是指通过资产或管理为纽带，由一所三级医院为核心，联合若干所二级医院、社区卫生服务中心，组成以集团章程为共同规范的联合体组织。一是在组织架构上，建立法人治理结构，设立理事会为医疗集团决策机构，实行理事会领导下的集团院长负责制。一般同时设立医疗集团管理层和监事会，形成决策、执行和监督三权既合理分工又相互制衡的管理体系。二是在运行模式上，制订集团章程，规定理事会、管理层、医疗机构等相关各方权利义务。统筹集团内资源配置与整合，促进优质资源的纵向流动，统一集团内部医疗机构人事、分配、财务、后勤、考核评价等管理制度以及信息化建设等。主要实例为协和医院托管新洲区人民医院，而新洲区人民医院又托管了汪集中心卫生院等医疗机构。

（2）医院托管模式。一般是在机构性质不变、隶属关系不变、人员身份不变、职责不变，同时保持各级政府财政投入和相关政策不变的前提下，将医疗机构的经营管理权和行政、人事调配权进行委托管理。2008年6月，武汉市汉阳区将区域内6个社区卫生服务中心的资产、财务和人员等整体移交给武汉市第五医院直管。

（3）院办院管模式。主要是由城市医院直接出资举办社区卫生服务机构，对社区卫生的人、财、物实行统一管理。在这种模式下，城市医院对社区卫生服务机构的帮扶和支援是全方位的，社区卫生服务机构不仅能够获得人员、技术、服务和管理支持，而且在设施设备、资金支持上能够得到医院的帮扶，实现资源共享，提高设备利用效率。例如武汉市新华医院托管汉兴社区卫生服务中心。

（4）医疗协作模式。这种模式一般以技术合作为主，通过签订合作协议，建立技术支持、人员培训、双向转诊等制度，促使联合体内医疗机构之间的业务协作、分级诊疗，联合体内部各医疗机构没有隶属关系，经营各自独立。2010年，十堰市红十字医院与周边乡镇、社区卫生院（所）等8家基层医疗机构组建"十堰市城北区域医疗服务协作体"。

2）县域医疗机构的联动

（1）县乡纵向一体化。主要是以县级公立医院为龙头，通过开展纵向管理帮扶、技术合作、人才交流、设备支持等多种形式，与乡镇卫生院建立比较紧密的县乡纵向一体化医疗服务体系，从而形成县乡村三级联动、以县带乡、以乡促村的县域医疗服务格局。

（2）县乡纵向技术合作。一般是县级医院与乡镇卫生院通过签订合作协议，建立人员培训、技术支持、双向转诊等制度，促使县域分级诊疗。

3）城市大医院与县级医院的对口联结

这主要是指在城乡医院对口支援中建立起的城市大医院与县级医院的联动和支援模式，主要以提升基层医疗水平为重点，将优质医疗资源向基层纵向流动，使患者得到优质的医疗服务。

（1）经营托管模式。主要是城市大医院在对口支援中，对受援医院在资产归属、财政拨款渠道以及职工身份等不变的情况下，进行经营决策权的委托管理。目前城市大医院

119

与县级医院主要通过这种模式建立紧密型对口支援关系。一是签订托管帮扶协议书，明确帮扶托管期限、帮扶形式与内容、受援医院资产归属以及收入分配等双方权责内容，同时建立双向转诊协作机制。二是派驻管理团队经营管理，由支援医院派出管理专家进驻受援医院，负责受援医院的经营管理，提升受援医院管理水平。三是派出专家团队技术支持，帮扶被托管医院的专科建设和人才培养，提升被托管医院的医疗服务能力。

（2）技术帮扶模式。主要是通过技术帮扶、远程会诊、信息资源共享等方式，建立大医院对县级医院及基层医疗机构联结帮扶的医疗联合体。例如，华中科技大学附属协和医院借助卫生部远程会诊系统建设项目和 863 医学数字化医疗区域示范项目为平台，一期投入 650 万元，打造中部地区第一个远程医学中心。通过实行"1+5+2"模式，形成省、市、县、乡镇或社区多级医疗机构的服务网络。

4）省域医疗机构的联盟

目前主要是由省级大医院牵头，以技术、服务、经营管理等要素为纽带，吸纳省内若干医疗机构组建而成的松散型医疗联合体，主要实行医疗技术的合作。由湖北省人民医院牵头，宜昌市中心医院、襄樊市中心医院等 16 家三甲医院自愿联合，组建成立湖北省人民医院医疗集团，在集团理事会的组织协调下，开展学科建设、人才培养、技术创新、设备利用等方面的交流与合作。

三、武汉市医疗联合体的整体进展情况

（一）武汉市医疗联合体的整体概况

截至 2013 年 5 月底，全市形成了以 14 个三级医疗机构和 14 个二级医疗机构为主导，120 个基层医疗卫生机构参与的 28 个医疗联合体。截至 2013 年上半年，武汉市共有卫生机构数 5959 家，床位 7.87 万张，平均每千人拥有床位数 7.07 张，病床使用率 95.02%（病床使用率为 2012 年数据）；共有医院 260 个，其中综合医院 138 个（占 53.1%），其中三级医院 25 个，二级医院 23 个，一级医院 90 个。随着国家中心城市和"1+8"城市圈的建设，在汉常住的非户籍人口在十二五时期将会有较大的增长，特别是随着医疗保障制度的进一步完善，在汉居民和外地来汉就医人员对武汉市医疗资源的需求会有新的增加，从而为武汉市医疗资源的配置带来新的要求。武汉市公立医院占全市所有医疗机构的55%，公立医院改革的成效如何直接关系武汉市未来医疗体系的发展，能否符合群众需求，能否和武汉市在国家中心城市建设中的定位相适应。因此，准确描述武汉市医疗资源分布，典型分析可借鉴的改革成功案例，正确评估武汉市公立医院改革现状，找出现行改革存在的问题和不足，给下一步武汉市区域居民医疗需求预测提供资料，为后续政策的调整提供依据，是关系武汉市未来医疗体系建设能否符合期望目标的前提。

（二）武汉市医疗联合体的分类及典型案例

1. 紧密型医疗联合体

紧密型医疗联合体是指医疗联合体内医疗机构由龙头医院直接举办或者通过购买、兼

并等多种形式由联合体直接经营管理。医联体内所有医疗机构的人、财、物统筹管理，在龙头医院和其他各层次医院、基层社区卫生服务中心之间，形成利益共同体和责任共同体，以实现优质医疗资源的合理流动。

在我们调查的 5 家医联体机构中，新华医院和汉兴社区卫生服务中心的结合形式，以及黄陂区人民医院与黄陂区人民医院盘龙院区的结合形式就属于紧密型医联体。汉兴街社区卫生服务中心在 2003 年之前是天河机场的一个门诊部，后来天河机场考虑对后方提供一个医疗保障，因此邀请新华医院来主持工作。从 2003 年开始，天河机场开始将这个门诊部租给新华医院开展工作，称为民航分院；2007 年转型为社区卫生服务中心。医院的人事和财务从 2003 年开始就是由新华医院统一进行管理。

汉兴社区卫生服务中心的财务由新华医院进行统一管理。财务需要到总院进行签批，汉兴社区服务中心只设立了一个会计和一个出纳。大型设备的购置需要上报新华医院，新华医院再进行购进；平时的经营开支也需要报新华医院进行签批，如药品的采购、日常的开支等。汉兴社区卫生服务中心的人事也有由新华医院进行统一管理。汉兴社区卫生服务中心虽是独立的医疗机构、独立的法人，但是仅仅履行模拟法人的职能，而且为了进一步规范管理，将来汉兴社区卫生服务中心的院长只会履行一个类似科主任的职能。

这种医联体合作模式使得新华医院的专家到汉兴社区卫生服务中心坐诊比较畅通，而且医联体内资源可以高度共享，比如，若某些病人需要进行大型设备的检查，汉兴社区卫生服务中心可以直接将患者转诊到新华医院，有一些业务方面的工作，住院病人的查房、会诊也会更加畅通。

2. 半紧密型医疗联合体

半紧密型医疗联合体是指联合体内部医疗机构资产所属关系不变的前提下，由联合体龙头医院与各医疗机构签订经营管理合同，负责医疗联合体内所有医疗机构的运营管理。属于这种医联体模式的是武汉市第五医院医联体。

2008 年，为切实贯彻武汉市社区卫生服务体系改革精神，武汉市卫生局、汉阳区委区政府结合汉阳区情，在武汉市大医院"托管"社区卫生服务中心模式的基础上积极探索社区卫生服务体系改革新模式——将辖区内的二桥街等 6 家政府主办的社区卫生服务中心的人、财、物交由武汉市第五医院"直管"。武汉市第五医院探索实践"直管"模式正是武汉实体型医疗联合体的代表，它实现了区域医疗卫生资源纵向整合，初步形成公立医院与基层医疗卫生机构"人通、财通、医通"。主要做法如下：

（1）人通，打通人才使用平台，解决社区最关键的人才问题。社区卫生服务中心要履行基本医疗和公共卫生双重职能，关键问题是人才短缺。"直管"后医院采取多种形式解决人才问题。

（2）医通，医疗资源下沉，推进双向转诊。下派专家团队，提升社区基本医疗能力。选派 9 名高级职称人员组成"专家团队"，由 6 家社区卫生服务中心共享，"专家团队"按照排班，每天在各社区巡回坐诊。下派 10 名中级以上技术骨干到社区工作，下派人员待遇不变。组织质量控制专家组，每月下社区对各中心的医疗、护理、院感、综合管理等方面进行全面的质量检查及业务指导，提高社区医疗服务质量，保障医疗安全；下沉门诊，试点分级医疗。首批将医院内科、外科及中医康复科共 65 名中级职称和高年资住院医师下沉到社区坐诊，进一步提升社区基本医疗服务能力，让居民真正实现小病在社区解决。同时，进一步畅通转诊绿色通道，做到大病不耽误；建立机制，畅通双向转诊。程序规范。建立和完善转诊制度和流程，明确转诊的病种范围、适应症、流程和保障措施，并做出"上转病人与下转病人比例不少于 3∶1"的规定，确保上下畅通。

（3）财通，做好资产监管，推进集约化运营。直管后，社区卫生服务中心的独立法人身份不变，保持经济独立，自负盈亏。大医院统一接管六家社区服务中心的"人、财、物"，代替政府行使"办"的职能，对社区财务状况实施监管。

3. 松散型医疗联合体

松散型医疗联合体模式较为普遍，它是指联合体内龙头医院与其他医疗机构无经营管理上的联系，仅仅采取合作联营的模式，在技术、设备、人才培训等方面资源共享，共同发展。这种医联体的作用主要是核心医院向下级医院提供专家和技术支持，实现联盟内的信息互认、转诊等，但在人员调配、利益分配等方面并未统一，相对独立。

属于这种医联体模式的医疗联合体有：新华医院与花桥社区卫生服务中心的结合形式、新洲区人民医院医联体以及汉口医院医联体。新洲区人民医院在接受武汉市中心医院管理帮扶以及与全区 17 家基层医疗机构签订战略合作协议的基础上，深入推动医联体建设工作。在以新洲区人民医院为龙头的医联体内加强纵向合作，一是与基层医疗机构之间建立管理帮扶、技术协作和双向转诊关系；二是在医联体内建立统一的检验、影像等中心，实行大型设备统一管理、共同使用；三是下派专家通过临床带教、业务指导、教学查房等形式，对基层医务人员进行指导，规范医生在下级医疗机构的会诊行为；四是逐步统一信息化，推动检查结果互认、远程会诊等工作。

新洲区人民医院和所托管的汪集中心卫生院加强纵向合作的具体思路是：一是在保持体制不变、享受财政拨款和各项财税减免政策不变、非营利性医疗机构性质不变、公共卫生和基本医疗服务职能不变、职工隶属关系及性质不变的前提下，即"六不变"，将汪集中心卫生院的行政、人事调配权和经营决策权委托给人民医院，人民医院全面负责社区卫生服务中心的管理和业务工作，实行人、财、物的统一管理、统一调度。人民医院派出一名院领导担任汪集中心卫生院法定代表人和院长，托管后，汪集中心卫生院仍独立核算、自负盈亏，独立承担民事责任；二是医联体成立运行协调机构，建立统一的检查、采购配送、消毒供应、信息等中心，加强资源共享，进一步降低服务与运行成本；三是人民医院定期派出高年资医师到汪集中心卫生院参加查房、会诊，协助病区管理，开设专家门诊，开展专题业务讲座；汪集中心卫生院派遣卫生技术人员参加人民医院的业务学习培训和进修；四是建立起有效、严密、实用、畅通的上下转诊渠道，为汪集中心卫生院的病人提供整体性、连续性的医疗照护。汪集中心卫生院将疑难危重症病人上转到人民医院诊治，同时，人民医院将病情稳定、康复期的病人下转回汪集中心卫生院，并开具合理治疗方案。人民医院对汪集中心卫生院实行专家门诊、大型检查电话预约，并派出救护车辆及时转运病人和标本。

第八章　武汉市医疗联合体案例研究

本案例研究依据运营模式、协作机制的特点、医院经营绩效与社会效益、政府和患者认可度，选取武汉市5家有一定代表性的医疗联合体进行典型案例调查与分析。

一、被调查医疗联合体基本情况分析

本次案例研究分析了武汉市推进医疗联合体建设过程中较为典型及有特色的5家武汉医疗联合体，分别是：以湖北省新华医院为核心医院的医疗联合体（下简称新华医院医联体），以武汉市第五医院为核心的医疗联合体（下简称第五医院医联体），以武汉市新洲区人民医院为核心医院的医疗联合体（下简称新洲区人民医院医联体），以黄陂区人民医院为核心医院的医疗联合体（下简称黄陂区人民医院医联体），以武汉市汉口医院康复学科为核心的医疗联合体（下简称汉口医院医联体）。

（1）新华医院医联体：以湖北省新华医院为核心医院，成员单位包括汉兴街第二社区卫生服务中心（原民航分院）、新华街社区卫生服务中心、花桥街第一社区卫生服务中心、长城医院、孝昌县人民医院等。湖北省新华医院，1953年建院，属省级差额拨款事业单位，是一家集医疗、预防、教学、科研为一体的国家三级综合性医院，拥有"湖北省脑科中心"、"湖北省体检中心"、"国家化学中毒救治（湖北）基地"以及"湖北省职业病医院"等匾牌。医院实际开放床位508张（含分院155张），设临床医技科室30个，辖中山、江北、民航3个分院。自2005年开始组建医疗联合体，新华医院以直接承办的形式，建立了汉兴街第二社区卫生服务中心（原民航分院）；2007年以直接管理的形式，接管了政府举办的新华街社区卫生服务中心；以技术协作的模式，先后与花桥街第一社区卫生服务中心（民办社区卫生服务中心）、长城医院、孝昌县人民医院签订技术合作协议，订立契约，定期提供免费的人员进修、培训，以及专家协助等。医疗联合体覆盖了武汉市硚口区、江汉区、江岸区等主要人口密集区域。

（2）第五医院医联体：其核心医院为武汉市第五医院，成员单位包括汉阳区委区政府辖区内的二桥街、琴断口等6家社区卫生服务中心。武汉市第五医院，位于汉阳区，是区域内唯一一所三级甲等医院，始建于1923年，现有在岗职工1240人，担负着区域内100万人口的医疗任务。2008年，二桥街等6家政府主办的社区卫生服务中心的人、财、物交由武汉市第五医院"直管"。政府主导整合区域卫生资源，在保持社区卫生服务中心机构公益性质、独立法人身份、"六位一体"职能不变的前提下，将社区卫生服务中心的人、财、物统一移交给大医院，由武汉市第五医院代政府行使"办医"的职能，形成"1+N"的区域医疗协作体，政府实现管办分离，卫生行政部门加强政策引导、宏观调控和行业监管。初步形成武汉市第五医院与基层医疗卫生机构"人通、财通、医通"。截至2013年年底，武汉市第五医院已接受96名社区医务人员来院进修，为社区举办各类培训讲座152次，培训社区专业技术人员3128人次。作为湖北省第一批认定的"全科医学住院医师培训基地"，通过规范化培养、转岗培训等方式，加强全科医生队伍建设，从2010年起，培养了10名全科医生。

（3）新洲区人民医院医联体：其核心医院是新洲区人民医院，医联体为非法人组织，内部设理事会，负责医联体的统一管理。联合体按照自愿、互惠、互利、共赢、友好协商的原则，保持各自行政隶属、资产权属、债权债务、职工身份、医院功能、财政投入政策"六不变"。新洲区人民医院始建于1951年，是非营利性综合医院，是新洲区医疗和卫生技术指导中心、新洲区全科医师培训基地。医院现有在职职工580人，开放床位605张，设有17个病区，20个临床一级科室。新洲区人民医院医联体与上级医院建立帮扶合作关系。协和医院派出副书记夏家红同志、武汉市中心医院派出原院长孔庆志同志，分别担任武汉市中心医院与新洲区人民医院院长、法定代表人，全面负责医院行政及业务管理工作。同时，新洲区人民医院为了扩大优质医疗服务的覆盖面，先后与潘塘、徐古、道观、旧街、辛冲、邾城、三店、凤凰、李集、汪集、仓埠、涨渡湖、双柳、龙王嘴、阳逻15家街道卫生院以及邾城、阳逻2家社区卫生服务中心协商，签订医联体合作协议。建立了从医疗"国家队"帮扶"地方队"、"地方队"帮扶"县级队"、"县级队"帮扶"网底"的"一帮到底"式的帮扶链。构建以区人民医院为龙头、基层医疗机构为基础的运转协调、高效的三级医疗服务网络，服务于全区百万人口。医疗服务范围辐射到黄陂、红安、黄冈、麻城等邻近县（区）市。

（4）黄陂区人民医院医联体：该医联体成立于2013年3月，其核心医院是黄陂区人民医院，成员单位包括黄陂区委区政府辖区内盘龙卫生院、横店卫生院、李集卫生院、祁家湾卫院、罗汉卫生院、天河卫生院、滠口卫生院、武湖卫生院、三里卫生院、前川卫院10个卫生院，以及鲁台社区卫生服务中心。人民医院对接管单位实行统一行政管理、统一人员管理、统一业务管理、统一药械管理、统一财务管理，真正实现人通、财通、医通，引导区级医疗服务机构优质医疗资源向基层延伸。基层医疗机构推行"首诊负责制"，利用各种医疗保障机制，贯彻落实政府对基层医疗机构的各项惠民政策，双方实现合理的双向转诊与技术协作。区人民医院共向医联体成员单位派驻4批次共59人，接诊65048人次（其中含盘龙城院区45833人次），完成了常规外科手术1284例（其中含盘龙城院区1074例），对基层医务人员进行40余次培训，受训人员达5800余人次，免费接收基层进修人员42人次，通过医疗联合体双向转诊工作，共转诊8092人，其中上转5182人，下转2910人（含转至盘龙城院区2563人）。

（5）汉口医院医联体：该医联体依托于汉口医院的优势专业——康复医学，以汉口医院为核心医院，先后与同济、协和等上级医院康复科达成协作协议，以及与金桥等4个社区卫生服务中心建立了联动关系，建立了以康复为主的医疗联合体。汉口医院（原汉口铁路医院）建院于1897年，现以康复专科为优势专科，是集医疗、急救、保健、科研和教学为一体的三级综合医院，为武汉市卫生局直属医院、武汉市城镇职工医保定点医院、武汉市城镇居民医保定点医院、武汉铁路局医保定点医院、武汉市医保重症慢病鉴定医院单位、武汉市卫生局干部保健医疗定点医院、新型农村合作医疗定点医院、武汉市工会会员优惠医院、农民工孕产妇分娩定点医院；2013 年 9 月，被省卫计委正式批准增挂"武汉市康复医院"第二院名。康复医学是医学领域的新兴方向，现代医学体系已把预防、医疗、康复相互联系，组成一个统一体。康复医学的发展是人类医学事业发展的必然趋势，也是现代科学技术进步的结果。汉口医院的康复建设得到了市卫计委及各相关部门的高度肯定与认可，正在致力于打造湖北省乃至整个中部地区的康复龙头品牌。医院总建筑面积 39000 余平方米。现有职工 830 人，其中卫生技术人员 688 人，中高级卫生技术人员 225 人。医院核定病床 800 张，实际开放床位数 808 张。康复医学科（武汉市工伤康复中心）建设占地面积达 10000 平方米，其中康复治疗区 3500 平方米，康复及相关病房床位设置 370 张，规模居国内前列。

二、医疗联合体的联动机制及改革前后对比分析

为优化医疗资源的配置，武汉市自 2008 年开始，尝试公立医院与社区卫生服务中心合作，在医疗资源纵向整合的模式上进行探索，逐步组建了区域医疗联合体，即由一家市、区级以上公立医院为核心，联合区域内的二级医院、社区卫生服务中心（乡镇卫生院）和社区卫生服务站（村卫生室）组建，意图促进市民在联合体内的基层医疗卫生机构首诊，根据需要逐级转诊。本研究将以医疗联合体为单位，对武汉市医联体建设较有代表性的 5 家联合体，其联动机制及各成员单位在医联体建设过程中的变化进行分析。

（一）新华医院医联体

对湖北省新华医院医联体的调研，本书选择了其核心医院省新华医院及成员机构花桥第一社区卫生服务中心和汉兴社区卫生服务中心。花桥第一社区卫生服务中心是民营资本创办的，双方通过签订医联体协作契约，以技术协作为主，建立了松散型的合作关系。汉兴社区卫生服务中心（原民航分院），虽具备独立的法人地位，但是履行的是模拟法人的职能，属于新华医院"直办"的基层医疗机构，双方的合作关系属于紧密型。

1. 技术协作方面

在以新华医院为主导的医联体机构中，花桥第一社区卫生服务中心是民营资本创办的，在联合体中保留独立法人地位，人权、财权、物权均具有独立性，社区卫生服务中心和新华医院之间的联合是松散型的，主要是技术协作。2006 年与新华医院建立协作关系后，每年都有定期的进修培训，新华医院对进修人才进行免费安排，一年派约 2 人进行学习培训，每次培训学习持续 3 个月左右；并且定期会下派专家进行讲课和培训。

汉兴社区卫生服务中心是由新华医院直接办的，从 2003 年开始，新华医院就对汉兴社区卫生服务中心进行直接管理。通过对社区卫生服务中心负责人的访谈了解到：社区跟新华医院的合作由于属于紧密型医联体，因此要多于新华医院与医联体中其他成员机构的合作。在资源共享、技术合作方面基本畅通无阻。例如，新华医的专家常年定期到社区坐诊，社区备有救护车以便辖区内病人到新华医院进行必要的临床检查、检验，同时开通了专门的绿色转诊通道。在业务合作方面，采取了一些措施，方便了上级医院医生到社区

来进行住院病人的查房、会诊。为全面推进社区卫生事业的发展、提高居民健康水平，新华医院积极响应市、区卫生局号召，拟斥资300余万元对直办的江汉区汉兴街第二社区卫生服务中心实行"提档升级"，加强相互合作。

2. 医疗服务量

1）核心医院

通过改革，医院员工工作积极性、医院服务质量、医院社会美誉度得到不同程度的提高，医院服务能力增强，医院规模扩大。

在进行医联体改革后，新华医院的整体服务量显著提高，2012年，医院门诊共50.93万人次（含体检人次），出院人数共17728人次，较去年同期增长14.2%，其中，单日住院人次最多达688人，多项指标创造近10年历史新高；体检人次达5.75万多人，增长率4.3%；手术台次达4354台，比去年同期增长15%，其中介入手术757台，同比增长36.9%。全年医院床位使用率达到112.9%，其中北湖本部达到118.5%；床位周转次数达34.9次，较去年增加4.4次；平均住院日为11.8天，其中北湖本部11.1天。2013年1月至11月份门诊人次较2012年同期增长6.4%；出院人数较2012年同期增长26.1%；手术台次较去年同期上升13%；其中介入手术较去年同期上升12.6%。具体情况见表8-1。

表8-1 新华医院改革前后服务量统计表

项 目	改革前一年	改革当年	改革后一年	2012年
门诊量（人次）	84549	81504	70236	468325
急诊量（人次）	11319	9805	7922	40987
入院人数（人）	6252	5848	4519	17750
出院人数（人）	6240	5836	4598	17728
病床周转次数（次）	12.5	11.7	9.2	34.9
平均住院日（日）	13.9	13.5	13.2	11.8
实际开放总床日数（日）	183000	182500	182500	185928
实际占用总床日数（日）	87656	79127	62959	209951

图8-1、图8-2、图8-3显示新华医院改革后，门诊量、入院人数和病床使用率虽在改革后一段时间内略有所下降，但是在2012年都呈现出大幅度增长形势。从绝对数量上的变化趋势上可以看出，新华医院在进行医疗联合体改革后服务量明显大幅增长。

图8-4表明，改革后新华医院患者的平均住院日有所下降，一方面说明新华医院的医疗技术有所提高；另一方面说明由于双向转诊制度的实施，部分患者在医院治疗后转到社区卫生服务中心进行康复。

2）成员机构（社区卫生服务中心）

花桥第一社区卫生服务中心现有床位99张，实际开放床位利用率在80%以上，日平均有60~70人住院，月出院量250人次。主要包括中医病区和综合病区，常见疾病如慢

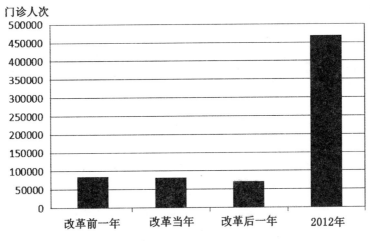

图 8-1　改革前后新华医院门诊量变化图

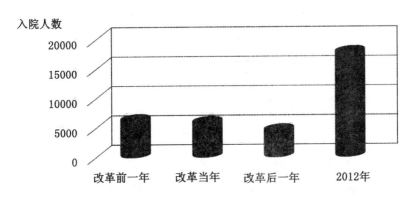

图 8-2　改革前后新华医院入院人数变化图

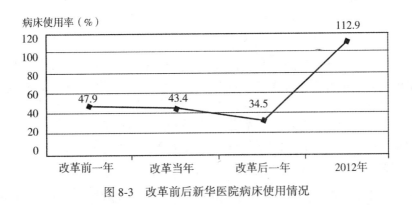

图 8-3　改革前后新华医院病床使用情况

阴肺、脊椎性疾病、综合慢性病为主，建档率为80%以上，达到39000多人。平均每年上转40~50人，上转病人的类型主要是急症，如妇科大出血，或是一般类疾病但伴有多种并发症的患者。

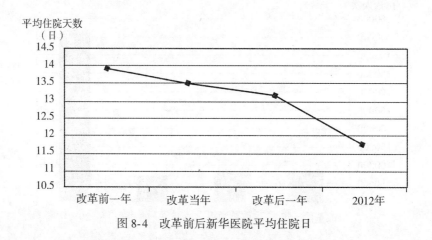

图 8-4　改革前后新华医院平均住院日

　　而对于汉兴社区卫生服务中心来说，现有病床 50 张，2012 年的门诊量为 53596 人次，急诊量为 5960 人次，出院人数为 2227 人次，其中出院人数中的转诊人次为 32 人次。

　　花桥第一社区卫生服务中心和汉兴社区卫生服务中心服务量的增加，得益于新华医院的技术协作和支持，但是在访谈过程中，通过与两个社区卫生服务中心负责人的沟通，我们了解到，不论是社区首诊制度还是上下级间的双向转诊制度仍在建设中，目前医联体内部医院和社区之间的双向转诊还是低水平、不完善的。

　　3. 财务管理及财务变化情况

　　1）医联体的财务管理情况

　　新华医院医联体内部的各成员机构采取了不同的合作方式，接受调查的两家成员机构，汉兴街社区卫生服务中心属于新华医院"直办"机构，在财务管理方面双方有一定的来往，花桥街社区双方的协作则属于纯技术协作范畴，不涉及财务往来，因此，医联体的财务管理情况具体可以分为两类：

　　汉兴街第二社区卫生服务中心的财务由新华医院进行统一管理。社区的财务需要到总院进行签批，服务中心只设立了一个会计、一个出纳，比如：大型设备的购置就跟总院上报，总院进行购进，扣除设备折旧和人员成本；平时的经营的开支需要报总院进行签批，如药品的采购、日常的开支，社区卫生服务中心财务会有一个领款单，拿到总院去逐级分批，凭证拿回来做账，然后支出。此举方便了医院的社区财务进行监管，强化了社区与医院间的联系，但同时弱化了社区的财政自主权，存在资金调配困难。比如，在公共卫生这一块，具有独立经营权的社区可以规定访一个病人给多少钱，但是汉兴街中心的社区服务、入户随访费用是需要总院进行签批的，另外，其他业务工作开展得比较好的中心有权力开辟奖金，而汉兴街社区卫生服务中心则由于奖金的核算全在新华医院，中心内部没有自主性，总院说发多少就是多少，所以积极性的调动存在困难。

　　花桥街第一社区卫生服务中心是一家民营基层医疗机构，社区和新华医院的合作，属于比较松散型的联合，目前只涉及技术协作，并无财政支持。并且由于医疗机构本身的性质属于民营非盈利性机构，政府对于花桥社区卫生服务中心的医疗服务，采取的是购买服务的形式。中心处于自负盈亏的状态。访谈中我们了解到，社区中心认为在公共卫生补助方面，政府所给予的补贴根本无法弥补实际服务支出。比如，社区卫生服务中心为社区群众做体检，进行血液检验时，因为政府有统一的检验中心，所以相关补助不会下发给社区服务中心，而前期的抽血、储存、人力都是社区服务中心投入的，整个体检下来，除了常规体格检查这一部分会有补助，其余基本没有补助，也就是说人工投入成本根本无法收回，基本是无价劳动。公共卫生服务的政策性过强，加上中心对职工的前期投入，总体来看财政上有一个差值。另外，由于中心是民营单位，职工的待遇跟公立医院甚至是民营医院的待遇根本无法相比，人员工资大部分来源于基本医疗。而在设备购买上，花桥街社区卫生服务中心属于自行购置，一旦中心设备好了，对于疾病的诊断有很大帮助，社区群众也会更愿意到社区来。

2）医联体的收益

通过改革和医联体建设，新华医院提高了医院经营绩效，增强了成本控制能力和医院投融资能力。因为汉兴街第二社区卫生服务中心的财务已经并轨到新华医院的财务中，社区的财务不再单独管理，统一纳入到新华医院的财务管理系统，因此我们将其财务收益情况统一并入新华医院。

医院总体收益显著提高，2012年医院总收入3.11亿元，较上一年同期增长22%；医疗收入2.8亿元，较上一年同期增长5308万元，增长率达23.4%。年度总结余达1565万，较上一年增加186%，且经费自给率达到101%以上；医院月均医疗收入、日均收入、人均业务收入均较上一年同期显著提高，增长率均达到20%以上；医院固定资产总额达3.52亿元，较年初增加5400万元，医院在岗人员人均福利收入比上一年同期增长1564万元，其中，在岗人员人均福利支出较上一年增长28.3%，奖金总额增长779万元，增长率38%，人均奖金增长42%；全年医保挂账169万元，较上一年同期减少31万元，挂账金额大幅降低，有效确保了医保收益最大化。具体情况见表8-2。

表8-2　　　　　　　改革前后新华医院总体收入与支出情况变化表

收入与支出（万元）	改革前一年	改革当年	改革后一年	2012年
总收入	4699.4	4967.3	4091.49	31076.02
其中：财政补助	607.6	774.16	659.73	2765.81
医疗收入	2114.04	2107.99	1804.51	14950.09
药品收入	1800.85	1795.69	1491.7	13082.15
其他收入	176.91	279.46	135.55	277.96
总支出	4116.2	4584.43	4661.5	29511.36
其中：医疗支出	2549.46	225.93	2919.59	13582.59
药品支出	1566.74	1511.99	1724.84	11285.98
人员经费支出	1339.02	1499.80	1311.37	8423.28

2013年6月，总投资2.8亿元的综合大楼一期工程正式全面投入使用，医院病床数由原来的508张扩充至1100张，全年总收入预计将达到4亿元。2013年1月至11月，总收入较上一年同期增长21.4%，其中，医疗收入较上一年同期增长28%，医院整体运行效率显著提升，总结余较上一年同期增长41.1%；综合药品比较上一年同期减少0.5%。

花桥街第一社区卫生服务中心，2012年总收入929万元，业务收入的80%来源于基本医疗保险，其中上级补助239万元（占总收入的25.73），医疗收入284万元（占总收入的30.57%），药品收入283万元（占总收入的30.46%），预防保健收入123万元（占总收入的13.24%）；总支出923万元，其中占前三位的分别是药品支出348万元（37.7%）、人员经费支出163万元（20.8%）以及医疗支出145万元（15.71%）。

3）医联体经济运营情况

改革使得医院运营能力大幅提升，资产总额从改革前的7251700元提升到2012年的351924500元，如图8-5所示。根据访谈了解到，总体上看医院的经济效益有所提升，改革后由于医院进行院区的改建工作，举债进行基础设施建设，导致改革过程中经济效益明显下降，但是随着医院基建的完工，新大楼投入使用，医院经济效益逐步恢复并稳步增长，到2012年净资产结余率提升至17.48%，百元固定资产收入也由改革前的95.54元提升到2012年的156.6元。同时，由于医联体建设及医院的规模扩张，医院资产负债率从改革前的16.66%增加到2012年的74.56%。具体情况见表8-3。

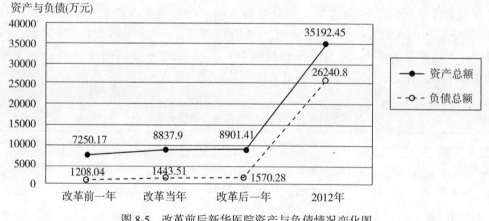

图8-5 改革前后新华医院资产与负债情况变化图

表8-3 改革前后新华医院经济运营情况一览表

经济运营指标	改革前一年	改革当年	改革后一年	2012年
经济效益				
净资产结余率	9.65%	5.36%	-7.78%	17.48%
总资产结余率	8.04%	4.33%	-6.40%	4.45%

经济运营指标	改革前一年	改革当年	改革后一年	2012 年
业务收支结余率	12.41%	9.13%	−16.61%	5.53%
经费自给率	85.24%	91.46%	73.62%	100.58%
人员经费支出比率	32.53%	32.72%	28.13%	28.54%
百元固定资产收入	95.54	85.12	56.53	156.6
营运能力				
总资产周转次数	0.65	0.5	0.4	0.9
流动资产周转次数	1.99	0.29	1.5	2.2
应收账款周转率	17.94	0.06	5.1	6.2
存货周转率	9.26	1.05	11.7	31.4
偿债能力				
流动比率	1.93	2.24	1.12	0.79
速动比率	1.51	1.96	0.93	0.62
资产负债率	16.66%	16.33%	17.64%	74.56%
发展能力				
业务收入增长率	11.17%	6.85%	21.20%	22.60%
净资产增长率	4.95%	0.18%	2.50%	9.50%

花桥街第一社区卫生服务中心 2012 年资产总额 1708 万元，其中，固定资产 965 万元；负债总额 1255 万元，其中用于基本建设负债 1035 万元、流动负债 220 万元，资产负债率为 73.4%。

4. 人力资源建设及人事管理机制

2012 年，新华医院的在岗职工数为 1102 人，根据学科发展需要，2012 年内新招职工 57 人，其中医护人员 51 人（硕士 25 名，博士 1 名，并引进博士后 1 名），初步实现临床一线医师硕士化。离职解聘 67 人。在职职工中，本科及以上学历职工占 77.22%，其中硕士及以上学历职工 180 人，高级职称职工 155 人。医生 315 人，护士 416 人，医技人员 121 人。具体情况见表 8-4。

在人才建设方面，医院先后有 3 人赴德国学习进修 1 年，1 人赴日本学习半年，并选送 4 人赴美国、德国进修学习。外出学术交流 283 人次，外出进修 40 人次，完成实习带教 276 人次，完成见习带教 750 人次人，完成院内培训 129 次。

在绩效管理方面，在原有 39 个科室管理绩效考核基础上，新增了海虹服务中心（门诊服务部）、体检中心、项目办考核指标，使行管后勤部门的考核工作做到全覆盖，管理不留死角。同时，合理修订 2012 年医院绩效分配方案，制订了《科室二次绩效分配管理办法和实施细则》，进一步体现多劳多得、优劳优得、重技术、重实绩、重责任、重贡献、向临床一线倾斜的分配原则，并顺利试行优秀科主任考评制度，实现了对科主任个人绩效进行考核。

表 8-4　　　　　　　　　　　　2012 年新华医院职工情况

	人　数	百分比（%）
学历结构		
硕士及以上	180	16.33
本科	671	60.89
专科及以下	251	22.78
职称结构		
高级职称	155	14.07
中级职称	282	25.59
初级职称	530	48.09
尚未评职称	135	12.25
岗位结构		
医生	315	28.58
护士	416	37.75
医技人员	121	10.98
行政管理人员	142	12.89
工勤人员	108	9.80

　　在干部选拔管理和人才培养方面，推行能上能下的动态管理，选贤任能，竞争上岗；实行岗位分级准入，改革临床护理模式，缓解临床护理人员不足的矛盾，有效控制人力成本过快增长；积极推行后勤社会化改革，做好人员身份转换工作；结合医院近年的医务人员能力评价体系建设，完善专业技术职称评审量化考评实施方案，改进能力评价机制。

　　结合前期运行比较成熟的绩效管理体系，医院制定了一套改革推进的监管机制：一是任务督查机制。依据各部门的职责，确定责任部门、协作部门及时间节点，并全程跟进工作任务进度，评估工作任务完成情况，确保改革试点任务保质保量地完成。二是月度考核机制。借助医院管理绩效考核体系，制定改革试点工作 KPI（关键绩效指标），将任务完成情况与科室月度绩效奖金分配等结合起来，确保改革试点工作得到有效落实。三是责任追究机制。结合干部任期管理，建立工作落实责任追究机制，对于工作质量差、推进不力、效率低下、不配合、不作为的情形，严格实行责任追究，直接落实到人。四是工作通报机制。按月向上级部门汇报和向全院职工通报改革试点工作进展，对改革试点工作的每一项重点任务，通过内部网站、院刊、院周会等多种形式向全院职工进行工作通报，确保信息公开。

汉兴街第二社区卫生服务中心，2012 年在岗职工共 80 人（含硕士学历 1 人）正式职工 12 人，临时职工 68 人，其中医生 16 人，护士 16 人，医技人员 14 人。中心的人事由总院进行统一管理。2012 年之前，中心基本上履行的是模拟法人的职能，有一定的权限，但现在为了进一步规范管理，社区院长（任院长）履行了一个类似科主任的职能。比如：明年如果要进人的话，得写报告给新华医院，如果同意的话，就由院里统一进行招聘。由新华医院统一进行人员招聘、培训人员，平台会比较高，但存在的问题主要是大医院的领导需要充分了解社区卫生服务中心的人才需求。

花桥社区卫生服务中心，2012 年在职职工共计 68 人（含硕士 1 人），其中医生 21 人，护士 25 人，医技人员 7 人。高级职称 4 人，中级职称 12 人，初级职称 44 人。中心的人才都是从社会上公开招聘来的，还包括部分返聘人才。中心自 2006 年与新华医院建立协作关系后，每年都有定期的进修培训，新华医院定期对进修人才进行免费培训，一年最多派 2 人进行学习，一次在 3 个月左右；并且定期会下派专家进行讲课和培训。对于人员的绩效考核，主要是通过工作量完成情况和处方考核相结合的方式进行。

5. 信息化建设

新华医院医联体的信息化建设目前只在核心医院内部，保障医院网络正常运行的同时，信息中心自主研发了医保费用、药品查询软件，帮助临床医院控制医保挂账额度和目录外药品超量使用。医联体整体的信息化进程，目前仍在规划中。

（二）第五医院医联体

我们对第五医院医联体的调研，选择了其核心医院武汉市第五医院及成员机构琴断口社区卫生服务中心和二桥街社区卫生服务中心。2008 年，为切实贯彻武汉市社区卫生服务体系改革精神，武汉市卫生局、汉阳区委区政府结合汉阳区情，在武汉市大医院"托管"社区卫生服务中心模式的基础上，积极探索社区卫生服务体系改革新模式——将辖区内的二桥街等 6 家政府主办的社区卫生服务中心的人、财、物交由武汉市第五医院"直管"。五医院探索实践"直管"模式，实现了区域医疗卫生资源纵向整合，初步形成公立医院与基层医疗卫生机构"人通、财通、医通"。

1. 技术协作方面

首先，在人才构建方面，积极实施"社区卫生服务中心医务人员继续教育和再培养计划"。打通人才使用平台，解决社区最关键的人才问题。"直管"后，医院采取多种形式解决社区卫生服务中心人才短缺的问题。截至目前，第五医院已接收 96 名社区医务人员来院进修，为社区举办各类培训讲座 152 次，培训社区专业技术人员 3128 人次。作为湖北省第一批认定的"全科医学住院医师培训基地"，通过规范化培养、转岗培训等方式，加强全科医生队伍建设，从 2010 年起，培养了 10 多名全科医生。

其次，医疗资源下沉，推进双向转诊，试点分级医疗。一方面，通过下派专家团队，提升社区基本医疗能力。第五医院选派 9 名高级职称人员组成专家团队，由 6 家社区卫生服务中心共享，专家团队按照排班，每天在各社区巡回坐诊。下派 10 名中级以上技术骨干到社区工作，下派人员待遇不变。组织质量控制专家组，每月下社区对各中心的医疗、护理、院感、综合管理等方面进行全面的质量检查及业务指导，提高社区医疗服务质量，保障医疗安全；同时，规范转诊程序。建立和完善转诊制度和流程，明确转诊的病种范围、适应症、流程和保障措施，并做出"上转病人与下转病人比例不少于 3：1"的规定，确保上下畅通。另一方面，下沉门诊，第五医院于 2012 年 12 月首先在二桥街、琴断口两个社区卫生服务中心试点分级医疗，让医疗资源流通起来，推进"小病在社区、大病进医院、康复回社区"。

按照"1+6"医疗协作体的整体需要配置设备，实现资源共享，实现集约化运营。医院拥有较高端的检测设备和医疗器械，社区医疗机构配置看普通疾病所需的基本设备设施，避免重复投资和资源浪费。各社区中心将基础检查以外的项目集中送往第五医院，患者按照"一级医院"的标准缴纳检查费，医院收取成本费用，社区则获取二者之间的差价。标本量增大产生的规模效应提高了医院检验设备和检验试剂的利用率，实际上降低了成本，提高了效益，也为患者节约了费用。

2. 医疗服务量

1）核心医院

武汉市第五医院通过与社区卫生服务中心建立医联体，盘活了自身资源，提升了效益；将医疗服务的触角延伸到了基层，占领了区域医疗市场，扩大了医院品牌影响力；促进了分级医疗和双向转诊，提高了病床周转率，有利于集中精力做好急危重症患者的救治和重点专科建设。2010 年、2011 年和 2012 年，第五医院门诊量同比增长分别为 4.2%、6.78% 和 4.2%，病床使用率分别达 117%、116.7% 和 101%（医院于 2011 年 6 月床位编制从 600 张增加到 800 张）。具体情况见表 8-5。

表 8-5　　　　　　　　　　第五医院改革前后服务量统计表

项　目	改革前一年	改革当年	改革后一年	2012 年
门诊量（人次）	437412	496479	517462	582869
急诊量（人次）	69488	84934	86022	82976
入院人数（人）	16768	20333	21914	25907
出院人数（人）	16752	20218	21949	26034
病床周转次数（次）	31	33.7	33.7	29.9
出院者平均住院日（日）	11.9	11.5	12.2	12.1
实际开放总床日数（日）	197779	219026	237980	319152
实际占用总床日数（日）	210739	253422	278354	327797
住院手术人次数（人次）	3072	3629	4060	6112

图 8-6、图 8-7 显示的是改革前后武汉市第五医院门诊量，以及入院人数的变化情况。从图中可以看出，第五医院的服务量在进行医联体改革后都呈现出稳步增长的态势。

从 图 8-8 可以看出，武汉市第五医院的病床使用率在改革过程中仍然保持在 100% 以上，但是在 2012 年前后病床使用率略有回落，与此同时，从图 8-9 可以看出，第五医院

门诊人次数（人次）

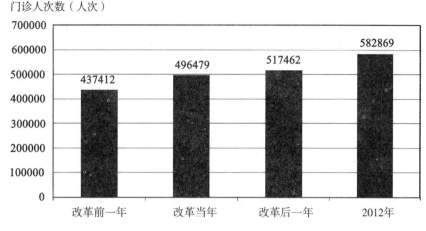

图 8-6　改革前后武汉市第五医院门诊量变化图

入院人数（人次）

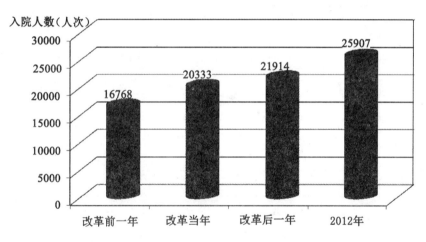

图 8-7　改革前后武汉市第五医院入院人数变化图

出院患者中的转诊人数从改革开始一直呈递增状态，可见第五医院医联体内推行的"双向转诊"制度，以及"社区首诊"和"康复到社区"的政策初见成效。

2）成员机构（社区卫生服务中心）

与此同时，通过医联体间的技术协作，使得优质医疗资源下沉，医联体内各社区卫生服务中心的硬件设施、就医环境大幅改善，人员结构得到优化，服务能力显著提升，就医人数大幅增长，居民信任度和忠诚度逐渐建立。第五医院医联体的成员机构的医疗服务量也呈现出增长趋势。以二桥街社区卫生服务中心和琴断口社区卫生服务中心为代表。

二桥街社区卫生服务中心 2013 年 1 月至 11 月的门诊量 150344 人次，比上一年同期上升 12.3%；2013 年 1 月至 11 月出院病人 3567 人，比上一年同期上升 8.9%。2014 年 1 月至 11 月中心上转病人 165 人，送检查 379 人；总院下转 59 个病人，带药到中心注射

病床使用率（%）

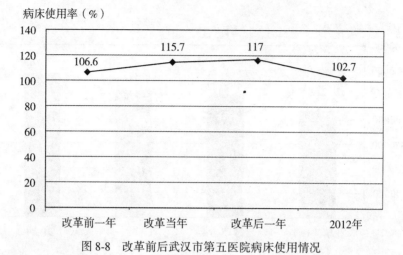

图 8-8 改革前后武汉市第五医院病床使用情况

出院人数中的转诊人次（人）

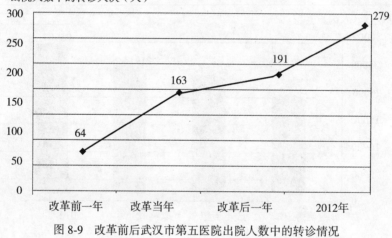

图 8-9 改革前后武汉市第五医院出院人数中的转诊情况

408 人。

琴断口社区卫生服务中心的门诊人次由改革前的 72684 人上升到 2012 年的 140947 人，出院人数由改革前的 2220 人上升到 2012 年的 3659 人，病床使用率从改革前的 6.4% 上升到 2012 年的 10%。具体数据见表 8-6 及图 8-10。

表 8-6　　　　　　　　琴断口社区卫生服务中心改革前后服务量统计表

项　目	改革前一年	改革当年	改革后一年	2012 年
门诊量（人次）	72684	74693	140803	140947
急诊量（人次）	6582	7899	18109	28189

续表

项　目	改革前一年	改革当年	改革后一年	2012 年
入院人数（人）	2220	2657	2815	3659
出院人数（人）	2220	2657	2815	3659
出院者平均住院日（日）	11.8	11.2	10.5	10.9
实际开放总床日数（日）	36500	36500	36500	46116

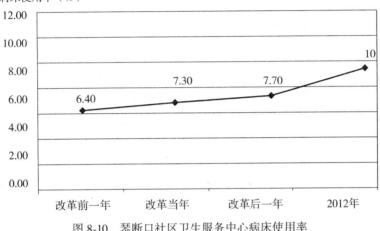

图 8-10　琴断口社区卫生服务中心病床使用率

3. 财务管理及财务变化情况

1）医联体的财务管理情况

医联体财务实行统一管理，推进集约化运营。直管后，社区卫生服务中心的独立法人身份不变，保持经济独立，自负盈亏。大医院统一接管 6 家社区服务中心的人、财、物，代替政府行使"办"的职能，对社区财务状况实施监管。

医联体自 2008 年 9 月，推行新的财务管理制度，规定医联体内个社区卫生服务中心财务的管理制度：（1）各中心主管会计实行会计委派制，一切支出由总院承担，各委派会计不得享受委派中心福利；（2）各中心负责人应对本中心财会工作高度负责，保证会计报表的真实性和完整性；（3）各部门的财务人员必须完善内部财务控制制度，保证资产不流失及经济正常运转，严格执行《会计法》及医院相关管理规定，定期接受有关部门的检查及考核；（4）严格财务审批制度，除工资及福利外，招待费在 350 元以内的中心负责人可签字报销，350 元以上的报分管领导审批，其他物资采购 2000 元以下的中心负责人可签字报销，2000 元至 5000 元须经分管领导同意，5000 元以上提交医院院长办公会讨论，5000 元以上设备、物资采购及工程均采取招标方式确定（由分管领导主持），工程项目须经总院审计部门审计后方可付款。

保持社区一定的经济独立。社区可自行支配基本医疗、公共卫生收入，这部分收入主要用于绩效工资的发放，从而调动员工的积极性，强化了社区的"造血功能"。

2）医联体的收益

通过医联体建设，提高了成员机构的经营绩效。医院总体收益显著提高，2012 年医院总收入 4 亿，较改革前增长 220%；医疗收入达到 1.81 亿，较改革前增长 215%；总资产结余率 0.43%，经费自给率达到 90.58%；医院月均医疗收入、日均收入、人均业务收入均较去年同期显著提高。具体情况见表 8-7 及图 8-11。

表 8-7 改革前后第五医院总体收益情况

收入与支出（万元）	改革前一年	改革当年	改革后一年	2012 年
总收入	18143	23696	26643	39970
其中：财政补助	1963	2171	1798	3871
上级补助收入	—	1205	584	—
医疗收入	8435	10739	12694	18098
药品收入	7674	9475	11457	17523
其他收入：	71	106	110	478
总支出	17338	20839	24563	39815
其中：医疗支出	9373	11277	13797	30461
药品支出	7170	8768	10628	—
病人累计欠费总额	584	717	792	804

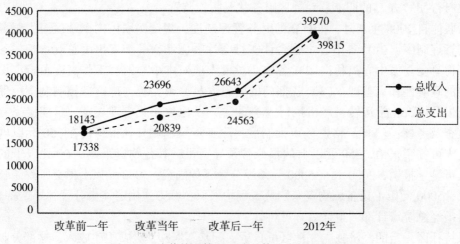

图 8-11 改革前后第五医院总体收支情况变化图

在医联体建设过程中，社区医疗服务收益也在逐年稳步提升。以琴断口社区卫生服务中心为例，2012年总收入3344万元，相比于改革前增长195.4%；医疗收入达到1641万元，较改革前增长155.4%；总资产结余率24.96%，较改革前提高15.28%。具体情况见表8-8及图8-12。

表8-8　　　　　　　改革前后琴断口社区卫生服务中心总体收益情况

收入与支出（万元）	改革前一年	改革当年	改革后一年	2012年
总收入	1711	2044	2899	3344
财政补助	168	242	913	840
上级补助收入	50	—	30	20
医疗收入	1056	1254	1266	1641
药品收入	385	476	551	702
其他收入	52	73	140	141
总支出	1634	2032	2819	2993
医疗支出	1272	1568	2284	2266
药品支出	330	411	496	689
人员经费支出	373	464	734	800
离退休费用支出	176	205	590	389
病人累计欠费总额	127	176	187	280

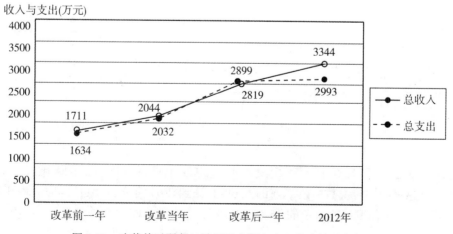

图8-12　改革前后琴断口社区卫生服务中心收支情况变化图

3）医联体经济运营情况

改革使得医联体各成员机构运营能力大幅提升。第五医院资产总额从改革前的 2.55 亿元提升到 2012 年的 3.71 亿元；资产负债总额从改革前的 1.24 亿元提升到 2012 年的 2.23 亿元；净资产总额从 1.31 亿元提升到 1.48 亿元，如图 8-13 所示。琴断口社区卫生服务中心资产总额从改革前的 0.79 亿元提升到 2012 年的 1.41 亿元；资产负债总额从改革前的 0.14 亿元下降到 2012 年的 0.13 亿元；净资产总额则从 0.64 亿元逐年稳步提升到 1.28 亿元，如图 8-14 所示。

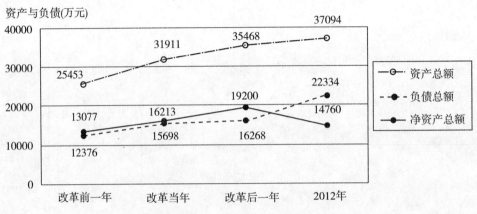

图 8-13　改革前后五医院资产与负债情况变化图

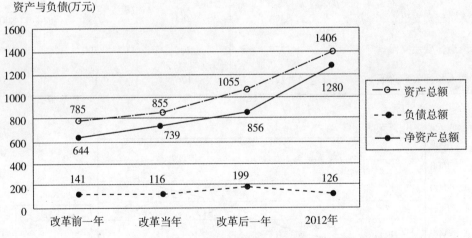

图 8-14　改革前后琴断口社区卫生服务中心资产与负债情况变化图

到 2012 年，第五医院百元固定资产收入由改革前的 133.51 元提升到 2012 年的 154.68 元；总资产周转次数由改革前的 0.69 上涨到 2012 年的 1.01；同时，由于医联体建设，医院资产负债率从改革前的 46% 增加到 2012 年的 60%。具体情况见表 8-9。

表 8-9　　　　　　　　　　改革前后五医院经济运营情况变化表

经济运营指标	改革前一年	改革当年	改革后一年	2012 年
经济效益				
净资产结余率	6.25%	19.51%	13.78%	1.06%
总资产结余率	3.45%	9.96%	6.17%	0.43%
业务收支结余率	4.98%	14.06%	8.57%	0.43%
经费自给率	93.32%	97.51%	98.77%	90.58%
人员经费支出比率	18.97%	21.85%	26.16%	35.75%
管理费用率	20.94%	18.89%	19.62%	22.95%
百元固定资产收入（元）	133.51	161.34	80.41	154.68
营运能力				
总资产周转次数	0.69	0.71	0.72	1.01
流动资产周转次数	2.26	2.23	2.07	2.04
应收账款周转率	4.12	3.76	3.25	3.11
存货周转率	15.41	17.56	19.94	31.87
偿债能力				
流动比率	0.81	0.96	1.04	1.05
速动比率	0.76	0.89	1.04	1.04
资产负债率	49%	49%	46%	60%
发展能力				
业务收入增长率	32.35%	25.59%	19.40%	24.17%
净资产增长率	3.35%	23.98%	18.42%	2.52%

到 2012 年，琴断口社区卫生服务中心净资产结余率由改革前的 11.80%，提升到 2012 年的 27.42%；百元固定资产收入也由改革前的 444 元提升到 2012 年的 725 元；资产负债率有改革前的 17.96%下降到 2012 年的 8.96%；总资产周转次数由改革前的 2.28 提升到 2012 年的 2.75，具体情况见表 8-10。

表 8-10　　　　　　改革前后琴断口社区卫生服务经济运营情况变化表

经济运营指标	改革前一年	改革当年	改革后一年	2012 年
经济效益				
净资产结余率	11.80%	5.55%	9.35%	27.42%
总资产结余率	9.68%	4.80%	7.58%	24.96%
业务收支结余率	4.50%	0.59%	2.76%	10.49%
人员经费支出比率	23.28%	23.44%	26.40%	27.07%
百元固定资产收入（元）	444	514	708	725
营运能力				
总资产周转次数	2.28	2.49	3.2	2.72
流动资产周转次数	4.44	4.76	5.8	4.18
应收账款周转率	1.41	1.27	1.4	1.08
存货周转率	6.53	7.93	11.24	15.6
偿债能力				
流动比率	2.84	3.95	3.25	7.50
速动比率	2.51	3.45	2.99	6.54
资产负债率	17.96%	13.57%	18.87%	8.96%
发展能力				
业务收入增长率	23.69%	20.05%	5.03%	28.95%
净资产增长率	23.14%	7.84%	15.83%	49.53%

4. 人事管理机制

武汉市第五医院现有职工 1240 人，临时人员 67 人，其中，医生 388 人，护士 527 人，医技人员 1443 人；硕士及以上学历员工 148 人，大学本科学历员工 325 人；副高级以上职称 78 人，中级职称 244 人。并且，改革前后第五医院职工数量保持平稳增长，学历层次情况无较大变化。具体情况见表 8-11 及图 8-15。

表 8-11　　　　　　改革前后第五医院人力资源情况变化表

		改革前一年	改革当年	改革后一年	2012 年
医院在岗正式职工总数（人）		947	1025	1096	1240
学历结构	硕士及以上（人）	41	75	109	148
	本科（人）	215	249	287	325
	专科及以下（人）	327	385	423	457

续表

		改革前一年	改革当年	改革后一年	2012 年
职称结构	高级职称（人）	47	53	62	78
	中级职称（人）	222	230	201	244
	初级职称（人）	336	311	335	386
	尚未评职称（人）	113	57	78	131
岗位结构	医生（人）	201	223	278	388
	护士（人）	385	414	477	527
	医技人员（人）	125	119	127	143
	行政管理人员（人）	112	112	105	94
	工勤人员（人）	124	119	109	88
医院临时工人（人）		41	44	53	67
离退休职工（人）		378	425	477	502
年内解聘正式职工（人）		23	11	15	7
年内新招聘正式职工（人）		53	78	71	44

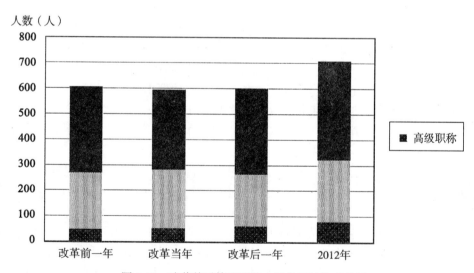

图 8-15　改革前后第五医院人员学历结构变化图

　　托管的 6 个社区共有人员约 470 人。第五医院向医联体各成员单位累计下派本科及以上 126 人，其中技术管干 8 人，管理干部 9 人；下沉门诊 62 人，招聘下派 47 人，中级以上职称 73 人。其中，汉阳区二桥街社区卫生服务中心现有职工 117 人，其中医生 32 人，护士 56 人；副高以上职称 2 人（正高 1 人），中级职称 37 人；硕士研究生 3 人，大学本科学历 43 人。第五医院下派 27 名青年骨干到中心工作，其中包括 3 名研究生，28 名本科生。2013年1月至11月中心技术骨干共接受第五医院培训291人次。琴断口社区卫生服务中心现有职工137人，其中医生48人，护士46人；副高以上职称3人，中级职称88人；硕士研究生1人，大学本科学历39人。2013年1月至11月中心技术骨干共接受五医院培训270人次。

第五医院内部的人事改革主要集中在干部管理、人事晋升等方面。在干部管理上，从2002年开始中层干部开始，2003年全部职工进行重新竞岗，从经济分配方面相应进行改革调整。分配主要向临床一线、科室骨干、科主任、护士长倾斜，由院领导进行宏观管理，临床科室对奖金进行二次分配，科主任有权根据工作量进行分配，调动每个工作人员积极性；机关后勤以临床实行系数分配。职称、工作年限，同一级别差距最大是2000~3000元。同时，职称方面进行相应的改革。职工业务考核上，从2013年1月临床科室绩效分配试运行，预计2014年在机关后勤采取新的资金绩效分配。

在社区人事管理上，下派13名管理干部到"直管"社区卫生服务中心工作，加强社区管理能力。"直管"后，医院拥有人事调配权，对各社区进行了统一管理，社区的人才由第五医院统一管理，工资福利待遇方面给一个标准，社区进人或是离职都要告知本院。社区的院长都由第五医院任免，社区没有人事权。社区引进人才需要向本部上报请示，由本院组织招聘。在6家社区卫生服务中心内按需调剂。目前，已有7名人员因工作需要从原社区调剂到其他社区工作；医院已招收73人到"直管"的6家中心，其中硕士9名，极大地改善了社区医务人员的整体学历职称结构和业务素质，解决了过去"中心招不到、招到留不住、留住不安心"的人才困境。

设立"直管"工作专项经费。从组织管理、业务管理、人才培养、资产管理、社会满意度等方面建立科学合理的大医院"直管"工作考核评估机制，将基本公共卫生服务工作的数量、质量和群众满意度作为核拨基本公共卫生经费和大医院"直管"工作专项经费的重要依据。到社区卫生服务中心工作的人员基本待遇由医院承担，区政府每年拿出100万元专项资金给予补贴作为基本保障，绩效工资由社区按照激励机制发放。

积极实施"社区卫生服务中心医务人员继续教育和再培养计划"。截至目前，第五医院已接受96名社区医务人员来院进修，为社区举办各类培训讲座152次，培训社区专业技术人员3128人次。作为湖北省第一批认定的"全科医学住院医师培训基地"，通过规范化培养、转岗培训等方式，加强全科医生队伍建设，从2010年起培养了10多名全科医生。

强化对社区卫生服务中心的服务行为和质量的监管。定期组织区财政、物价、卫生等管理部门对社区卫生服务机构的公共卫生服务落实情况、药品和医疗服务价格、医疗服务质量及"六位一体"工作完成情况进行检查和考核，同时引入第三方考评机制组建"专家考评团队"，对社区卫生服务机构的服务质量和水平进行综合评定，引导社区卫生服务机构着力提升服务质量和水平。

5. 信息化建设

充分实现医联体各成员机构间的信息对接。利用医院和社区的信息共享平台，简化转诊病人的就诊程序，同时方便社区卫生服务中心家庭医生对患者的跟踪随访。目前医联体内部信息化平台建设已在二桥街社区卫生服务中心完成信息化试点，在医院和社区之间实现"一库、一网、一平台"，即一个包括患者健康信息且可实时更新的数据库、一个连接医院和社区中心的网络、一个医院社区间共享且可以和医院 LIS 系统、PACS 系统对接的信息平台。居民的健康档案和就诊信息不断更新,成为一个"活"的健康档案。

(三) 新洲区人民医院医联体

我们对新洲区人民医院医联体的调研,选择了其核心医院武汉市新洲区人民医院及成员机构汪集街中心卫生院。新洲区人民医院接受武汉市中心医院管理帮扶以及与全区 17 家基层医疗机构签订战略合作协议,构建新洲区人民医院医联体,加强纵向合作,一是与基层医疗机构之间建立管理帮扶、技术协作和双向转诊关系;二是在医联体内建立统一的检验、影像等中心,实行大型设备统一管理、共同使用;三是下派专家通过临床带教、业务指导、教学查房等形式,对基层医务人员进行指导,规范医生在下级医疗机构的会诊行为;四是逐步统一信息化,推动检查结果互认、远程会诊等工作。

新洲区人民医院和所托管的汪集中心卫生院加强纵向合作的具体思路是:一是在保持体制不变、享受财政拨款和各项财税减免政策不变、非营利性医疗机构性质不变、公共卫生和基本医疗服务职能不变、职工隶属关系及性质不变的前提下(即"六不变"),将汪集街中心卫生院的行政、人事调配权和经营决策权委托给人民医院,人民医院全面负责社区卫生服务中心的管理和业务工作,实行人、财、物统一管理、统一调度。人民医院派出一名院领导担任汪集街中心卫生院法定代表人和院长,托管后,汪集街中心卫生院仍独立核算、自负盈亏,独立承担民事责任;二是医联体成立运行协调机构,建立统一的检查、采购配送、消毒供应、信息等中心,加强资源共享,进一步降低服务与运行成本。

1. 技术协作方面

新洲区人民医院与汪集街中心卫生院加强医疗机构间的技术协作,建立双向转诊机制,推动人民医院对基层医疗机构的技术指导和业务协作作用。第一,新洲区人民医院定期派出高年资医师到汪集街中心卫生院参加查房、会诊,协助病区管理,开设专家门诊,开展专题业务讲座;第二,汪集街中心卫生院派遣卫生技术人员参加人民医院的业务学习培训和进修;第三,医联体内部建立起有效、严密、实用、畅通的上下转诊渠道,为汪当地病人提供整体性、连续性的医疗照护。汪集街中心卫生院将疑难危重症病人上转到人民医院诊治,与此同时,新洲区人民医院将病情稳定、康复期的病人下转回汪集街中心卫生院,并开具合理治疗方案。人民医院对汪集街中心卫生院实行专家门诊、大型检查电话预约,并派出救护车辆及时转运病人和标本。在医联体内建立统一的检验、影像等中心,实行大型设备统一管理、共同使用,完善资源共享。

2. 医疗服务量

1) 核心医院

2013 年,新洲区人民医院门急诊量为 27.3 万人次,同比增长 16.2%;出院人数 2.75 万人次,同比增长 16.3%;手术量 6235 台,同比增长 8.1%。另外,医院调整政策,挖掘潜力,千方百计满足病人需求。2013 年,医院病床使用率 93%,病床周转次数 42.1 次,同比增加周转 1.4 次,平均住院日 7.9 天,使有限的医疗资源最大限度地得到合理利用。具体情况见表 8-12,图 8-16。从表 8-12 中可以看出新洲区人民医院的病床使用率基本保持在 90% 左右,可能是实行双向转诊导致部分患者下转的结果。另外,从图 8-17 中可以看出新洲区人民医院出、入院患者人数在医联体建设过程中稳步增加,同样意味着区人民医院的服务量因为医联体的建设而稳步增长，说明医联体的改革给医院带来了业务量的增长。

表 8-12　　　　　　　　　　新洲区人民医院改革前后服务量统计表

项　　目	改革前一年（2011 年）	改革当年（2012 年）	改革后一年（2013 年）
门诊量（人次）	210671	231655	273485
急诊量（人次）	9811	10638	16190
入院人数（人）	17119	23151	27135
出院人数（人）	17073	23076	26987
病床使用率（%）	94.10	89.90	91.60
实际开放总床日数（日）	130549	201567	232510

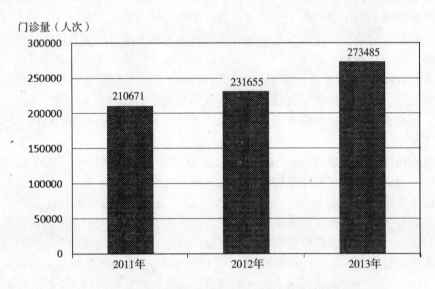

图 8-16　改革前后新洲区人民医院门诊量变化图

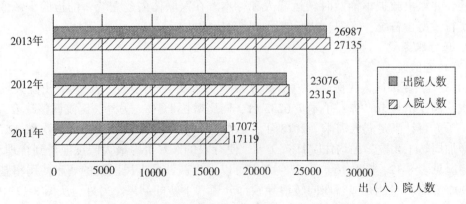

图 8-17　改革前后新洲区人民医院出（入）院人数变化图

2）成员机构（社区卫生服务中心、中心卫生院）

2013 年 1 月至 11 月，汪集街中心卫生院完成门诊 40926 人次，其中急诊 2525 人次，完成住院治疗 4833 人次，平均患者住院日为 6 天，住院手术 193 人次，抢救危重病人 343 人次，单病种治愈好转率达到卫生部颁布的病种质量控制标准。具体数据见表 8-13 及图 8-18。根据调查数据可以看出，汪集街中心卫生院的门诊量有所下降，但是其出院人数和病床使用率都呈现快速递增的趋势，说明在进行医联体改革后，汪集街中心卫生院的服务量有很大的提高。

表 8-13　　　　　　　　　汪集街中心卫生院改革前后服务量统计表

项　　目	改革前一年	改革当年	改革后一年
门诊量（人次）	53703	53150	44561
急诊量（人次）	920	500	2961
入院人数（人）	1057	1743	2661
出院人数（人）	1046	1746	1863
出院人数中的转诊人次（人次）	12	9	10
病床使用率（%）	39	58	75
病床周转次数（次）	23	39	23
平均住院日（日）	6	5.6	12
实际开放总床日数（日）	16425	16425	29200
实际占用总床日数（日）	6389	9498	21934

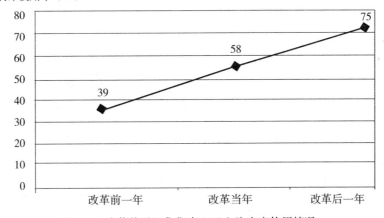

图 8-18　改革前后汪集街中心卫生院病床使用情况

3. 财务管理及财务变化情况

1）医联体的财务管理情况

托管模式以"体制不变先转机制"的优点，绕开产权、人员安置、资源调配等棘手问题。新洲区人民医联体建设中，区人民医院与汪集街中心卫生院等基层医疗机构在保持体制不变、享受财政拨款和各项财税减免政策不变、非营利性医疗机构性质不变、公共卫生和基本医疗服务职能不变、职工隶属关系及性质不变的前提下（即"六不变"），将汪集卫生院等基层医疗机构的行政、人事调配权和经营决策权委托给人民医院，托管后，汪集街中心卫生院仍独立核算、自负盈亏，独立承担民事责任。

2）医联体的收益及经济运营情况

新洲区人民医院经济结构得到显著改善，医院管理逐步规范化、科学化。2013 年 1 月，新洲区人民医院开始下大力气控制药品比例，提升医疗服务质量，取得显著效果。2013 年 1 月至 6 月，医院总资产 3.02 亿，负债 1.3 亿，净资产 1.72 亿，业务收入达到 1.03 亿，其中医疗收入 5996 万元，同比增长 23.42%，药品比例为 41.53%，收入结构得到极大改善。2013 年，医院总收入 2.30 亿元，增长 4.8%，其中医疗收入 1.24 亿元，同比增长了 38%；药品比 42%，同比下降 15%，实现了结构调整的奋斗目标，回归了人民医院为人民的公益性质。具体情况见表 8-14。

表 8-14　　　　　　　　　　改革前后新洲区人民医院总体收支情况

收入与支出（万元）	改革前一年	改革当年	改革后一年
总收入	15899.7	21904.8	22955.9
其中：财政补助	601.7	1123.3	1435.6
医疗收入	7884.3	8829.7	12356.2
药品收入	7286.4	11816.5	8998.7
其他收入	127.1	135.3	165.3
总支出	23381.4	19195.9	19945
其中：医疗支出	16249.5	2109.6	2797.4
药品支出	7054.7	8888.1	7782.8
人员经费支出	—	5238.9	5954.5
离退休费用支出	—	682.4	1115.3
其他对个人和家庭补助支出	—	168.3	176.3
其他资本性支出	—	2108.7	2118.7
病人累计欠费总额	3062.1	3676.6	3682.8

改革使得医联体各成员机构运营能力大幅提升。新洲区人民医院资产总额从改革前的 2.64 亿元提升到 2012 年的 3.22 亿元；资产负债总额从改革前的 1.33 亿元下降到 2012 年的 1.25 亿元；净资产总额从 1.33 亿元提升到 1.97 亿元。如图 8-19 所示。

到 2012 年，新洲区人民医院净资产增长率率由改革前的 0.19% 提升到 2012 年的

资产与负债(万元)

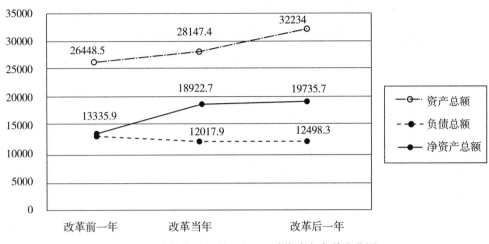

图 8-19   改革前后新洲区人民医院资产与负债变化图

0.22%；资产负债率由改革前的 0.5% 下降到 2012 年的 0.39%；总资产周转次数保持在
0.7 左右。具体情况见表 8-15。

表 8-15   新洲区人民医院经济运营情况变化表

经济运营指标	改革前一年	改革当年	改革后一年
营运能力			
总资产周转次数	0.73	0.76	0.71
流动资产周转次数	3.01	3.45	2.35
偿债能力			
流动比率	1.85	1.67	2.02
速动比率	1.57	1.41	1.82
资产负债率	0.5	0.43	0.39
发展能力			
业务收入增长率	0.19	0.36	0.034
净资产增长率	0.19	0.21	0.22

开展医联体建设以来，汪集街中心卫生院加强财务管理，进一步健全各项财务管理制
度，制定了一套完整有效的业务经济运行方案，完善成本核算，坚持一本账、一枝笔的审
批制度，压缩了非生产性开支。同时，完成清产核资工作，防止集体财产流失。2013 年 1
月至 11 月，汪集街中心卫生院业务收入 959 万元，比上一年同期上升了 42 万，医疗医务

开展继续以质量为核心。从 4 月份开始，卫生院药品收入每月下降 22 万，占西药收入的 40%，控制了医疗成本，保障了新农合基金的安全。具体情况见表 8-16。

表 8-16　　　　　　　　　改革前后汪集街中心卫生院收入与支出情况

收入与支出（万元）	改革前一年	改革当年	改革后一年
总收入	8128	7844	15129
其中：财政补助	3984	3479	11068
医疗收入	2524	1483	4766
药品收入	2135	1852	5603
其他收入	273	242	443
总支出	7899	8988	20863
其中：医疗支出	3953	5198	1116
药品支出	4876	1058	5401
人员经费支出			9633
离退休费用支出			1766

4. 人事管理机制

在保持体制不变、享受财政拨款和各项财税减免政策不变、非营利性医疗机构性质不变、公共卫生和基本医疗服务职能不变、职工隶属关系及性质不变的前提下（即"六不变"），将汪集街中心卫生院的行政、人事调配权和经营决策权委托给人民医院，人民医院全面负责社区卫生服务中心的管理和业务工作，实行人财物统一管理、统一调度。人民医院派出一名院领导担任汪集街中心卫生院法定代表人和院长。目前乡镇卫生院为定编定岗，统筹统支，不能自由进人。而区人民医院为差额拨款单位，人事代理，医院可按自身情况进人。

医联体建设过程中，医院人力资源结构逐步优化。2013 年，新洲区人民医院共有在职职工 553 人，较前两年总人数有所下降，其中医生 202 人，护士 161 人，医技人员 103 人；硕士及以上学历人员 5 人，本科学历 263 人；副高及以上职称 104 人，中级职称 234 人。具体情况见表 8-17。

医联体建设过程中，新洲区人民医院加强人才梯队建设。医院制定了《青年人才培养计划》、《医师外出进修管理办法》，着力培养合理的人才梯队，有目的地选送了 22 人次护士长到中心医院对口科室进修学习，促进了专业技术队伍整体素质的提高。制定政策推动科研工作向前发展。医院学术风气渐浓，医务人员创新意识、科研能力逐步增强，2013 年，全院共获得市级以上科研项目 5 项；共发表论文 20 篇。加强继续教育。2013 年，区人民医院和武汉市中心医院分两期，3 个月/期，共举办全院大型学术讲座 16 次，免费为全区基层医院培训了 30 多名全科医生，启动了医院住院医师规范化培训和医师定期考核制度。

表 8-17 新洲区人民医院人力资源情况

		2011 年	2012 年	2013 年
医院在岗正式职工总数（人）		584	568	553
学历结构	硕士及以上（人）	2	4	5
	本科（人）	248	254	263
	专科及以下（人）	334	310	285
职称结构	高级职称（人）	68	107	104
	中级职称（人）	196	244	234
	初级职称（人）	184	136	169
岗位结构	医生（人）	202	205	202
	护士（人）	178	169	161
	医技人员（人）	114	108	103
	行政管理人员（人）	39	44	47
	工勤人员	51	42	40
离退休职工（人）		172	185	197
年内新招聘正式职工（人）		8	4	3

　　汪集街中心卫生院是由原汪集卫生院和孔埠卫生院两个乡镇卫生院合并而成的一级甲等中心卫生院。改革后，由于离退休职工人数逐年增加等因素，导致卫生院在职职工人数逐年减少。改革后，医院在职职工 200 人，较改革前略微减少 14 人；本科学历 3 人；中级职称 27 人；医生 85 人，护士 35 人，医技人员 17 人，人员结构略有调整。具体情况见表 8-18。医联体建设后，基层医疗机构医护人员有机会免费接受区人民医院培训，每期 3 个月，现已举办两期。经过医联体的建设，2013 年卫生院现有职工 290 人（在职在岗 197 人，退休 93 人），其中高级职称 1 人，中级职称 39 人，初级 115 人；医生 80 人，护士 35 人，医技人员 17 人。中心卫生院下设孔埠门诊部，包括 43 个村卫生室，共有乡村医生 71 人，担负着全街 10 万余人预防、保健、基本医疗工作。

表 8-18 汪集街中心卫生院人力资源情况

		改革前一年	改革当年	改革后一年	2012 年
医院在岗正式职工总数（人）		214	210	200	196
学历结构	硕士及以上（人）	0	0	0	0
	本科（人）	1	3	3	3
	专科及以下（人）	169	167	165	161

续表

		改革前一年	改革当年	改革后一年	2012 年
职称结构	高级职称（人）	0	0	0	0
	中级职称（人）	18	22	27	38
	初级职称（人）	151	145	138	123
	尚未评职称（人）				
岗位结构	医生（人）	86	85	85	80
	护士（人）	32	34	35	35
	医技人员（人）	17	17	17	17
	行政管理人员（人）	3	3	3	5
	工勤人员	31	28	25	24
离退休职工（人）		84	88	90	93

5. 信息化建设

新洲区人民医院共投入近 600 万元，建立 HIS、CIS 、LIS 和 PACS。已完成临床信息系统建设、电子病历和住院系统优化改造，完成了门诊新系统的升级改造，病人凭一张卡就可以完成挂号、就医、交费、拿药、住院等手续，并可直接在市中心医院刷卡就医，率先在武汉市新城区开展远程医疗与远程教学，提高了医院服务与管理水平。汪集街中心卫生院拟对门诊部及各科现有网络进行升级改造，对各村卫生室实行网络化管理，并建立一座远程会诊平台。逐步统一信息化，推动检查结果互认、远程会诊等工作。

（四）黄陂区人民医院医联体

我们对黄陂区人民医院医联体的调研，选择了其核心医院武汉市黄陂区人民医院及成员机构黄陂区人民医院盘龙院区。2009 年，黄陂区开始尝试开展将医院所有权与经营权相分离的经营方式，在保持被托管医院隶属关系不变、独立法人组织不变、资产归属不变、医院性质及功能不变、财政拨款渠道和拨款标准不变、职工身份不变的前提下，实行医院所有权与经营权"两权分离"的改革模式。在所有权与经营权分离条件下，黄陂区人民医院与盘龙卫生院签订经营管理合同，负责盘龙卫生院医疗服务的运营管理，并投入大量资金改善盘龙院区基础设备设施。另外，与 11 家基层医疗机构签署了战略合作协议，共同组成黄陂区人民医院医联体，医疗服务面覆盖到整个黄陂区及周边县市。

1. 技术协作方面

在医联体合作的 12 家基层医疗机构中，4 家乡镇卫生院实行长期派驻医疗管理团队，长期在那里帮助管理、技术的提升；7 家较为松散，每个星期抽一天根据乡镇卫生院的需要进行定期的巡诊，可以请人民医院的专家进行技术支持。与每个乡镇卫生院都签订了双向转诊协议（包括检查优惠、免门槛费）。推行医联体建设后，盘龙卫生院被黄陂人民医院托管，重新组建的盘龙卫生院（盘龙院区）已经全面"人民医院化"。黄陂区人民医院与盘龙卫生院，按照医联体合作要求，通过开展预约诊疗、检验检查结果互认、实行临床路径管理等服务手段达到人通、医通、财通。医联体内部的医疗技术、设备设施管理等方面全部按照区人民医院模式管理。目前，黄陂区人民医院共向盘龙卫生院等医联体成员机构派驻 4 批次，每批次驻点时间为 3 个月，共 59 人参与到成员机构的医疗服务工作中。对基层医务人员进行"院感"、"病历规范"、"护理操作"、"心肺复苏"、"手卫生六步洗手法"等 40 余次培训，共 40 余名专家进行授课，受训人员达 5800 余人次，免费接收基层进修人员 42 人次，通过医疗联合体双向转诊工作，共转诊 8092 人，其中下转 2910 人（含转至盘龙院区 2563 人）。

2. 服务量变化

1）核心医院

黄陂区人民医院 2012 年编制床位数为 880 张，目前开放床位 1600 张。2012 年，门诊量 50 万余人次，年出院量 7 万余人次，年手术量 1.6 万余例，比改革前有大幅度提高。目前，共接诊 65048 人次，完成了常规外科手术 1284 例，开展 B 超检查 3225 人次，完成双向转诊工作共计 8092 人，其中上转 5182 人，下转 2910 人。目前黄陂区人民医院（三乙）的综合评价（年门诊量、年住院量、年手术量、年实际占用总床日数、住院均费等）在全省排名第二。具体情况见表 8-19。

表 8-19　　　　　　　　　　黄陂区人民医院改革前后服务量统计表

项　　目	改革前一年	改革当年	改革后一年	2012 年
门诊量（人次）	211319	259746	274999	436112
急诊量（人次）	4455	15148	39299	13828
入院人数（人）	26211	33538	46179	65772
出院人数（人）	26211	33280	46100	65413
病床使用率（%）	99.74	94.99	109.14	148.93
病床周转次数（次）	50.3	47.5	57.63	74.3
术前平均住院日（日）	3.09	3.07	3.31	2.82
出院者平均住院日（日）	7.3	7.2	6.9	7.4
实际开放总床日数（日）	189760	254668	292000	321200
实际占用总床日数（日）	189271	241921	318696	478352

从图 8-20~图 8-22 可以看出，黄陂区人民医院在进行医联体相关改革后，门诊量、出（入）院人数一直稳步且快速增长。病床使用率也从改革前的 99.74% 逐年稳步上升到 2012 年的 148.93%，得到了大幅度提升。可见，通过医疗联合体建设，黄陂区人民医院

扩大了医疗服务覆盖面，同时，也意味着区域内优质医疗资源利用率得到提高。

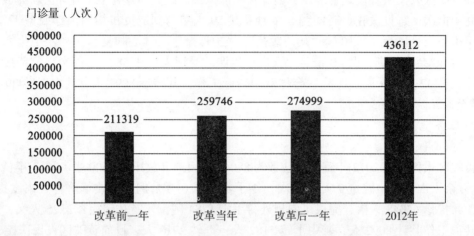

图 8-20　改革前后黄陂区人民医院门诊量变化图

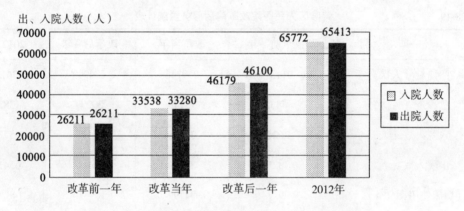

图 8-21　改革前后黄陂区人民医院出（入）院人数变化图

2）成员机构

盘龙中心卫生院完全被黄陂区人民医院兼并后，实现了医联体内技术、人员的整合，黄陂区人民医院派人到盘龙中心卫生院，利用卫生院的地理优势和卫生资源，解决了盘龙区老百姓看病难和到市里看病费用高的问题，而且盘龙院区患者可以就近享受到二甲医院的医疗服务。合并至今，卫生院发展势头良好，医院编制床位数从 2009 年当时的 40 张床发展到 2012 年的 80 张（编制床位，实际开放床位为 150 张）。卫生院 2012 年的门诊量为58354 人次，共接受急诊 3632 人次，住院手术 1289 台次，病床周转次数 49.6 次。具体数据见表 8-20。

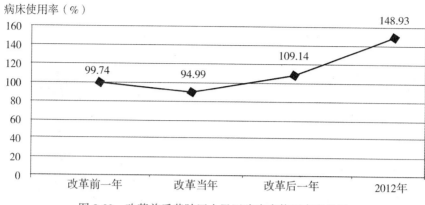

图 8-22　改革前后黄陂区人民医院病床使用率变化图

表 8-20　　　　　　　黄陂区人民医院盘龙院区改革前后服务量统计表

项　目	改革前一年	改革当年	改革后一年	2012 年
门诊量（人次）	1788	3661	10686	58354
急诊量（人次）	47	597	2089	3632
入院人数（人）	352	786	2234	5831
出院人数（人）	348	735	2201	5753
病床使用率（%）	89.93	87.83	95.32	99.82
病床周转次数（次）	35.8	39.3	44.3	49.6
术前平均住院日（日）	6	1.87	1.91	1.93
出院者平均住院日（日）	7.3	7.96	7.55	7.33
实际开放总床日数（日）	50	6582	18118	42.952
实际占用总床日数（日）	50	6069	16562	42952

图 8-23～图 8-25 表示的是改革前后盘龙院区门急诊、出入院患者以及病床使用率的变化情况。从数据可以看出，合并后的盘龙院区依托于黄陂区人民医院，门急诊量和出院人数等主要医疗服务量指标都有显著的提高。同时，医院病床使用率虽在改革当年有所下降，但是整体上升趋势平稳。这说明黄陂区人民医院盘龙院区在改革后，医疗服务量和资源利用效率整体有很大的提升。

3. 财务管理及财务变化情况

1）医联体的财务管理情况

医院制定"质量控制，成本核算，绩效考核，综合计奖"的经济管理办法，在执行中突出科室二次分配的力度，对各业务科室绩效奖励，重点考量其工作技术性、风险性、工作质量、劳动强度、综合效益等，同时兼顾公平。各职能科室依据相应的考评标准，对业务科室绩效进行综合考核、评价，核定绩效分配系数。对于盘龙院区的财务管理，黄陂

门急诊量（人次）

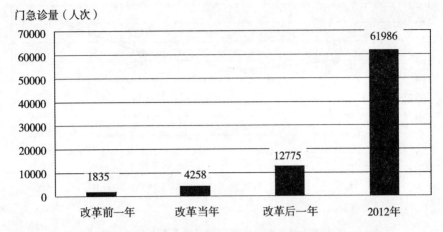

图 8-23　改革前后黄陂区人民医院盘龙院区门急诊量变化情况

出（入）院人数

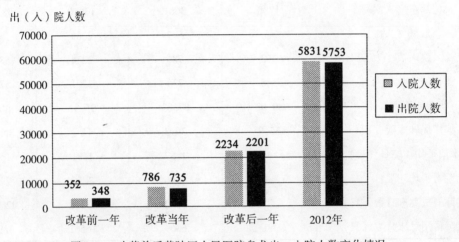

图 8-24　改革前后黄陂区人民医院盘龙出、入院人数变化情况

区人民医院派出副院长、专门的管理人员到盘龙院区任职，将人、财、物与总院进行统一管理；盘龙院区的黄陂区人民医院院党委会对卫生院的院长进行考核。同时，盘龙院区的医疗收费标准和医保、农合报销比例仍按一级医疗卫生机构标准执行。黄陂区卫生事业单位人均绩效是 2.9 万元，其中 60% 由财政拨款，40% 自己筹集。

2）医联体的收益及经济运营情况

经过一段时间的医联体建设和改革，黄陂区人民医院以及盘龙院区的经营绩效得到提高，成本控制能力增强。目前，医院固定资产总值达 3.5 亿元，2012 年医院总收入 4.29 亿元，是改革前的 3.15 倍；其中医疗收入 2.37 亿元，较改革前增长了 211%；总支出 4.07 亿元，较改革前提升 2.51 倍；医院业务收入中基本医疗保险付费比例由改革前的 25% 提升到 2012 年的 35%。具体情况见图 8-26 及表 8-21。盘龙院区 2012 年总收

156

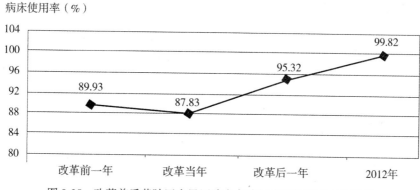

图 8-25　改革前后黄陂区人民医院盘龙院区病床使用率变化情况

入 2536 万元，较改革前的 115 万元，增长了 21 倍；其中医疗收入 1522 万元，是改革前 44 万元的 34.6 倍；总支出 2126 万元，其中医疗支出 1276 万元。具体情况见图 8-27 及表 8-22。

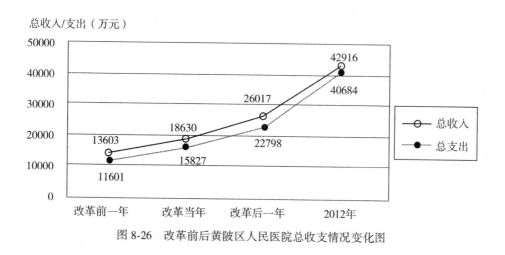

图 8-26　改革前后黄陂区人民医院总收支情况变化图

表 8-21　　　　　　　　改革前后黄陂区人民医院收支情况变化表

收入与支出（万元）	改革前一年	改革当年	改革后一年	2012 年
总收入	13603	18630	26017	42916
其中：财政补助	673	926	1094	751
医疗收入	7615	10234	14596	23680
药品收入	5283	7357	10179	18384
其他收入	32	113	148	92
总支出	11601	15827	22798	40684

续表

收入与支出（万元）	改革前一年	改革当年	改革后一年	2012 年
其中：医疗支出	6276	8651	12899	24689
药品支出	5268	7006	9682	15995
人员经费支出	2227	2885	4470	8027
公用经费支出	8818	12178	17195	31137
医院业务收入的构成比例				
基本医疗保险	25%	32%	34%	35%
其他	75%	68%	66%	65%

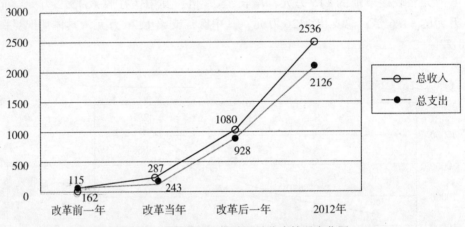

图 8-27 改革前后盘龙院区总收支情况变化图

表 8-22 　　　　　　　　改革前后黄陂区人民医院盘龙院区收支情况变化表

收入与支出（万元）	改革前一年	改革当年	改革后一年	2012 年
总收入	115	287	1080	2536
医疗收入	44	172	648	1522
药品收入	28	115	432	1014
总支出	162	243	928	2126
医疗支出	98	146	557	1276
药品支出	65	97	371	850
人员经费支出	41	61	232	532

2012 年，黄陂区人民医院资产总额 3.95 亿元，较改革前增长了 2.24 倍；其中固定资产 9403 万元；由于医院规模扩张和基础设施建设，医院负债总额 2.05 亿元，是改革前的 6.89 倍；净资产总额由改革前的 9219 万元，增长到 2012 年的 1.90 亿元。具体情况见图 8-28。医院运营存在一定风险，净资产结余率、总资产结余率以及业务收支结余率明显回落，经费自给率由改革前的 1.17% 提升至 2012 年的 1.54%，较改革前提升了 0.37 个百分点；百元固定资产收入由改革前的 242 元提升到 456 元；资产负债率有改革前的 23% 提升到 2012 年的 52%。具体情况见图 8-28 及表 8-23。

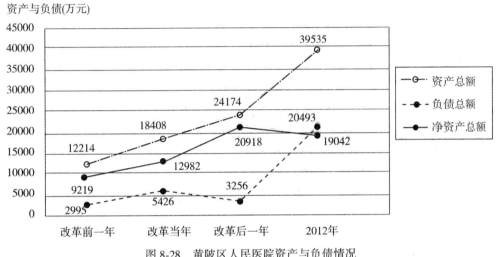

图 8-28 黄陂区人民医院资产与负债情况

表 8-23   黄陂区人民医院经济运营情况变化表

经济运营指标	改革前一年	改革当年	改革后一年	2012 年
经济效益				
净资产结余率	22%	22%	15%	12%
业务收支结余率	15%	15%	12%	5%
经费自给率	1.17	1.18	1.14	1.54
百元固定资产收入	242	220	246	456
营运能力				
总资产周转次数	1.11	1.01	1.08	1.09
流动资产周转次数	2.17	2.01	2.03	1.46
偿债能力				
流动比率	2.29	1.79	4.27	2.87
资产负债率	25%	29%	13%	52%
发展能力				
业务收入增长率	52%	37%	40%	65%
净资产增长率	39%	41%	61%	-9%

4. 人事管理机制

按照人事管理规则，医院实行全员聘任制，根据公开招聘、择优聘任、平等自愿、协商一致的原则，与医务人员签订聘任合同，明确医院与被聘人员的责、权、利，保证双方的合法权益。根据不同的岗位特点实行岗位规范化管理，制定上岗条件、职位说明和职位考核评分标准，实行竞争上岗。对卫生专业人员实行专业技术职务聘任制，实行因事设岗、依岗聘人、评聘分开。在院内采取科学设岗、岗责明确、公开竞争、择优聘用，签订合同、契约管理，严格考核、认真兑现，解聘续聘、双方自愿5个关键环节，形成一个既充满了生机与活力，又符合法律规范和市场经济运作机制的人事管理体制。依工作需要，结合个人兴趣、爱好、专长，为每个员工制定职业规划。

在人事管理、人员流动、绩效考核等方面，盘龙卫生院严格纳入医联体统一管理范畴，与核心医院管理模式一致。黄陂区人民医院选派具备晋升职称资格的医务人员（局人事科提供）以脱产形式到卫生院提供医疗卫生服务，服务时间6个月。定期或不定期地组织有关专家到受援卫生院开展专家门诊、手术指导、专题讲座、查房等服务，并按要求做好相关记录。建立以区卫生局、区人民医院、区中医院、基层医疗机构、就诊患者为主体的三级监督考评体系，对区人民医院及区中医院下去支援的人员及基层医疗机构进行全方位的考评。每月定期或不定期对区乡村医疗卫生集团内的机构和人员进行监督和考评。

为适应发展，与时俱进，医院完善各项管理体系，在原《医院管理制度》的基础上新修订《医院院规（2013版）》，对医疗活动进行进一步约束和规范。同时，医院也制定了自我约束和激励机制，推行绩效管理办法，每月按考核结果进行相应处罚和激励，促进全员工作积极性和创造性，有力地推动了医院发展。2012年，在职职工1189人，比改革前增加421人，其中医生331人，比改革前增加79人，护士608人，医护比由改革前的0.75下降到2012年的0.54；硕士及以上学历16人，本科学历526人；副高级以上职称91人，中级职称301人。具体情况见表8-24。通过人事管理机制变革，改革过程中医院人力资源结构逐渐优化。到2013年底，黄陂区人民医院现有卫生技术人员1380人，其中医师440人，护理人员750人，医技人员190人。现有博士学历4人，硕士学历70人，本科学历528人，研究生在读80人。有30余人担任市级以上专业学术委员会委员以上职务。

表8-24　　　　　　改革前后黄陂区人民医院人力资源变化情况

		改革前一年	改革当年	改革后一年	2012年
医院在岗正式职工总数（人）		768	861	932	1189
学历结构	硕士及以上（人）	6	11	12	16
	本科（人）	305	339	363	526
	专科及以下（人）	457	511	557	647

续表

		改革前一年	改革当年	改革后一年	2012 年
职称结构	高级职称（人）	68	70	92	91
	中级职称（人）	206	216	263	301
	初级职称（人）	349	410	431	648
	尚未评职称（人）	145	165	146	149
岗位结构	医生（人）	252	287	295	331
	护士（人）	336	357	389	608
	医技人员（人）	59	66	79	92
	行政管理人员（人）	105	123	137	112
	工勤人员（人）	16	28	33	46
离退休职工（人）		155	166	179	203

盘龙院区从 2009 年开始被黄陂区人民医院进行了托管，改制后的盘龙卫生院公共卫生服务工作仍由原盘龙卫生院法人全面负责，由原有公共卫生科的人员承担公共卫生服务工作任务，如卫生防疫、妇幼保健、计划生育、儿童免疫等工作，其公共卫生服务经费拨付标准不变，考核标准仍按原标准执行。16 个医学相关的人员转到人民医院，人民医院从各个科室抽调人员到盘龙卫生院，派一个副院长进行统一管理，盘龙卫生院目前有 128 人，其中区人民医院有 106 人，原盘龙卫生院有 15 人。其中，医生 30 人，护士 54 人，医技人员 18 人，由于医疗服务规模的扩展，较改革前分别增加了 24 人（医生）、38 人（护士）、11 人（医技人员）；硕士及以上学历 1 人，本科学历 43 人；副高及以上职称 6 人，中级职称 7 人。具体情况见表 8-25。

表 8-25　　　　　　　　改革前后黄陂区人民医院盘龙院区人力资源变化情况

		改革前一年	改革当年	改革后一年	2012 年
医院在岗正式职工总数（人）		42	53	82	128
学历结构	硕士及以上（人）	0	0	0	1
	本科（人）	5	9	21	43
	专科及以下（人）	37	50	58	75
职称结构	高级职称（人）	2	3	5	6
	中级职称（人）	1	4	5	7
	初级职称（人）	28	36	52	68
	尚未评职称（人）	0	0	0	0

续表

		改革前一年	改革当年	改革后一年	2012 年
岗位结构	医生（人）	6	12	18	30
	护士（人）	16	25	39	54
	医技人员（人）	7	8	9	18
	行政管理人员（人）	6	8	9	19
	工勤人员（人）	7	7	7	7

5. 信息化建设

以黄陂区人民医院为核心的医联体，以打造"智慧医疗"为目标，在多年信息化建设的基础上，进一步加大投入力度，开拓创新，在信息化建设上做出了一些新的尝试和突破，建设数字化医院，以电子病历为核心、以系统集成平台技术为基础的医院信息系统建设已取得阶段性的成功，为全市区域电子病历共享，实现医疗卫生服务"一卡通"打下了良好基础。目前已经完成了医院信息管理系统（HIS）、医生工作站（EMR）、检验信息系统（LIS）、医技检查报告系统（RIS）、合理使用抗菌素管理系统、医保和新农合病人住院结算系统的建设，实行电子叫号系统、图像储存与传输系统（PACS），力争在武汉市规定的时间内完成全部信息化建设计划，实现区域化平台连接，达到信息共享。同时，医院联合电信部门实施了 114 预约诊疗服务。通过行之有效的信息化建设，切实为患者提供优质高效的服务。

（五）汉口医院医联体

对黄陂区人民医院医联体的调研，主要选择了其核心医院武汉市汉口医院。在医联体方面，汉口医院主要与金桥等 4 个社区卫生服务中心建立了联动关系。汉口医院联合体的组成主要是依托于汉口医院优势专科——康复医学开展的业务协作，与基层医疗机构间也多以双向转诊和业务指导为主。

1. 技术协作方面

在技术合作方面，主要形式是通过免费培训、健康宣教等活动进行双向互动。医院中有社会服务部、社区办以及医务部三个部门分管协调与社区的关系。

2. 服务量变化

1）核心医院

截至 2012 年 10 月 31 日，汉口医院共完成门诊总诊次 187018 诊次，同比增长 11.09%；出院病人 11187 人次，同比增长 19%；住院手术 1957 台，同比增长 25.93 %；床位使用率 88.13 %。经过不懈的努力，各类医保市场、体检工作及 110、120 联动取得了新突破。医保门诊总诊次 170450 人次，同比增长 4.6%；住院总人次 9630 人，同比增长 22.8%。其中，市医保业务量逐步增长，门诊诊次 56559 人，同比增加 26%；住院人次 3828 人，同比增长 28.8%；铁路医保门诊诊次 112313 人次，同比下降 3.7%；住院人次 5181 人，同比增长 6.6%。积极争取了市医保 3 个病种的慢性病鉴定工作，以及铁路医保单病种 2 个病种范围，医保业务不断拓展。体检人数达 5229 人，其中非铁路人数 4212 人，同比增长 50%。救治武汉市 110、120 联动医疗救助病人 997 人。医院通过与市公安局合作接收收监病人体检 2088 人次。

截至 2013 年 11 月 30 日，全院共完成门诊总诊次 233904 诊次，同比增加 12.57%；出院病人 12484 人次，同比增加 1%，其中市医保出院病人 5781 人，同比增长 39.80%；住院手术 1783 台，同比下降 17%；床位使用率 57.46%。具体情况见表 8-26。

表 8-26 改革前后汉口医院医疗服务情况变化表

项　　目	改革前一年	改革当年	改革后一年	2012 年
门诊量（人次）	84597	105295	110904	227707
急诊量（人次）	3441	17250	20088	17935
入院人数（人）	5221	4385	4186	13460
出院人数（人）	5211	4464	4109	13456
出院人数中的转诊量（人次）	80	133	100	711
病床周转次数（次）	14.48	12.4	11.41	23.2
出院者平均住院日（日）	14.27	14.57	13.85	11.94
实际开放总床日数（日）	131400	131760	131400	212280
实际占用总床日数（日）	87180	84794	81928	160280

图 8-29 反映的是改革前后，汉口医院在门急诊量上的变化。数据显示，汉口医院在

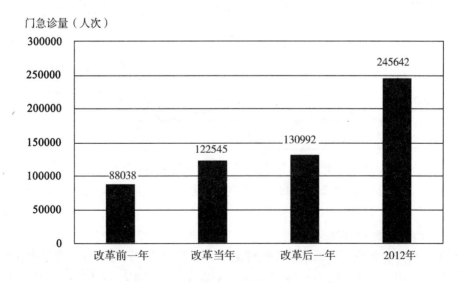

图 8-29　改革前后汉口医院门急诊量变化情况

改革后，门急诊量一直稳步且快速增长。图 8-30 表明，在过去的改革中，医院的病床使用率一直保持在 65% 左右，到 2012 年略有增长。从图 8-31 所反映的出院人数中转诊病人人数变化情况可以看出，从改革开始到 2012 年，转诊病人人数有显著增长，医联体内部的转诊政策效果明显。

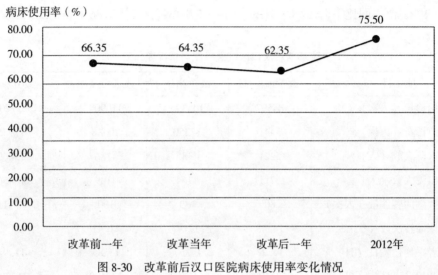

病床使用率（%）

图 8-30 改革前后汉口医院病床使用率变化情况

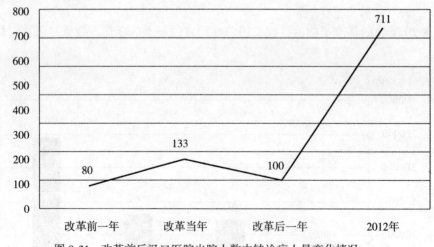

出院人数中的转诊量（人次）

图 8-31 改革前后汉口医院出院人数中转诊病人量变化情况

3. 财务管理及财务变化情况

在改革过程中，正值医院开展医院改建之际，医院全部的营运任务主要集中在二七院区，医院总收入由改革前的 4093.54 万元提升到改革后的 4302.60 万元，其中医疗收入 1584.8 万元；总支出 4603.66 万元，比改革前提高了 12.4%，具体情况见表 8-27。

表 8-27　　　　　　　　　　　改革前后汉口医院收支情况

收入与支出（万元）	改革前一年	改革当年	改革后一年
总收入	4093.54	3826.35	4302.60
其中：财政补助	0	0	540
上级补助收入	504.26	0	0
医疗收入	1752.87	1451.89	1584.80
药品收入	1614.15	1911.33	1820.63
其他收入	222.25	463.13	357.17
总支出	4093.54	4205.14	4603.66
其中：医疗支出	2640.26	2173.06	2479.58
药品支出	1453.28	2032.08	2102.22
人员经费支出	1313.49	951.91	1425.15
公用经费支出	2780.05	3253.23	3178.51

经过改革，医院总资产大幅度提升，2012 年，资产总额达 2.98 亿元，其中固定资产 8685 万元；负债总额 2.17 亿元，净资产总额 8089 万元。改革前后医院资产与负债情况具体如图 8-32 所示。

资产与负债(万元)

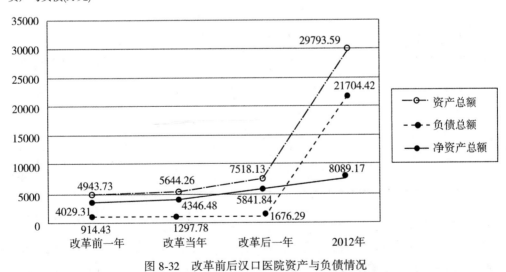

图 8-32　改革前后汉口医院资产与负债情况

在改革过程中，医院经济运营能力得到提升，经营绩效提高，成本控制能力、投融资能力增强，但同时，由于医院进行新院区建设、设备购置等需求，使得医院的经济运营一直处于较高风险状态，到 2012 年，随着新院区的投入使用，情况略有改善。2012 年，净资产结余率为 3.23%，自改革以来实现结余，经费自给率为 98%，较改革前下降 2 个百分点，百元固定资产收入为 85.46 元，比改革前减少 22.59%；总资产周转次数为 49.41次，是改革前的 0.52 倍。资产负债率为 72.85%，比改革前上涨 54.44 个百分点。业务收入增长率逐渐回升至 19.25%。具体情况见表 8-28。

表 8-28　　　　　　　　　　改革前后汉口医院经济运营情况变化表

经济运营指标	改革前一年	改革当年	改革后一年	2012 年
经济效益				
净资产结余率	0	−8.71%	−5.15%	3.23%
总资产结余率	0	−6.71%	−4%	0.89%
业务收支结余率	0	−9.9%	−8%	1.54%
经费自给率	100	90.99%	81.73%	98%
百元固定资产收入（元）	108.05	92.47	87.06	85.46
营运能力				
总资产周转次数	93.58	72.27	57.17	49.41
流动资产周转次数	6.43	3.25	1.66	1.87
偿债能力				
流动比率	101.69%	109.34%	65%	46%
速动比率	78.18%	93.92%	54%	42%
资产负债率	18.41%	22.99%	29.18%	72.85%
发展能力				
业务收入增长率	34.66%	−6.52%	12.45%	19.25%
净资产增长率	16.35%	7.87%	34.40%	−28.85%

4. 人事管理机制

改革后，汉口医院人力资源结构得到优化。2012 年，医院在岗正式职工 857 人，较改革前增长 70 人，其中硕士及以上学历 26 人，本科 266 人，较之前提高了 1.4 倍；副高及以上职称 60 人，较改革前提高了 1.4 倍，中级职称 197 人，改革过程中人数基本保持平稳；医生 266 人，较改革前增加 46 人，护士 351 人，较改革前增加 71 人，医护比从改革前的 0.79，下降到 0.76，具体情况见表 8-29。

表 8-29   汉口医院人力资源变化情况

项　目		改革前一年	改革当年	改革后一年	2012 年
医院在岗正式职工总数（人）		787	779	722	857
学历结构	硕士及以上（人）	0	0	0	26
	本科（人）	112	95	93	266
	专科及以下（人）	675	684	629	565
职称结构	高级职称（人）	25	21	21	60
	中级职称（人）	194	182	176	197
	初级职称（人）	418	400	390	495
	尚未评职称（人）	150	176	135	105
岗位结构	医生（人）	220	220	201	266
	护士（人）	280	272	251	351
	医技人员（人）	105	105	91	106
	行政管理人员（人）	91	91	89	59
	工勤人员	91	91	90	75
离退休职工（人）		645	644	21	764
年内新招聘正式职工（人）		0	0	0	63

在人事分配制度方面，医院每年的职工工资都稳中有增长，虽然在市级卫生系统中汉口医院的工资待遇最低（年平均 4.8 万，加上单位给付的医保等其他费用，年均 5 万～6 万）但是医院努力将每年的业务增长与职工薪酬挂钩，职工的满意度和稳定性都较好。汉口医院的工资主要由基本工资和绩效工资组成，其中绩效包括固定绩效和奖励性绩效，固定绩效占绩效的 50%，真正有波动的是奖励性绩效部分，起到激励作用。在绩效考核工作中，人事科主要是制定相关考核标准，先对科室进行整体考核，再由科室对个人进行考核，由此计算绩效工资。对于机关后勤人员，通过由其他临床部门对其工作进行服务打分以及工作完成情况的评定，进行考核；在实际工作中，不同的机关后勤部门间绩效工资拉不开差距。

5. 信息化建设

医院通过与软件公司合作开发，已形成医院新的医疗服务项目数据文件，基本完成了新 HIS 系统上线工作。医院信息系统现已全面铺开，各类医保接口均能正常结算，LIS 系统正常运行工作。实施、协调、培训等工作已完成。医院引进了软件公司科学的管理经验和成本管理模式，全面推进成本核算的电子化、整合化。新的 HIS 系统以电子病历和临床路径为重点，旨在全面提升医院管理水平。同时实施完成放射科 PACS 系统建设，两院区放射数据实现共享。

三、被调查医院医务人员反应性与满意度分析

在当今社会，对于任何组织而言，人力资源都是一个至关重要、不可或缺的因素，组织的发展来源于组织内部人的素质的提高，组织的核心竞争力要靠组织内部的人员来创造。医院作为一个由医务人员组成的组织，医务人员的道德素质和工作能力决定了一所医院的发展水平。而医务人员的工作又会受到其所能感知的生活和工作的满意度的影响。

本次调查选取了5家医联体，包括5家医联体内的核心医院和7家医联体成员机构（社区及其他），医务人员共418人，下面我们将以医联体为单位，对各医联体内医院医务人员反应性与满意度进行分析。

（一）整体情况分析

1. 医联体中核心医院的整体情况分析

（1）被调查医务人员人口学特征，见表8-30~表8-34。

表8-30 被调查医务人员人口学特征

项 目		百分比（%）
性别	男	29.5
	女	70.5
	合计	100.0
年龄分组	30岁以内	43.8
	30~40岁	36.4
	40岁以上	19.8
	合计	100.0
婚姻状况	未婚	24.8
	已婚	74.4
	离异	0.8
	丧偶	0.0
	合计	100.0

表8-31 被调查医务人员基本特征

项 目		百分比（%）
职业	医生	47.3
	护士	52.7
	合计	100.0

项　目		百分比（%）
职称	初级	46.9
	中级	34.5
	副高	9.7
	高级	2.3
	无职称	6.6
	合计	100.0
最终学历	中专	1.2
	大专	20.9
	本科	60.5
	硕士研究生	15.9
	博士研究生	1.6
	合计	100.0

表 8-32　　　　　　　　　　调查医院医务人员学历基本情况　　　　　　　　（n,%）

	博士		硕士		本科		大专		高中或中专	
	n	%	n	%	n	%	n	%		
新华医院	1	2.0	22	44.0	15	30.0	12	24.0	0	0.0
第五医院	3	5.7	6	11.3	33	62.3	10	18.9	1	1.9
新洲区人民医院	0	0.0	0	0.0	32	68.1	14	29.8	1	2.1
黄陂区人民医院	0	0.0	5	9.6	33	63.5	13	25.0	1	1.9
汉口医院	0	0.0	8	14.3	43	76.8	5	8.9	0	0.0
合计	4	1.6	41	15.9	156	60.5	54	20.9	3	1.2

表 8-33　　　　　　　　　　调查医院职称基本情况　　　　　　　　（n,%）

	无职称		初级		中级		副高级		高级	
	n	%	n	%	n	%	n	%	n	%
新华医院	0	0.0	12	24.0	15	30.0	22	44	1	2
第五医院	1	1.9	10	18.9	33	62.3	6	11.3	3	5.7
新洲区人民医院	1	2.1	14	29.8	32	68.1	0	0.0	0	0.0
黄陂区人民医院	1	1.9	13	25.0	33	63.5	5	9.6	0	0.0
汉口医院	0	0.0	5	8.9	43	76.8	8	14.3	0	0.0
合计	3	1.2	54	20.9	156	60.5	41	15.9	4	1.6

表 8-34　　　　　　　　　　　　　被调查医务人员从事工作年限

项　目	工作年限	百分比（%）
参加工作年限	10 年以下	57.4
	10~20 年	26.7
	20 年以上	15.9
	合计	100.0
本单位工作年限	10 年以下	63.6
	10~20 年	23.2
	20 年以上	13.2
	合计	100.0

（2）工作时间，见表 8-35。

表 8-35　　　　　　　　　　被调查医务人员工作时间　　　　　　　　　　（%）

	8 小时以下	9~10 小时	11~12 小时	12 小时以上	合计
门诊	64.3	21.4	14.3	0.0	100.0
病房	27.4	44.8	18.6	9.5	100.0
其他	43.5	34.8	8.7	13.0	100.0
合计	30.6	42.6	17.4	9.3	100.0

表 8-36　　　　　　　　　　不同职业医务人员工作时间　　　　　　　　　　（%）

	医生	护士	合计
8 小时以下	12.3	47.1	30.6
9~10 小时	34.4	50.0	42.6
11~12 小时	33.6	2.9	17.4
12 小时以上	19.7	0.0	9.3
合计	100.0	100.0	100.0

　　从表中可以看到，在被调查医联体核心医院医务人员的工作时间中，医生平均每天工作 8 小时以上的占 87.7%，而护士的这一数据比例也为 52.9%，这说明被调查医联体核心医院医务人员的工作强度很大，且医生的强度要比护士大。

　　（3）工作满意度，见表 8-37。

表 8-37　　　　　　　　　　　医务人员工作满意度总体情况

项　目	百分比（%）
非常满意	9.7
满意	48.4
一般	33.7
不满意	6.2
非常不满意	1.9
合计	100.0

　　被调查医联体核心医院表示非常满意或满意的医务人员占 58.4%，而表示不满意或者非常不满意的医务人员仅占 8.1%，剩下的医务人员表示一般，这说明大部分医务人员还是对现状表示满意的。

　　（4）生活和工作压力，见表 8-38 及表 8-39。

表 8-38　　　　　　　　　　　医务人员生活压力总体情况

项　目	n	比例（%）
没有压力	9	3.5
有一点压力	74	28.7
一般	36	14.0
压力较大	108	41.9
压力很大	31	12.0
合计	209	100.0

表 8-39　　　　　　　　　　　医务人员工作压力总体情况

项　目	比例（%）
没有压力	2.7
有一点压力	19.4
一般	10.1
压力较大	49.6
压力很大	18.2
合计	100.0

从表 8-38 可以看到被调查医联体核心医院医务人员表示有生活压力的占 96.5%，其中压力大的占 53.9；从表 8-39 同样可以看到被调查医联体核心医院医务人员表示工作压力的占 97.3%，其中表示压力大的占 67.8%。这表明绝大多数医务人员都有生活和工作压力，其 50% 以上的人压力较大或很大。

2. 医联体成员机构（社区及其他）的整体情况分析

（1）被调查医务人员人口学特征，见表 8-40~表 8-44。

表 8-40　　　　　　　　　　　被调查医务人员人口学特征

项　目		百分比（%）
性别	男	24.7
	女	75.3
	合计	100.0
年龄分组	30 岁以内	46.2
	30~40 岁	33.5
	40 岁以上	20.3
	合计	100.0
婚姻状况	未婚	25.5
	已婚	72.6
	离异	1.9
	丧偶	0.0
	合计	100.0

表 8-41　　　　　　　　　　　被调查医务人员基本特征

项　目		百分比（%）
职业	医生	48.7
	护士	51.3
	合计	100.0
职称	初级	58.9
	中级	22.2
	副高	0.6
	高级	0.6
	无职称	17.7
	合计	100.0

项　目		百分比（%）
最终学历	中专	13.9
	大专	43.0
	本科	40.0
	硕士研究生	2.5
	博士研究生	0.0
	合计	100.0

表 8-42　　　　　　　　调查医联体成员机构医务人员学历基本情况　　　　　　　（n,%）

	硕士		本科		大专		高中或中专	
	n	比例（%）	n	比例（%）	n	比例（%）	n	比例（%）
花桥社区卫生服务中心	0	0.0	9	39.1	9	39.1	5	21.7
汉兴社区卫生服务中心	0	0.0	7	46.7	8	53.3	0	0.0
琴断口社区卫生服务中心	1	3.4	16	55.2	11	37.9	1	3.4
汪集街中心卫生院	0	0.0	1	5.0	7	35.0	12	60.0
黄陂区人民医院盘龙院区	0	0.0	13	59.1	9	40.9	0	0.0
金桥社区卫生服务中心	0	0.0	5	25.0	12	60.0	3	15.0
二桥社区卫生服务中心	3	10.0	13	44.8	12	41.4	1	3.4
合计	20	9.6	97	46.4	74	35.41	18	8.61

表 8-43　　　　　　　　　　调查医联体成员机构职称基本情况　　　　　　　　　（n,%）

	无职称		初级		中级		副高级		高级	
	n	比例（%）	n	比例（%）	n	比例（%）	n	比例（%）	n	比例（%）
花桥社区卫生服务中心	5	22.0	12	52.2	5	21.7	1	4.3	0	0.0
汉兴社区卫生服务中心	1	6.7	9	60.0	5	33.3	0	0.0	0	0.0
琴断口社区卫生服务中心	3	10.0	18	62.1	8	27.6	0	0.0	0	0.0
汪集街中心卫生院	2	10.0	11	55.0	6	30.0	0	0.0	1	5.0
黄陂区人民医院盘龙院区	6	27.0	10	45.5	6	27.3	0	0.0	0	0.0
金桥社区卫生服务中心	6	30.0	13	65.0	1	5.0	0	0.0	0	0.0
二桥社区卫生服务中心	5	17.0	20	69.0	4	13.8	0	0.0	0	0.0
合计	28	18.0	93	58.9	35	22.2	1	0.6	1	0.6

表 8-44　　　　　　　　　　　　被调查医务人员从事工作年限

项　目	工作年限	百分比(%)
参加工作年限	10 年以下	58.2
	10~20 年	22.2
	20 年以上	19.6
	合计	100.0
本单位工作年限	10 年以下	74.1
	10~20 年	15.1
	20 年以上	10.8
	合计	100.0

(2)工作时间,见表 8-45、表 8-46。

表 8-45　　　　　　　　不同职业医务人员工作时间　　　　　　　　(%)

	8 小时以下	9~10 小时	11~12 小时	12 小时以上	合计
门诊	49.10%	38.60%	8.80%	3.50%	100%
病房	48.40%	37.50%	12.50%	1.60%	100%
其他	73.00%	24.30%	2.70%	0.00%	100%
合计	54.40%	34.80%	8.90%	1.90%	100%

表 8-46　　　　　　　　不同职业医务人员工作时间　　　　　　　　(%)

	医生	护士	合计
8 小时以下	45.5	63.0	54.4
9~10 小时	37.7	32.1	34.8
11~12 小时	14.3	3.7	8.9
12 小时以上	2.6	1.2	1.9
合计	100.0	100.0	100.0

从表 8-46 可以看到,在被调查医联体内医联体成员机构(社区及其他)医务人员的工作时间中,医生平均每天工作 8 小时以上的占 54.5%,这一数据小于医联体核心医院的87.7%;而护士的这一数据比例为 37%,也小于相应的 52.9%,这说明被调查医联体医联体成员机构医务人员的工作强度比医联体内核心医院医务人员的强度小,且医联体成员机构医生的强度要比护士大。

(3)工作满意度,见表 8-47。

表 8-47   医务人员工作满意度总体情况

项　目		百分比(%)
医务人员工作满意度	非常满意	3..8
	满意	48.7
	一般	27.8
	不满意	18.4
	非常不满意	1.3
	合计	100.0

从表8-47中看出,被调查医联体成员机构(社区及其他)的医务人员满意度的数据中表示非常满意或满意的医务人员占 52.5%,而表示不满意或者非常不满意的医务人员占 19.7%,剩下的医务人员表示一般。这说明大部分医务人员还是对现状表示满意的。被调查医联体成员机构(社区及其他)的医务人员的不满的程度数据大于医联体内核心医院的这一数据。

(4)生活和工作压力,见表8-48、表8-49。

表 8-48   医务人员生活压力总体情况   (n,%)

项　目		n	比例(%)
生活压力	没有压力	4	2.5
	有一点压力	53	33.5
	一般	24	15.2
	压力较大	51	32.3
	压力很大	26	16.5
	合计	158	100.0

表 8-49   医务人员工作压力总体情况

项　目		比例(%)
工作压力	没有压力	1.9
	有一点压力	28.5
	一般	15.8
	压力较大	41.1
	压力很大	12.7
	合计	100.0

从表8-48可以看到,被调查医联体成员机构(社区及其他)医务人员表示有生活压力的占97.5%,其中压力大的占48.8;从表8-49同样可以看到,被调查医联体医联体成员机构(社区及其他)医务人员表示工作压力的占98.1%,其中表示压力大的占53.8。这表明绝大多数医务人员都有生活和工作压力,其50%左右的人压力较大或很大。其中被调查医联体成员机构(社区及其他)医务人员表示有生活压力的百分比数据要大于医联体内核心医院的这一数据。

(二)各医联体内部情况分析

1. 新华医院医联体
1)新华医院
(1)工作满意度,见表8-50～表8-53。

表8-50　　　　　　　　　　医务人员工作满意度总体情况

项　目		百分比(%)
医务人员工作满意度	非常满意	4.0
	满意	54.0
	一般	34.0
	不满意	8.0
	非常不满意	0.0
	合计	100.0

从表8-50可以看到,新华医院医务人员表示非常满意或满意的人占58%,仅有8%的人表示不满意,没有人表示非常不满意,说明新华医院的大部分医务人员对现状表示满意。

表8-51　　　　　　不同年龄组医务人员对目前工作的满意情况　　　　　　(%)

项　目		30岁以下	30~40岁	40岁以上	合计
工作满意度	非常满意	7.1	0.0	0.0	4.0
	满意	57.1	40.0	71.4	54.0
	一般	32.1	46.7	14.3	34.0
	不满意	11.8	13.3	14.3	8.0
	非常不满意	0.0	0.0	0.0	0.0
	合计	100.0	0.0	100.0	100.0

从表8-51可以看到,满意度最低的是30~40岁的医务人员,表示满意的人仅占40%,40岁以上的医务人员对现状不满的比例最高,占14.3%。

表 8-52 不同职业医务人员的满意度 （%）

项 目		医生	护士	合计
工作满意度	非常满意	0.0	8.7	4.0
	满意	48.1	60.9	54.0
	一般	48.1	17.4	34.0
	不满意	3.7	13.0	8.0
	非常不满意	0.0	0.0	0.0
	合计	100.0	100.0	100.0

从表 8-52 可以看到,医生表示非常满意或满意的人占 48.1%,而护士的为 69.6%,说明护士的满意度高于医生。

表 8-53 不同职称医务人员工作满意度 （%）

项 目		初级	中级	副高级	高级	无职称	合计
工作满意度	非常满意	0.0	0.0	0.0	0.0	66.7	4.0
	满意	60.9	50.0	75.0	50.0	0.0	54.0
	一般	34.8	33.3	25.0	50.0	33.3	34.0
	不满意	4.3	16.7	0.0	0.0	0.0	8.0
	非常不满意	0.0	0.0	0.0	0.0	0.0	0.0
	合计	6.0	46.0	36.0	8.0	4.0	100.0

从表 8-53 可以看出,新华医院医务人员中拥有副高级和高级职称的人没有表示不满意或非常不满意,这说明新华医院医务人员中职称高比职称低的满意度高。

（2）压力情况,见表 8-54~表 8-57。

表 8-54 医务人员生活压力总体情况 （n,%）

项 目		（n）	比例（%）
生活压力	没有压力	0	0.0
	有一点压力	6	12.0
	一般	12	24.0
	压力较大	24	48.0
	压力很大	8	16.0
	合计	50	100.0

表 8-55		医务人员工作压力总体情况	（n，%）
项　目		n	比例（%）
工作压力	没有压力	1	2.0
	有一点压力	2	4.0
	一般	8	16.0
	压力较大	28	56.0
	压力很大	11	22.0
	合计	50	100.0

从表 8-54 和表 8-55 可以看出，新华医院表示有生活压力的人占 100%，表示有工作压力的占 98%，其中 50% 以上的人表示有较大或很大的压力。

表 8-56		不同职业医务人员的工作压力情况		（%）
项　目		医生	护士	合计
工作压力	没有压力	0.0	4.3	2.0
	有一点压力	3.7	4.3	4.0
	一般	11.1	21.7	16.0
	压力较大	48.1	65.2	56.0
	压力很大	37.0	4.3	22.0
	合计	100.0	100.0	100.0

从表 8-56 可以看出，表示压力较大或很大的占 85.1%，护士的这一数据为 69.5%，说明医生的压力大于护士。

表 8-57		不同职称医务人员的工作压力情况				（%）
项　目		初级	中级	副高级	高级	无职称	合计
生活压力	没有压力	0.0	0.0	0.0	0.0	33.3	2.0
	有一点压力	4.3	5.6	0.0	0.0	0.0	4.0
	一般	17.4	16.7	0.0	50.0	0.0	16.0
	压力较大	65.2	38.9	75.0	50.0	66.7	56.0
	压力很大	13.0	38.9	25.0	0.0	0.0	22.0
	合计	100.0	100.0	100.0	100.0	100.0	100.0

从表 8-57 可以看到,不同职称的人员的工作压力是不同的,且差别较大,其中无职称的人有压力的人占 66.7%,为最小。

2)新华医院医联体成员机构

(1)工作满意度,见表 8-58~表 8-61。

表 8-58　　　　　　　　　　医务人员工作满意度总体情况

项　　目		比例(%)
医务人员工作满意度	非常满意	0.0
	满意	42.1
	一般	39.5
	不满意	18.4
	非常不满意	0.0
	合计	100.0

从表 8-58 可以看出,新华医院医联体成员机构医务人员表示满意的占 42.1%,其满意度还是较低的。

表 8-59　　　　　　不同年龄组医务人员对目前工作的满意情况　　　　　　(%)

项　　目		30 岁以下	30~40 岁	40 岁以上	合计
工作满意度	非常满意	0.0	0.0	0.0	0.0
	满意	47.6	25.0	60.0	42.1
	一般	33.3	50.0	40.0	39.5
	不满意	19.0	25.0	0.0	18.4
	非常不满意	0.0	0.0	0.0	0.0
	合计	100.0	0.0	100.0	100.0

从表 8-59 可以看出,30~40 岁年龄阶段的人表示不满意的比例最高,达到 25%。

从表 8-60 可以看出,护士不满意的比例高于医生,且护士表示满意的比例也高于医生。

表 8-60 　　　　　　　　　　　　**不同职业医务人员的满意度** 　　　　　　　　　（%）

项　目		医生	护士	合计
工作满意度	非常满意	0.0	0.0	0.0
	满意	35.3	47.6	42.1
	一般	52.9	28.6	39.5
	不满意	11.8	23.8	18.4
	非常不满意	0.0	0.0	0.0
	合计	100.0	100.0	100.0

表 8-61 　　　　　　　　　　　　**不同职称医务人员工作满意度** 　　　　　　　　（%）

项　目		初级	中级	副高级	无职称	合计
工作满意度	非常满意	0.0	0.0	0.0	0.0	0.0
	满意	38.1	50.0	100.0	33.3	42.1
	一般	42.9	30.0	0.0	50.0	39.5
	不满意	19.0	20.0	0.0	16.7	18.4
	非常不满意	0.0	0.0	0.0	0.0	0.0
	合计	55.3	26.3	2.6	15.8	100.0

从表 8-61 可以看出,不同职称医务人员没有表示非常满意和非常不满意的,且拥有副高级职称人(所有人中的最高级职称)的满意度最高。

(2)压力情况,见表 8-62~表 8-65。

表 8-62 　　　　　　　　　　　　**医务人员生活压力总体情况** 　　　　　　　　（n,%）

项　目		n	比例(%)
生活压力	没有压力	0	0.0
	有一点压力	14	36.8
	一般	7	18.4
	压力较大	13	34.2
	压力很大	4	10.5
	合计	38	100.0

表 8-63　　　　　　　　　医务人员工作压力总体情况　　　　　　　（n,%）

项　目		n	比例(%)
工作压力	没有压力	0	0.0
	有一点压力	17	44.7
	一般	6	15.8
	压力较大	14	36.8
	压力很大	1	2.6
	合计	38	100.0

从表 8-62 和表 8-63 可以看出,所有医务人员均表示有生活压力和工作压力,但是压力较大或很大的人所占比例不高。

表 8-64　　　　　　　　不同职业医务人员的工作压力情况　　　　　　　（%）

项　目		医生	护士	合计
工作压力	没有压力	0.0	0.0	0.0
	有一点压力	52.9	38.1	44.7
	一般	11.8	19.0	15.8
	压力较大	29.4	42.9	36.8
	压力很大	5.9	0.0	2.6
	合计	100.0	100.0	100.0

从表 8-64 可以看出,医生压力较大或很大的比例小于护士,但是医生压力较大的数据比例大于护士的这一数据。

表 8-65　　　　　　　　不同职称医务人员的工作压力情况　　　　　　　（%）

项　目		初级	中级	副高级	无职称	合计
共作压力	没有压力	0.0	0.0	0.0	0.0	2.0
	有一点压力	47.6	40.0	100.0	33.3	4.0
	一般	19.0	10.0	0.0	16.7	16.0
	压力较大	33.3	50.0	0.0	33.3	56.0
	压力很大	0.0	0.0	0.0	16.7	22.0
	合计	100.0	100.0	100.0	100.0	100.0

从表8-65可以看出,无职称医务人员压力较大或很大的比例最高达50%。

(3)新华医院医联体的医务人员对该医联体的反应性,见表8-66和图8-33。

表8-66　　　　　　　　　医务人员对医联体内相互合作的了解程度

医院名称	了解技术帮扶等的人数比(%)	了解转诊程序的人数比(%)	认为医疗机构积极推进转诊的人数比
新华医院	77.5	59.2	73.0
花桥第一社区卫生服务中心	82.6	91.3	95.6
汉兴社区卫生服务中心	33.4	73.3	80.0

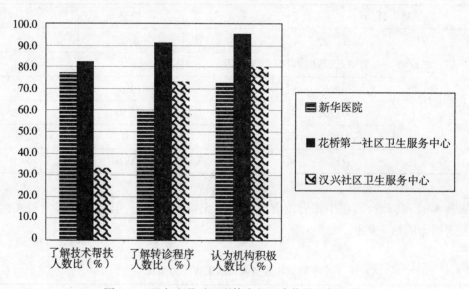

图8-33　医务人员对医联体内相互合作的了解程度

从表8-66和图8-33可以看出,以新华医院为主导的医联体机构中,医务人员对医联体内部相互合作的了解比例是比较高的,说明该医联体内部在积极推进各机构间的相互合作。

2. 第五医院医联体

1)第五医院

(1)工作满意度,见表8-67~表8-70。

表 8-67   **医务人员工作满意度总体情况**

项 目		百分比(%)
医务人员工作满意度	非常满意	5.7
	满意	49.1
	一般	32.1
	不满意	11.3
	非常不满意	1.9
	合计	100.0

从表 8-67 可以看出,表示不满意或者非常不满意的任务人员仅占 13.2%,这表明第五医院的大部分医务人员对现状表示满意的。

表 8-68   **不同年龄组医务人员对目前工作的满意情况**   (%)

项 目		30 岁以下	30~40 岁	40 岁以上	合计
工作满意度	非常满意	33.3	0.0	0.0	5.7
	满意	44.4	50.0	50.0	49.1
	一般	11.1	37.5	35.7	32.1
	不满意	11.1	6.3	14.3	11.3
	非常不满意	0.0	6.3	0.0	1.9
	合计	100.0	100.0	100.0	100.0

从表 8-68 可以看出,30 岁以下的医务人员的非常满意或满意程度最高达 77.7%,40 岁以上医务人员的不满意或非常不满意程度最高达 14.3%说明什么?

表 8-69   **不同职业医务人员的满意度**   (%)

项 目		医生	护士	合计
工作满意度	非常满意	0.0	10.3	5.7
	满意	54.2	44.8	49.1
	一般	41.7	24.1	32.1
	不满意	4.2	17.2	11.3
	非常不满意	0.0	3.4	1.9
	合计	100.0	100.0	100.0

从表 8-69 可以看出,第五医院医务人员中医生的非常满意或满意人的比例低于护士,但是不满意或者非常不满意的比例也低于护士。

表 8-70   不同职称医务人员工作满意度   （%）

项　目		初级	中级	副高级	高级	无职称	合计
工作满意度	非常满意	30.0	0.0	0.0	0.0	0.0	5.7
	满意	40.0	50.0	50.0	66.7	50.0	49.1
	一般	20.0	37.5	35.7	0.0	50.0	32.1
	不满意	10.0	8.3	14.3	33.3	0.0	11.3
	非常不满意	0.0	4.2	0.0	0.0	0.0	1.9
	合计	18.9	45.3	26.4	5.7	3.8	100.0

从表 8-70 可以看出，高级职称的医务人员的满意度最高达 66.7%，同时它的不满意程度也最高达 33.3%。

（2）压力情况，见表 8-71~表 8-74。

表 8-71   医务人员生活压力总体情况   （n,%）

项　目		n	比例（%）
生活压力	没有压力	2	3.8
	有一点压力	13	24.5
	一般	11	20.8
	压力较大	21	39.6
	压力很大	6	11.3
	合计	53	100.0

表 8-72   医务人员工作压力总体情况   （n,%）

项　目		n	比例（%）
生活压力	没有压力	0	0.0
	有一点压力	7	13.2
	一般	7	13.2
	压力较大	28	52.8
	压力很大	11	20.8
	合计	53	100.0

从表 8-71 和表 8-72 可以看出，第五医院医务人员表示有生活压力的人达 96.2%，表示有工作压力的达 100%，其中表示生活、工作压力较大和很大的人都超过了 50%。

表 8-73	不同职业医务人员的工作压力情况			（%）
项　目		医生	护士	合计
工作压力	没有压力	0.0	0.0	0.0
	有一点压力	8.3	17.2	13.2
	一般	16.7	10.3	13.2
	压力较大	50.0	55.2	52.8
	压力很大	25.0	17.2	20.8
	合计	100.0	100.0	100.0

从表 8-73 可以看出，表示压力较大或很大的医生比例为 75%，而护士的这一比例为 72.4%，说明医生压力大的比护士多。

表 8-74	不同职称医务人员的工作压力情况						（%）
项　目		初级	中级	副高级	高级	无职称	合计
工作压力	没有压力	0.0	0.0	0.0	0.0	0.0	2.0
	有一点压力	10.0	16.7	14.3	0.0	50.0	4.0
	一般	20.0	4.2	21.4	100.0	0.0	16.0
	压力较大	70.0	54.2	35.7	0.0	50.0	56.0
	压力很大	0.0	25.0	28.6	0.0	0.0	22.0
	合计	100.0	100.0	100.0	100.0	100.0	100.0

从表 8-74 可以看出，不同职称的医务人员都有压力，且压力很大人数比较高的分别是副高级职称和中级职称医务人员。

2）第五医院医联体成员机构

（1）工作满意度，见表 8-75~表 8-78。

表 8-75	医务人员工作满意度总体情况	
项　目		百分比（%）
医务人员工作满意度	非常满意	1.7
	满意	42.4
	一般	33.9
	不满意	18.6
	非常不满意	3.4
	合计	100.0

从表 8-75 可以看出，医务人员不满意或者非常不满意的比例达 22%，在同类机构中相对较高。

表 8-76　　　　　　　　不同年龄组医务人员对目前工作的满意情况　　　　　　　（％）

项　　目		30 岁以下	30~40 岁	40 岁以上	合　计
工作满意度	非常满意	0.0	5.6	0.0	1.7
	满意	34.5	44.4	58.3	42.4
	一般	37.9	33.3	25.0	33.9
	不满意	24.1	16.7	8.3	18.6
	非常不满意	3.4	0.0	8.3	3.4
	合计	100.0	100.0	100.0	100.0

从表 8-76 可以看出，表示不满意或者非常不满意的年龄阶段中，比例较高的分别是 30 岁以下医务人员，达 27.5%，30~40 岁医务人员，达 16.7.%。

表 8-77　　　　　　　　　　不同职业医务人员的满意度　　　　　　　　　　（％）

项　　目		医生	护士	合　计
工作满意度	非常满意	3.4	0.0	1.7
	满意	41.4	43.3	42.4
	一般	31.0	24.1	33.9
	不满意	20.7	36.7	18.6
	非常不满意	3.4	16.7	3.4
	合计	100.0	100.0	100.0

从表 8-77 中可以看出，护士不满意或者非常不满意的比例高于医生，其数值分别为 24.1% 和 53.4%。

表 8-78　　　　　　　　　　不同职称医务人员工作满意度　　　　　　　　　（％）

项　　目		初级	中级	无职称	合　计
工作满意度	非常满意	2.6	0.0	0.0	1.7
	满意	39.5	57.1	28.6	42.4
	一般	34.2	21.4	57.1	33.9
	不满意	21.1	14.3	14.3	18.6
	非常不满意	2.6	7.1	0.0	3.4
	合计	64.4	23.7	11.9	100.0

从表 8-78 可以看出，初级和中级职称医务人员不满意或者非常不满意的比例较高，分别为 23.7% 和 21.4%。

（2）压力情况，见表 8-79~表 8-82。

表 8-79 　　　　　　　　　　医务人员生活压力总体情况 　　　　　　　　　（n，%）

项　目		n	比例（%）
生活压力	没有压力	1	1.7
	有一点压力	13	22.0
	一般	9	15.3
	压力较大	22	37.3
	压力很大	14	23.7
	合计	59	100.0

表 8-80 　　　　　　　　　　医务人员工作压力总体情况 　　　　　　　　　（n，%）

项　目		n	比例（%）
工作压力	没有压力	2	3.4
	有一点压力	10	16.9
	一般	6	10.2
	压力较大	29	49.2
	压力很大	12	20.3
	合计	59	100.0

从表 8-79 和表 8-80 可以看出，医务人员生活压力较大或很大的比例为 61%，工作压力较大或很大的比例为 69.5，都超过了 50%。

表 8-81 　　　　　　　　　不同职业医务人员的工作压力情况 　　　　　　　　　　（%）

项　目		医生	护士	合计
工作压力	没有压力	3.4	3.3	3.4
	有一点压力	24.1	10.0	16.9
	一般	13.8	6.7	10.2
	压力较大	37.9	60.0	49.2
	压力很大	20.7	20.0	20.3
	合计	100.0	100.0	100.0

从表 8-81 可以看出，护士中表示工作压力较大或很大的比例为 80%，高于医生。

表 8-82　　　　　　　不同职称医务人员的工作压力情况　　　　　　　（%）

项　目		初级	中级	无职称	合计
工作压力	没有压力	0.0	14.3	0.0	3.4
	有一点压力	15.8	14.3	28.6	16.9
	一般	13.2	0.0	14.3	10.2
	压力较大	52.6	42.9	42.9	49.2
	压力很大	18.4	28.6	14.3	20.3
	合计	100.0	100.0	100.0	100.0

从表 8-82 可以看出，各级职称医务人员中表示工作压力较大或很大的比例分别为 71%、71.5%、57.2%。

（3）第五医院医联体的医务人员对医联体的反应性，见表 8-83 和图 8-34。

表 8-83　　　　　　医务人员对医联体相互合作的了解程度　　　　　　（%）

医院名称	了解技术帮扶 人数比	了解转诊程序 人数比	认为机构积极 人数比
武汉市第五医院	58.4	70.8	83.4
琴断口社区卫生服务中心	86.2	100.0	86.2
二桥社区卫生服务中心	46.7	60.0	70.0

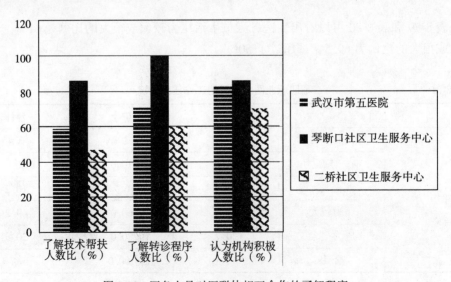

图 8-34　医务人员对医联体相互合作的了解程度

从表 8-83 和图 8-34 可以看出，以武汉市第五医院为主导的医联体机构中，医务人员对医联体内部相互合作了解的百分比基本上都超过了 50%，说明该医联体内部在积极推进各机构间的相互合作，并取得了不错的效果。

3. 新洲区人民医院医联体

1）新洲区人民医院

（1）工作满意度，见表 8-84~表 8-87。

从表 8-84 可以看出，新洲区人民医院医务人员中对工作非常满意或者满意的人占 55.3%，超过了 50%。

表 8-84　　　　　　　　　医务人员工作满意度总体情况

项　目		百分比（%）
医务人员工作满意度	非常满意	6.4
	满意	48.9
	一般	34.0
	不满意	4.3
	非常不满意	6.4
	合计	100.0

从表 8-85 可以看出，该医院 30~40 岁医务人员对工作满意的人比例最高为 71.4%，对工作不满意或非常不满意比例最高的医务人员年龄阶段为 30 岁以下。

表 8-85　　　　　　　不同年龄组医务人员对目前工作的满意情况　　　　　　　（%）

项　目		30 岁以下	30~40 岁	40 岁以上	合计
工作满意度	非常满意	0.0	21.4	0.0	6.4
	满意	48.1	50.0	50.0	48.9
	一般	37.0	21.4	50.0	34.0
	不满意	7.4	0.0	0.0	4.3
	非常不满意	7.4	7.1	0.0	6.4
	合计	100.0	100.0	100.0	100.0

从表 8-86 可以看出，该医院医生对工作的满意度为 55.5%，高于护士的同一数据，且医生中没有不满或非常不满的人。

表 8-86　　　　　　　　　　　　不同职业医务人员的满意度　　　　　　　　　　（%）

项　目		医生	护士	合计
工作满意度	非常满意	11.1	5.3	6.4
	满意	44.4	50.0	48.9
	一般	44.4	31.6	34.0
	不满意	0.0	5.3	4.3
	非常不满意	0.0	7.9	6.4
	合计	100.0	100.0	100.0

从表 8-87 可以看出，不满意或者非常不满意所占比例最高的是初级职称的医务人员，比例为 17.2%，高级职称和副高级职称的医务人员工作满意度最高。

表 8-87　　　　　　　　　　不同职称医务人员工作满意度　　　　　　　　　（%）

项　目		初级	中级	副高级	高级	无职称	合计
工作满意度	非常满意	6.9	9.1	0.0	0.0	0.0	2.0
	满意	48.3	45.5	100.0	100.0	60.0	4.0
	一般	27.6	45.5	0.0	0.0	40.0	16.0
	不满意	6.9	0.0	0.0	0.0	0.0	56.0
	非常不满意	10.3	0.0	0.0	0.0	0.0	22.0
	合计	100.0	100.0	100.0	100.0	100.0	100.0

（2）压力情况，见表 8-88～表 8-91。

从表 8-88 和表 8-89 可以看出，该医院医务人员中表示有生活压力的占 93.6%，表示有工作压力的占 97.9%，都超过了 90%。

表 8-88　　　　　　　　　　医务人员生活压力总体情况　　　　　　　　　（n,%）

项　目		n	比例（%）
生活压力	没有压力	3	6.4
	有一点压力	13	27.7
	一般	7	14.9
	压力较大	23	48.9
	压力很大	1	2.1
	合计	20	100.0

表 8-89 医务人员工作压力总体情况 （n,%）

项　目		n	比例（%）
工作压力	没有压力	1	2.1
	有一点压力	9	19.1
	一般	6	12.8
	压力较大	29	61.7
	压力很大	2	4.3
	合计	47	100.0

从表 8-90 可以看出，医生的工作压力大于护士，但是护士中压力较大或者很大的比例高于医生。

表 8-90 不同职业医务人员的工作压力情况 （%）

项　目		医生	护士	合计
工作压力	没有压力	0.0	2.6	2.1
	有一点压力	44.4	13.2	19.1
	一般	0.0	15.8	12.8
	压力较大	55.6	63.2	61.7
	压力很大	0.0	5.3	4.3
	合计	100.0	100.0	100.0

表 8-91 不同职称医务人员的工作压力情况 （%）

项　目		初级	中级	副高级	高级	无职称	合计
工作压力	没有压力	3.4	0.0	0.0	0.0	0.0	2.0
	有一点压力	20.7	27.3	0.0	0.0	0.0	4.0
	一般	10.3	0.0	100.0	0.0	40.0	16.0
	压力较大	58.6	72.7	0.0	100.0	60.0	56.0
	压力很大	6.9	0.0	0.0	0.0	0.0	22.0
	合计	100.0	100.0	100.0	100.0	100.0	100.0

2）新洲人民医院医联体成员机构

（1）工作满意度，见表 8-92~表 8-95。

从表 8-92 可以看出，该医疗机构中对工作不满意的医务人员占 20%，所占的比例在同类机构中较大。

表 8-92　　　　　　　　医务人员工作满意度总体情况

项　目		百分比（%）
医务人员工作满意度	非常满意	0.0
	满意	55.0
	一般	25.0
	不满意	20.0
	非常不满意	0.0
	合计	100.0

从表 8-93 可以看出，不同年龄组的医务人员中没有对工作非常不满意的人，其中对工作不满意比例最高的是 30~40 岁年龄组。

表 8-93　　　　不同年龄组医务人员对目前工作的满意情况　　　　（%）

项　目		30 岁以下	30~40 岁	40 岁以上	合计
工作满意度	非常满意	0.0	0.0	0.0	0.0
	满意	50.0	33.3	50.0	77.8
	一般	50.0	33.3	50.0	11.1
	不满意	0.0	33.3	0.0	11.1
	非常不满意	0.0	0.0	0.0	0.0
	合计	100.0	100.0	100.0	100.0

从表 8-94 看出，护士对工作的满意度低于医生，护士中对工作不满意的比例占 37.5%，表示护士中对工作不满的人比较多。

表 8-94　　　　　　　不同职业医务人员的满意度　　　　　　（%）

项　目		医生	护士	合计
工作满意度	非常满意	0.0	0.0	0.0
	满意	75.0	25.0	55.0
	一般	16.7	37.5	25.0
	不满意	8.3	37.5	20.0
	非常不满意	0.0	0.0	0.0
	合计	100.0	100.0	100.0

表8-95　　　　　　　　　　　　不同职称医务人员工作满意度

项　　目		初级	中级	高级	无职称	合计
工作压力	没有压力	0.0	0.0	0.0	0.0	0.0
	有一点压力	63.6	50.0	100.0	50.0	55.0
	一般	18.2	33.3	0.0	0.0	25.0
	压力较大	18.2	16.7	0.0	50.0	20.0
	压力很大	0.0	0.0	0.0	0.0	0.0
	合计	100.0	100.0	100.0	100.0	100.0

（2）压力情况，见表8-96~表8-99。

从表8-96和表8-97可以看出，该医疗机构中表示生活有压力和表示对工作有压力的医务人员都占100%，其中表示压力较大或者很大的人的比例为50%、55%。

表8-96　　　　　　　　　医务人员生活压力总体情况　　　　　　　（n,%）

项　　目		n	比例（%）
生活压力	没有压力	0	0.0
	有一点压力	6	30.0
	一般	4	20.0
	压力较大	9	45.0
	压力很大	1	5.0
	合计	20	100.0

表8-97　　　　　　　　　医务人员工作压力总体情况　　　　　　　（n,%）

项　　目		n	比例（%）
生活压力	没有压力	0	0.0
	有一点压力	3	15.0
	一般	6	30.0
	压力较大	8	40.0
	压力很大	3	15.0
	合计	20	100.0

从表 8-98 可以看出，医生和护士表示工作有压力的都是 100%，且医生表示压力较大或很大的比例为 50%，护士的这一数据为 62.5%，高于医生。

表 8-98　　　　　　　　　　　不同职业医务人员的工作压力情况　　　　　　　　　　（%）

项　目		医生	护士	合计
工作压力	没有压力	0.0	0.0	0.0
	有一点压力	16.7	12.5	15.0
	一般	33.3	25.0	30.0
	压力较大	41.7	37.5	40.0
	压力很大	8.3	25.0	15.0
	合计	100.0	100.0	100.0

表 8-99　　　　　　　　　　　不同职称医务人员的工作压力情况　　　　　　　　　　（%）

项　目		初级	中级	高级	无职称	合计
工作压力	没有压力	0.0	0.0	0.0	0.0	0.0
	有一点压力	9.1	33.3	0.0	0.0	15.0
	一般	27.3	16.7	100.0	50.0	30.0
	压力较大	45.5	33.3	0.0	50.0	40.0
	压力很大	18.2	16.7	0.0	0.0	15.0
	合计	100.0	100.0	100.0	100.0	100.0

（3）新洲区人民医院医联体的医务人员对医联体的反应性，见表 8-100 和图 8-35。

从表 8-100 和图 8-35 可以看出，新洲区人民医院对医联体相互合作的了解程度在 60% 左右，而汪集中心卫生院的医务人员对医联体相互合作情况的了解程度则更低，大约为 40%。这一数字表明，在该医联体内的相互合作还是低水平的，起码从医务人员的角度来说是不全面的，有待加强。

表 8-100　　　　　　　　　医务人员对医联体相互合作的了解程度　　　　　　　　　　（%）

医院名称	了解技术帮扶 人数比	了解转诊程序 人数比	认为机构积极 人数比
新洲区人民医院	57.4	51.1	68.1
汪集中心卫生院	36.8	33.3	36.9

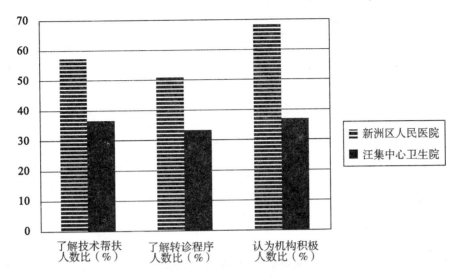

图 8-35　医务人员对医联体相互合作的了解程度

4. 黄陂区人民医院医联体

1）黄陂区人民医院

（1）工作满意度

从表 8-101 可以看出，黄陂区人民医院的医务人员的工作人员对工作的满意度很高，比例为 76.9%，高于其他医疗机构。

表 8-101　　　　　　　　　　　　　医务人员工作满意度总体情况

项　目		百分比（%）
医务人员工作满意度	非常满意	25.0
	满意	51.9
	一般	19.2
	不满意	1.9
	非常不满意	1.9
	合计	100.0

从表 8-102 可以看出，40 岁以上医务人员对工作的满意度最高，而 30 岁以下工作人员对工作不满意或非常不满意的比例较高为 9.6%。

表8-102　　　　　　　不同年龄组医务人员对目前工作的满意情况　　　　　　（%）

项　目		30岁以下	30~40岁	40岁以上	合计
工作满意度	非常满意	28.6	16.0	50.0	25.0
	满意	52.4	52.0	50.0	51.9
	一般	9.5	32.0	0.0	19.2
	不满意	4.8	0.0	0.0	1.9
	非常不满意	4.8	0.0	0.0	1.9
	合计	100.0	100.0	100.0	100.0

从表8-103可以看出，护士对工作的满意度高于医生，护士对工作的满意度为91.7%，而医生为64.3%。

表8-103　　　　　　　　不同职业医务人员的满意度　　　　　　　　（%）

项　目		医生	护士	合计
工作满意度	非常满意	14.3	37.5	25.0
	满意	50.0	54.2	51.9
	一般	32.1	4.2	19.2
	不满意	0.0	4.2	1.9
	非常不满意	3.6	0.0	1.9
	合计	100.0	100.0	100.0

表8-104　　　　　　　不同职称医务人员工作满意度　　　　　　　（%）

项　目		初级	中级	副高级	无职称	合计
工作满意度	非常满意	25.0	26.7	50.0	0.0	25.0
	满意	42.9	53.3	50.0	100.0	51.9
	一般	25.0	20.0	0.0	0.0	19.2
	不满意	3.6	0.0	0.0	0.0	1.9
	非常不满意	3.6	0.0	0.0	0.0	1.9
	合计	100.0	100.0	100.0	100.0	100.0

（2）压力情况，见表8-105~表8-108。

表 8-105	医务人员生活压力总体情况		（n,%）
项　目		n	比例（%）
生活压力	没有压力	2	3.8
	有一点压力	29	55.8
	一般	5	9.6
	压力较大	12	23.1
	压力很大	4	7.7
	合计	52	100.0

表 8-106	医务人员工作压力总体情况		（n,%）
项　目		n	比例（%）
工作压力	没有压力	3	5.8
	有一点压力	19	36.5
	一般	4	7.7
	压力较大	15	28.8
	压力很大	11	21.2
	合计	52	100.0

从表 8-105 和表 8-106 可以看出，该医疗机构医务人员表示有生活压力的占 96.2%，表示有工作压力的占 94.2%，都超过 90%。

表 8-107	不同职业医务人员的工作压力情况			（%）
项　目		医生	护士	合计
工作压力	没有压力	7.1	4.2	5.8
	有一点压力	39.3	33.3	36.5
	一般	7.1	8.3	7.7
	压力较大	35.7	20.8	28.8
	压力很大	10.7	33.3	21.2
	合计	100.0	100.0	100.0

从表 8-107 可以看出，护士中表示有工作压力的大于医生中表示有工作压力的人数，且护士中压力较大或很大的占例为 54.1%，高于医生的这一占例。

表8-108 不同职称医务人员的工作压力情况 （%）

项 目		初级	中级	副高级	无职称	合计
工作压力	没有压力	3.6	6.7	25.0	0.0	0.0
	有一点压力	35.7	40.0	50.0	20.0	15.0
	一般	10.7	6.7	0.0	0.0	30.0
	压力较大	32.1	20.0	0.0	60.0	40.0
	压力很大	17.9	26.7	25.0	20.0	15.0
	合计	100.0	100.0	100.0	100.0	100.0

2）黄陂区人民医院医联体医疗机构

（1）工作满意度，见表8-109～表8-112。

从表8-109可以看出，该医疗机构中医务人员不满意的比例为22.7%，在同类机构中比较高。

表8-109 医务人员工作满意度总体情况

项 目		百分比（%）
医务人员工作满意度	非常满意	9.1
	满意	54.5
	一般	13.6
	不满意	22.7
	非常不满意	0.0
	合计	100.0

从表8-110可以看出，该医疗机构中表示不满意所占比例最高的为30岁以下的医务人员，所占的比例为33.3%。

表8-110 不同年龄组医务人员对目前工作的满意情况 （%）

项 目		30岁以下	30~40岁	40岁以上	合计
工作满意度	非常满意	8.3	14.3	0.0	9.1
	满意	50.0	42.9	100.0	54.5
	一般	8.3	28.6	0.0	13.6
	不满意	33.3	14.3	0.0	22.7
	非常不满意	0.0	0.0	0.0	0.0
	合计	100.0	100.0	100.0	100.0

从表8-111可以看出，该医疗机构中医生对工作不满意的比例为36.4%，远高于护士的这一数值9.1%。

表8-111　　　　　　　　不同职业医务人员的满意度　　　　　　　　（%）

项　目		医生	护士	合计
工作 满意度	非常满意	9.1	9.1	9.1
	满意	36.4	72.7	54.5
	一般	18.2	9.1	13.6
	不满意	36.4	9.1	22.7
	非常不满意	0.0	0.0	0.0
	合计	100.0	100.0	100.0

表8-112　　　　　　　不同职称医务人员工作满意度　　　　　　　（%）

项　目		初级	中级	无职称	合计
工作 满意度	非常满意	10.0	0.0	20.0	9.1
	满意	30.0	71.4	80.0	54.5
	一般	20.0	14.3	0.0	13.6
	不满意	20.0	14.3	0.0	22.7
	非常不满意	40.0	0.0	0.0	0.0
	合计	100.0	100.0	100.0	100.0

（2）压力情况，见表8-113～表8-116。

从表8-113和表8-114可以看出，该医疗机构中表示有生活压力的医务人员占95.5%，表示有工作压力的占100%，其中压力较大或者很大的医务人员分别占45.4%和68.1%。

表8-113　　　　　　　　医务人员生活压力总体情况　　　　　　　（n,%）

项　目		n	比例（%）
生活压力	没有压力	1	4.5
	有一点压力	9	40.9
	一般	2	9.1
	压力较大	7	31.8
	压力很大	3	13.6
	合计	22	100.0

表8-114　　　　　　　　　　医务人员生活压力总体情况　　　　　　　　（n,%）

项　目		n	比例（%）
工作压力	没有压力	0	0.0
	有一点压力	3	13.6
	一般	4	18.2
	压力较大	12	54.5
	压力很大	3	13.6
	合计	22	100.0

从表8-115可以看出，医生和护士都表示工作有压力，且医生中表示工作压力较大或者很大的比例为81.8%，比例较高。

表8-115　　　　　　　　不同职业医务人员的工作压力情况　　　　　　　　（%）

项　目		医生	护士	合计
工作压力	没有压力	0.0	0.0	0.0
	有一点压力	0.0	27.3	13.6
	一般	18.2	18.2	18.2
	压力较大	54.5	54.5	54.5
	压力很大	27.3	0.0	13.6
	合计	100.0	100.0	100.0

从表8-116可以看出，各级职称中都表示工作有压力，其中表示压力较大或很大所占比例最高的为中级职称，最小的为无职称医务人员，说明该医疗机构中医务人员，职称越高，压力越大。

表8-116　　　　　　　　不同职称医务人员的工作压力情况　　　　　　　　（%）

项　目		初级	中级	无职称	合计
工作压力	没有压力	0.0	0.0	0.0	0.0
	有一点压力	20.0	0.0	20.0	13.6
	一般	10.0	0.0	60.0	18.2
	压力较大	40.0	100.0	20.0	54.5
	压力很大	30.0	0.0	20.0	13.6
	合计	100.0	100.0	100.0	100.0

（3）黄陂区人民医院医联体的医务人员对医联体的反应性，见表8-117和图8-76。

从表8-117和图8-36可以看出，以黄陂区人民医院为主导的医联体机构中，医务人员对医联体内相互向合作的了解比例是比较高的，其数据显示各项指标都在70%以上，说明该医联体内部在积极推进各机构间的相互合作。

表8-117　　　　　医务人员对医联体相互合作的了解程度　　　　　（%）

医院名称	了解技术帮扶人数比	了解转诊程序人数比	认为机构积极人数比
黄陂区人民医院	82.7	73.1	82.7
黄陂区人民医院盘龙院区	72.7	86.4	90.9

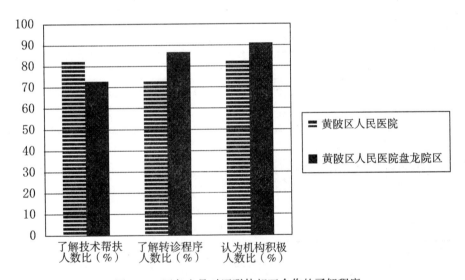

图8-36　医务人员对医联体相互合作的了解程度

5. 汉口医院医联体

1）汉口医院

（1）工作满意度，见表8-118～表8-121。

从表8-118可以看出，汉口医院医务人员中表示对现状不满的仅占5.3%，说明该医院医务人员的满意度较高。

从表8-119可以看出，各年龄组没有非常不满意的人，其中不满意比例较高的年龄段为30~40岁，其数值为8.0%。

表 8-118   医务人员工作满意度总体情况

项　目		百分比（%）
医务人员工作满意度	非常满意	7.0
	满意	40.4
	一般	47.4
	不满意	5.3
	非常不满意	0.0
	合计	100.0

表 8-119   不同年龄组医务人员对目前工作的满意情况   （%）

项　目		30 岁以下	30~40 岁	40 岁以上	合计
工作满意度	非常满意	10.7	4.0	0.0	7.0
	满意	32.1	52.0	25.0	40.4
	一般	53.6	36.0	75.0	47.4
	不满意	3.6	8.0	0.0	5.3
	非常不满意	0.0	0.0	0.0	0.0
	合计	100.0	100.0	100.0	100.0

从表 8-120 可以看出，医生的满意度高于护士，但是其不满意的人数比例也高于护士。

表 8-120   不同职业医务人员的满意度   （%）

项　目		医生	护士	合计
工作满意度	非常满意	5.9	8.7	7.0
	满意	52.9	21.7	40.4
	一般	32.4	69.6	47.4
	不满意	8.8	0.0	5.3
	非常不满意	0.0	0.0	0.0
	合计	100.0	100.0	100.0

从表 8-121 可以看出，中级职称的人比较不满意的比例最高，其值达到 9.5%。

表 8-121　　　　　　　不同职称医务人员工作满意度　　　　　　（%）

项　目		初级	中级	副高级	无职称	合计
工作满意度	非常满意	9.4	4.8	0.0	0.0	7.0
	满意	40.6	47.6	0.0	0.0	40.4
	一般	46.9	38.1	100.0	100.0	47.4
	不满意	3.1	9.5	0.0	0.0	5.3
	非常不满意	0.0	0.0	0.0	0.0	0.0
	合计	100.0	100.0	100.0	100.0	100.0

（2）压力情况，见表 8-122~表 8-125。

从表 8-123 可以看出，表示有生活压力和工作压力的医务人员的比例相同，都为 96.5%，压力较大和很大的比例都为 70.2%。

从表 8-124 可以看出，医生的压力大于护士，相差的比例为 8.7%。

表 8-122　　　　　　　医务人员生活压力总体情况　　　　　　（n,%）

项　目		n	比例（%）
生活压力	没有压力	2	3.5
	有一点压力	14	24.6
	一般	1	1.8
	压力较大	28	49.1
	压力很大	12	21.1
	合计	57	100

表 8-123　　　　　　　医务人员工作压力总体情况　　　　　　（n,%）

项　目		n	比例（%）
生活压力	没有压力	2	3.5
	有一点压力	13	22.8
	一般	2	3.5
	压力较大	30	52.7
	压力很大	10	17.5
	合计	57	100.0

表 8-124　　　　　　　　不同职业医务人员的工作压力情况　　　　　　　（%）

项　目		医生	护士	合计
工作压力	没有压力	0.0	8.7	3.5
	有一点压力	23.5	26.1	24.6
	一般	2.9	0.0	1.8
	压力较大	38.2	65.2	49.1
	压力很大	35.3	0.0	21.1
	合计	100.0	100.0	100.0

从表 8-125 可以看出，表示压力较大或很大比例较高的分别为高级职称和无职称的医务人员。

表 8-125　　　　　　　　不同职称医务人员的工作压力情况　　　　　　　（%）

项　目		初级	中级	副高级	无职称	合计
工作压力	没有压力	3.1	4.8	0.0	0.0	2.0
	有一点压力	31.3	19.0	0.0	0.0	4.0
	一般	0.0	4.8	0.0	0.0	16.0
	压力较大	50.0	42.9	50.0	100.0	56.0
	压力很大	15.6	28.6	50.0	0.0	22.0
	合计	100.0	100.0	100.0	100.0	100.0

2）汉口医院医联体成员机构

（1）工作满意度，见表 8-126～表 8-129。

从表 8-126 可以看出，汉口医院医联体成员机构中医务人员没有表示非常不满意的，表示满意或非常满意的人数比达 80%，说明该医疗机构的满意度较高。

表 8-126　　　　　　　　医务人员工作满意度总体情况

项　目		百分比（%）
医务人员工作满意度	非常满意	15.0
	满意	65.0
	一般	10.0
	不满意	10.0
	非常不满意	0.0
	合计	100.0

从表 8-127 可以看出，30 岁以下医务人员中的满意度最低为 60%，而表示不满意的
人数比最高，数值为 20%。

表 8-127　　　　　不同年龄组医务人员对目前工作的满意情况　　　　　（%）

项　目		30 岁以下	30~40 岁	40 岁以上	合计
工作满意度	非常满意	10.0	16.7	25.0	15.0
	满意	50.0	83.3	75.0	65.0
	一般	20.0	0.0	0.0	10.0
	不满意	20.0	0.0	0.0	10.0
	非常不满意	0.0	0.0	0.0	0.0
	合计	100.0	100.0	100.0	100.0

从表 8-128 可以看出，该医疗机构护士的不满意程度高于医生，其数值为 18.2%。

表 8-128　　　　　　　　不同职业医务人员的满意度　　　　　　　　（%）

项　目		医生	护士	合计
工作满意度	非常满意	22.2	9.1	15.0
	满意	77.8	54.5	65.0
	一般	0.0	18.2	10.0
	不满意	0.0	18.2	10.0
	非常不满意	0.0	0.0	0.0
	合计	100.0	100.0	100.0

从表 8-129 可以看出，初级职称医务人员的不满程度最高达 15.4%。

表 8-129　　　　　　　不同职称医务人员工作满意度

项　目		初级	中级	无职称	合计
工作满意度	非常满意	15.4	0.0	16.7	15.0
	满意	53.8	100.0	83.3	65.0
	一般	15.4	0.0	0.0	10.0
	不满意	15.4	0.0	0.0	10.0
	非常不满意	0.0	0.0	0.0	0.0
	合计	100.0	100.0	100.0	100.0

（2）压力情况，见表8-130~表8-133。

从表8-130、表8-131可以看出，表示生活压力很大的医务人员占90%，表示工作压力很大的医务人员占95%，都超过了90%。

表8-130　　　　　　　　　医务人员生活压力总体情况　　　　　　　　（n,%）

项　目		n	比例（%）
生活压力	没有压力	2	10.0
	有一点压力	11	55.0
	一般	2	10.0
	压力较大	1	5.0
	压力很大	4	20.0
	合计	20	100.0

表8-131　　　　　　　　　医务人员工作压力总体情况　　　　　　　　（n,%）

项　目		n	比例（%）
工作压力	没有压力	1	5.0
	有一点压力	12	60.0
	一般	4	20.0
	压力较大	2	10.0
	压力很大	1	5.0
	合计	20	100.0

从表8-132可以看出，医生的压力大于护士，且高达9.1%。

表8-132　　　　　　　　不同职业医务人员的工作压力情况　　　　　　　（%）

项　目		医生	护士	合计
工作压力	没有压力	0.0	9.1	5.0
	有一点压力	55.6	63.6	60.0
	一般	33.3	9.1	20.0
	压力较大	0.0	18.2	10.0
	压力很大	11.1	0.0	5.0
	合计	100.0	100.0	100.0

表 8-133　　　　　　　　不同职称医务人员的工作压力情况　　　　　　　　（％）

项　目		初级	中级	无职称	合计
工作压力	没有压力	7.7	0.0	0.0	5.0
	有一点压力	61.5	100.0	50.0	60.0
	一般	15.4	0.0	33.3	20.0
	压力较大	7.7	0.0	16.7	10.0
	压力很大	7.7	0.0	0.0	5.0
	合计	100.0	100.0	100.0	100.0

（3）汉口医院医联体的医务人员对医联体的反应性，见表 8-134 和图 8-37。

从表 8-134 和图 8-37 可以看出，以汉口医院为主导的医联体机构中，医务人员对医联体内部相互合作了解的百分比基本上都超过了 75%，说明该医联体内部在积极推进各机构间的相互合作。

表 8-134　　　　　　　医务人员对医联体相互合作的了解程度　　　　　　　（％）

医院名称	了解技术帮扶人数比	了解转诊程序人数比	认为机构积极人数比
汉口医院	91.2	94.7	94.8
金桥社区卫生服务中心	75.0	80.0	90.0

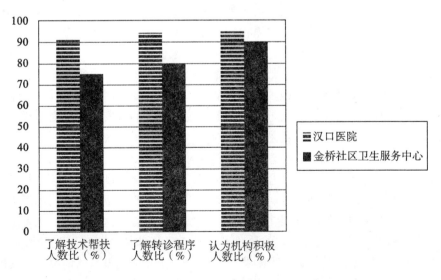

图 8-37　医务人员对医联体相互合作的了解程度

四、患者体验分析

本次调查研究的调查员在 5 家医联体的各医疗机构中采用随机偶遇法选择了 2~3 名当时正在就医的患者进行访谈,了解患者在该家医联体医疗机构的就医体验(对所就诊医联体医疗机构服务质量和服务态度的感受,并通过实例予以证明)以及该医疗机构与其他就诊过、非医联体医疗机构的区别。以下以各医联体为单位列举较为典型的案例进行分析。

(一) 新华医院医联体

(1) 男,60 岁,初中文化,在胸内科就诊。患者体验:本人是因为肺癌住院,做了局部病灶清除。现在转到汉兴进行康复,今天是回来拿药的。通过就诊和住院,我感觉新华医院的服务态度和服务质量都是很令人满意的。觉得在这里看病,对医生护士都很放心。举例来说,首先是在入院过程中的床位安排,很快速。不像有些医院,还要等病床。然后特别是对待我们老年人,每次吃药打针,或者是做检查的时候,都会安排护士全程陪同,很有耐心。医生在跟我们讲解病情的时候也很有耐心,态度很好,我们听了也很放心。此外,整个过程中,觉得他们是真心在为患者着想;比同济、协和这些医院好。这里离家近一些,但是最主要的原因是,这里安静,环境好。特别是这个新的门诊大楼修起来以后,感觉更好了。这边医务人员有耐心,服务更到位。不管是看病的医生还是患者,都很有素质,不像协和、同济,人员太嘈杂。这边的人流量也比同济、协和少。整体感觉就是在这边就医很舒服。

(2) 女,40 岁,大专文化,在门诊部就诊。患者体验:医院的服务态度很好,值得推荐。一般我周围的亲戚朋友如果有什么医疗需求的话,我都会推荐他们到新华医院来就诊。这里医生的水平很好,关键是理解患者,对待患者像对待亲人一样。并且不像其他医院,还要走关系。整个医院的医患关系很和谐,整体环境让人感到很温馨。举例来说,比如我们老百姓,没有医学知识,自己有个头疼脑热来就诊,根本不知道需要看哪个科室。新华医院有专门的海虹门诊服务,帮助患者做导医服务,很系统,很注意细致。海虹小组护士和医生的服务给患者提供了很多帮助,节省了我们的就诊时间。另外,医生在问诊的时候,沟通多,不是只看病,他会了解我们的情况,让我们很安心。同时,说话很注重患者的感受,会给我们安慰。反正我是不会去同济、协和这些医院。这里一是环境好。病人相对那些医院少,整个医院很安静。特别是新大楼盖起来之后,感觉整个医院更漂亮了,来就诊很舒服。二是同济、协和这些医院人又多,服务价格又高,并且医生和患者的交流太少了,就是单纯地看病看病再看病。而这里,服务态度要好很多,我们和医生护士的沟通也很顺畅。医生在问诊的时候很注意细节,体贴,有耐心,这就是我们患者需要的。

(3) 男,54 岁,大专文化,在心胸外科就诊。患者体验:新华医院的服务质量和服务态度都非常好。医生总是很耐心地给我讲解病情,让我了解自己的情况,给我的治疗意见也比较中肯,还有医生总是定期查房,基本上一天来两次,每次来总是陪我聊一会,问我的感受,了解我的病情;护士也是随叫随到的,而且病房里安装有紧急呼救装置,可以找到护理人员。有一次，我早晨4点多的时候来新华医院挂号看病，医院的医务人员还是正常值班的，最让我感动的是，医务人员的态度还是跟往常一样，医生还跟我说不要着急。跟其他医院相比，新华医院做得好的方面就是就诊时间比较短，基本不用怎么排队，还有价格方面也有优势。需要改进的地方是有些检查、治疗以及护理设备可能比较陈旧了。

（4）女，60岁，高中文化，在中医综合科就诊。患者体验：总体上来说，花桥第一社区卫生服务中心的服务质量和服务态度都是很好的。每次生病基本上都是来花桥第一社区卫生服务中心，这次是来治疗颈椎病的，来了5次了，明显感觉病情有所好转，脖子不是那么疼了，治疗效果还是不错的。这里的医生和护士都非常热情，总是耐心地接受我的询问，百问不厌。让我挺感动的就是每次我做针灸的时候，护士都会给我倒一杯水，虽然这是一个比较小的举动，但是能体现出医护人员对我们细致入微的关怀。跟其他社区相比，这里的一切都不错，这里的规模比较大，治疗见效快，医护人员服务态度也很好。需要改进的是这里的设备还不是很齐全，比如没有CT，生化检查也只能做一些常规的。

（5）女，49岁，高中文化，在综合内科就诊。患者体验：这里的服务质量和服务态度都是蛮好的，首先这里的医生和护士的服务态度都是很好的，总是给人一种亲切感，见面都会和病人打招呼，医生也会定时了解病人的病情，治疗也挺专业，而且有不错的效果。比较感动的就是，每次来这里就诊，只要在楼下办一下住院手续，这里的医务人员就会给我安排好病房和病床，也不用排队什么的，比较方便和快捷；这里跟其他社区比比较好的地方就是管理比较规范，节约就医时间方面做得比较好；需要改进的是一些大的检查设备比较缺。

（6）女，63岁，中专文化，在中医综合科就诊。患者体验：服务质量和服务态度都是不错的。医务人员对病人总是很亲切，总是尽力了解病人的需要并满足我们。有一次，我要打热水，但是三楼没有，本来要去二楼打的，结果护士打了一壶放在了我的病房里。这里的医生也尽职尽责，中午总是加班加点，而且就算下午要下班了，只要病人的吊针还有打完，也会不慌不忙地等到病人打完了再下班。总之，这里的医务人员工作质量好、治疗及时、有求必应；这里的医务人员比较负责任。不足的地方是医务人员有点少。

（7）女，65岁，中学，在综合内科就诊。患者体验：本人2013年8月从新华医院转来社区进行长期理疗，这里的陈芙蓉医生是老年病、心血管的专家，对本人的病情非常了解。这里的护士态度非常好，随叫随到，医生经常过来询问病情，空闲的时候他们还会同我们聊天。这里比其他地方都要好，因为离家十分近，相互之间比较了解，对待病人像亲人一样。

（8）男，52岁，高中，在综合内科就诊。患者体验：这里的医疗技术很好，护士们非常细心，给人一种家的感觉。曾经去过普爱医院，感觉也不错，就是太远了。还去过同济、协和，那里挂号太难了，协和要排2个小时，同济至少排3小时，而且协和开的药都不对症，乱开检查。这里又方便又便宜，就是中医理疗的人太多了，医生们都太忙、太辛苦了。

评述：患者在新华医院医联体就医过程中，对其总体评价是：服务态度和服务质量都很不错。其中患者谈及最多的几点是：一是医务人员对患者关怀备至，医生耐心、护士细心；二是到社区服务中心就诊的患者对医务人员的医疗水平的信任度提高了；三是有一个良好的就诊环境。

（二）第五医院医联体

（1）女，43岁，初中文化，在妇科就诊。患者体验：这里服务质量和服务态度都是很好的，这次看病已经来了3天了，医生和护士都比较热情，像亲人一样，让我有亲切感。以前每次看病也都是来这里，主要是因为比较相信这里。这里看病相对来说是比较便宜的，药虽然很便宜，但是效果也很好，不像其他地方用的是便宜药，效果很不好而且还会有副作用。其他还有就是，每次使用医疗救助卡都会减免10元，这样3瓶吊水就能减免30元，对病人来说挺实惠。医院环境稍微好一点，不那么拥挤嘈杂；治疗效果不错，而且比较便宜。

（2）男，60岁，高中文化，在神经内科就诊。患者体验：这里服务质量和服务态度总体上说是不错的，但是也存在一些不足。昨天来就诊，感觉这里大多数的医务人员的服务态度都很好，护士的服务也很周到，每次打吊针的时候，护士都会把一切都安排好，把吊水挂好，随叫随到，要拔针时喊一声护士就会立马过来，真的是把病人当成自己的亲人一样。但是也有一些不负责任的护士，比如一些护士竟然在患者等候时化妆，这让病人很厌烦。这里的卫生条件和就医环境还是不错的；不好的地方比如不能完全的为病人着想，比如两个电梯只开一个。

（3）男，68岁，中学文化，在心胸外科就诊。患者体验：这里服务质量和服务态度整体是不错的，有些医生和护士对患者很热情，也很负责任。来就诊时只需在楼下挂个号，他们就帮患者安排好病床等。护士会把吊水安排好，该慢的时候慢一些、该快的时候也会快，让病人感觉很舒服。而另一些医生和护士就不是那么负责任了，上次来看病，各科室推来推去，过了很久才弄明白是在哪个科室看病。感觉做得好的地方是这里的医务人员服务态度好一点，让患者感觉很温暖；不好的地方是这里的医疗技术有待改进。

（4）女，32岁，本科文化，在综合科室就诊。患者体验：感觉这个社区的服务质量和服务态度都是很不错的，在这里住院4天了，真心觉得这里的医务人员都很热情，医生会定时查房，询问患者的病情并安慰患者，换药的时候按一下铃，护士马上就会过来，有时候护士还会主动帮患者打好热水。要是患者来住院的时候病情比较急，可以直接住院，然后再办理住院手续，这都是比较人性化的。与其他社区相比较，感觉这个社区规模更大、设备更齐全、医疗技术也不错；不好的地方可能是相对来说护士较少。

（5）男，35岁，大专文化，在综合科室就诊。患者体验：来这里住院有一段时间了，这里的医务人员服务质量和服务态度都是很不错的。具体的例子就是，给我看病的医生不仅技术水平很好，而且医德也很高尚，她告诉我病不能再拖了必须要住院，而且安慰我不要着急。但是，有时候去楼下医保报销的时候，医保负责人的态度很不好。

（6）女，64岁，初中文化，在综合科室就诊。患者体验：这里的服务质量和服务态度都很好，基本上都是来这里住院，这里比较方便，医生和护士不会对患者冷漠，也不会对患者大吼大叫的。这里的医疗技术也很好，比如有次生病在外面打吊针10天都没有好，来这里没过几天就好了，确实很不错。总体来说这里就医环境不错，房间也很干净整洁，医疗技术也很好。

（7）男，58岁，高中文化，在综合科室就诊。患者体验：这里的服务质量和服务态度还可以，基本上都是来这里看病，这里的医生和护士基本上都是随叫随到，看病的时候医生的讲解也很详细，比较透彻，而且能让患者明白。来这里看病，社区的医务人员会给我们安排好一切，护士会给我们倒好热水，让患者有家的感觉。需要改进的就是这里的规模小、医务人员少，有时候就诊等候时间长。

（8）女，50岁，高中文化，在综合科室就诊。患者体验：这里的服务质量和服务态度总体上还是可以的，这里是我就诊的首选：第一是因为这里离家近，比较便捷；第二是这里的医务人员比较亲切，让人觉得比较温暖；第三是这里的医务人员还比较负责任，医生在看病的时候问得比较详细，护士在扎针之前都会仔细核对患者的姓名以免输错液；第四是这里的环境很好，很适合修养。同其他社区相比这里规模有点小、设备也不是很充足，而且药物也很局限，我觉得这是需要改进的地方。

（9）女，35岁，大专文化，在综合科室就诊。患者体验：这里的服务质量和服务态度还是可以的，这里的医务人员的态度都很好，即使医生和护士很忙的时候也是有条不紊的，医生给病人看病很仔细，护士除了给病人扎好针，也会给病人打热水什么的，感觉比较温暖。但是，有时候晚上来看病的时候，总是找不到人。同其他社区相比较，这里的医务人员不是很足，晚上应该多安排几个人值班，还有这里的规模也有点小，不能满足病人的需要。

评述：患者在第五医院医联体就诊过程中，对其总体评价是：服务态度和服务质量还不错。其中患者提及最多的几点是：一是大部分医务人员很负责任，对患者很关心，但也有个别医务人员工作态度不端正；二是患者信任所就诊医疗机构医务人员的医疗水平。

（三）新洲区人民医院医联体

（1）男，68岁，初中文化，在呼吸内科就诊。患者体验：因大腿骨骨折，曾在刘集骨伤科医院就诊，后因肺部感染，转入新洲区人民医院呼吸内科。新洲区人民医院的医疗技术肯定好，而给我印象比较深刻的是该院的医务人员服务态度好。例如，在刚入院时，匆忙间，在医院系统里把"患者姓名"一栏填错了，主治高医生担心耽误后期治疗，亲自与医务及财务部门联系，及时地解决了这个问题。相比之下，之前曾就诊的刘集骨伤科医院的医生、护士就没有这么耐心与细心了。同时，自己家离新洲区人民医院的车程大概需要20分钟左右，平时有什么轻微的不舒服，都是找村里的医生解决，大不了去一趟镇的卫生院，很少来人民医院，并不知道医院间有什么差别。

（2）男，75岁，初中文化，在呼吸内科就诊。患者体验：因支气管炎，曾在汪集镇卫生院住院治疗，一周后因治疗无效转入新洲区人民医院。自己因为这个病反复在新洲区人民医院接受6次治疗，这一次已经住了11天，每次病情严重时，主治刘医生都能及时地为他缓解病情，十分感谢新洲区人民医院的医生和护士。相比之下，汪集镇卫生院的医疗技术水平就大不如人民医院，那里的医生只能叫患者不停地打针，并没有什么有效的治疗措施，工作起来也没有积极性。平时家里有人生病了都是找村医拿药，很少去卫生院或是医院。

（3）男，47岁，高中文化，在综合科室就诊。患者体验：本人所在村庄离卫生院有20分钟摩托车车程，平时得了病都是去找村医或是来卫生院。卫生院的技术水平和条件基本能满足自己的就医需要，环境和医务人员服务态度也没有什么大问题，没有去过其他医院也不好作比较。希望卫生院能得到更大的发展，毕竟在家门口就医是最方便的。

（4）男，45岁，初中文化，在综合科室就诊。患者体验：本人所在村庄离卫生院有15分钟摩托车车程，一般看医生都是先去村医那，不行再来卫生院。卫生院的医生护士服务态度好，而且十分敬业。比如这几天都是干完活再来医院做理疗，都是将近下班的时间了，但是这里的医生一点都没有表现出不耐烦或是抱怨，一定会帮我把理疗做完了再下班。相比之下，人民医院服务态度就差很多，而且他们收费高，总是开一大堆药，根本吃不完。

评述：患者在新洲区人民医院医联体就诊过程中，对其总体评价是：总体不错、期待进步。患者提及最多的是：新洲区人民医院的医疗技术水平值得信赖，汪集卫生院的水平有待改进，但是相比村医还是不错的。

（四）黄陂区人民医院医联体

（1）男，46岁，高中文化，在肿瘤科就诊。患者体验：因乡镇治疗条件不够，从三里镇卫生院转入黄陂区人民医院进行肿瘤治疗。整个转诊过程比较通畅，程序并不复杂。在乡镇卫生院时感觉设施都不是很全，厕所很简陋，垃圾桶太少，呼叫铃很多是坏的，而在黄陂区人民医院住院这段时间感觉住得很放心，除了查房以外，医生和护士还常常过来巡视，问题都能及时解决。但是平时自己和周围的人还是会第一选择去卫生院，因为家离黄陂区人民医院还有40分钟的车程，还是近一点的方便点。

（2）女，48岁，初中文化，在妇科就诊。患者体验：在黄陂区人民医院妇科住院。自己或是家里人平时如果只是开点药，会找村里的医生，要是需要打针、检查、住院之类的，就会直接到黄陂区人民医院，虽然从家里过来要坐40分钟的车，但是这里的医疗技术更加好，能一次治好，不折腾，而且肯定不会再转回乡镇去接受康复治疗。相比市区里的同济医院，黄陂区人民医院的工作人员更加耐心和亲切。

（3）女，57岁，中专文化，在妇科就诊。患者体验：本人因为病情加重从乡镇卫生院转入黄陂区人民医院，现在病情已经有所好转。这里的医护人员都非常的热情，医疗技术也很好。自己家到黄陂区人民医院需要30分钟的车程，而到卫生院走路只要2分钟，平时有什么不舒服都是去卫生院，虽然卫生院的技术可能不如区医院好，但是在卫生院可以很快地解决问题，感觉整个看病的流程比区医院要简单许多。

（4）男，48岁，初中文化，在内科就诊。患者体验：本人因胃病前往黄陂区人民医院就诊，未果，遂返回盘龙城卫生院。感觉这里的服务很人性化，比如刚刚去做X光检查，由于急着赶回病房打针，负责检查的医生就让自己优先做了，有绿色通道制度很好。自己平时很少生病，最多就是找村医开个药，对医院没有什么比较。

评述：患者在黄陂区人民医院医联体就诊过程中对其总体评价是：感觉很不错。其中患者提及最多的是：黄陂区人民医院的医疗技术水平很不错，黄陂人民医院盘龙院区的服务也不错。

（五）汉口医院医联体

（1）男，48岁，高中文化，在泌尿外科就诊。患者体验：本机构的服务质量和服务态度非常好，护士非常负责任，晚上也是反复查房的，特别是晚上病人打吊水时，护士总是来看，以防吊水滴完的时候没有及时拔针。这里的医生也非常和蔼可亲，检查完了都会和病人进行具体的交流，根据自己的经验跟病人讲明白，并提供几种可选的治疗方案。例如有一次自己的尿管出血，自己都没有发现，结果被查房的护士发现了，医生及时处理才把控制了危险。这里的护士照顾得特别全面不用另请护工了。另外，这里还给照顾病人的家属提供陪护床，这是其他医院做不到的，总之比较人性化，做得不好的地方是有些高端的检查设备没有。

（2）男，63岁，高中文化，在心内科就诊。患者体验：本机构的服务质量和服务态度都是很不错的。感觉这里的门诊和住院都是相当不错的，这次是因为高血压进来的。这里的医生非常负责任，首先仔细看病历，仔细询问病情，然后给出几种供选择的方案，并给患者讲明白几种方案的优缺点，让病人自己选择，并不强迫病人。具体的例子就是，在住院之前在医院做了一个心电图，医生建议做进一步的CT，但是这家医院没有相关的设备，医生就建议我到更专业的医院去检查。做得好的地方是医院环境很好、很适合病人住院疗养，做得不好的地方是有些检查设备没有，导致病人还得跑到别的医院做检查，医院的基础设施也不行，有待加强。

评述：患者在汉口医院医联体就诊过程中的整体体验是：感觉非常好。其中患者提及最多的几点是：一是医务人员的服务非常人性化；二是医务人员尽职尽责，医疗技术也很不错；三是大型设备有些不足。

总体评述：通过认真分析，我们发现，患者对各医联体医疗机构有较强的信任感，对各医联体的忠诚度很高，很满意医联体提供的服务。对于医联体中的大型医院来说，在形成医联体后，也加强了服务能力建设，不论服务态度还是服务质量，多数患者都是很满意的，这来自于医院从细节入手，赢取了患者对整个医院的品牌信任。另外，患者对医院服务的要求，除了医疗技术外，还希望能有一个安静的就医环境，并且希望得到医护人员对自己以及自身疾病的关注。不仅是治病，更要医心。对于医联体中的基层卫生服务机构，患者普遍的感受是，该机构的医疗技术水平有所提高，而且能得到医联体中大型医院的专家坐诊和帮助，提升了患者对医联体中基层卫生机构的信心，促进了患者到基层医疗卫生机构就诊，减轻了该区域大型医院的压力，更有利于整体医疗卫生事业的发展。

五、改革过程中遇到的主要困难

武汉市的医疗卫生机构在进行医联体改革的过程中，遇到的问题不尽相同，但总结来看，主要问题如下：

（一）相关体制、机制制约了医联体的发展

当前的体制、机制不利于建立真正协同的医联体。由于相关体制、机制的约束，医联

体内并没有达到真正的协同，人、财、医的合作流于形式。以人事制度为例，医联体内各医疗机构的人事管理制度是不同的。目前医联体成员机构（社区及其他）一般为定编定岗，统酬统支，不能自由进人。而医联体内的核心医院一般为差额拨款单位，医院可按自身情况进人。但是医联体要发展，需要人、财、物统一，建立相互协同的医联体更是需要人事部门、财政部门等多部门的支持和协作。只有医联体的核心医院获得被联合的医联体成员单位院级层面干部的人事权，医联体内的协作机制才能顺畅，而现状是被联合的医疗机构院级层面干部的人事权在卫生局，医联体内部的发展受到行政干预太多。再比如财务制度，大多数医联体根本无法做到医联体内的财通。以第五医院医联体为例，虽然第五医院和其医联体内的各社区卫生服务中心建立了半紧密型的医联体模式，开展了很好的合作，但是第五医院医联体内的财务还是分开核算，独立运作的。这是因为社区卫生服务中心和医院是两种不同类型的医疗服务机构，两者之间的财务系统属于不同的类型且是有差异的，因此也就必须分开核算。

（二）相关卫生政策不利于医联体的发展

首先，配备药品政策不利于医联体的一体化。现阶段药品按层级配置，基层医疗卫生机构以基本药物为主，而大医院则不以基本药物为主，医联体内核心医院所使用的药医联体成员机构（社区及其他）不一定有。其次，医保和新农合也不利于医联体内的协作。比如转诊病人要交两次门槛费，医保和新农合担心骗保，所以规定乡镇卫生院不能超范围行医报销。另外，医保也没有引导小病在社区治，不利于医联体内的双向转诊。

（三）医联体内双向转诊的问题

由于人们长期形成的思想——大医院优于基层医疗卫生机构，所以在医联体内推行双向转诊制度的过程中，上转是很方便的，患者也很乐意，但康复病人下转的工作就很难做。例如在第五医院医联体中，武汉市第五医院在2012年总共将279个病人转到其5个医联体成员机构中，而仅仅琴断口和二桥两家社区卫生服务中就往第五医院上转了322个患者。从上述数字可以看出，下转患者人数和上转患者人数相差较大，这表明双向转诊制度并没有很好地在医联体内开展。这一方面是由于患者的观念没有转变，另一方面是因为医联体内的核心医院不愿意将自己的病源下转。

（四）医联体内的利益共享的问题

医联体内的协作和联动要有利益关系作为纽带，医院不可能无偿地将资源用来发展其他医疗机构。这之间必然存在利益共享的问题、投入和回报问题等。如要利益协调不好，会导致双方都没有积极性。如医联体内的核心医院在帮扶医联体内成员机构（社区及其他）的过程中没有得到太多的回报，会导致其没有积极性。

六、武汉市医疗联合体改革亮点的总体概述

在被调查的5家医疗联合体中，各医联体成员医院分别建立了技术协作，通过核心医

院的技术支持，核心医院与成员机构的技术互认、双向转诊等协同措施，提高了医疗联合体的服务量，扩大了优质医疗资源的利用效率，并且在一定程度上促进了成员机构的医院经营效益：（1）人民群众真正得到了实惠，小病在社区，方便解决，让医院专科的专家下到社区实现对接，把重病和慢性病进行分诊；（2）价格实惠，小病进社区，降低了患者的就医成本，还得益于国家以及武汉市出台的相应政策，如"基药"、"五减六免"等；（3）健康教育落到了实处。居民感受到了医疗政策的落实；（4）有利于社区的发展，包括：门诊人次数、住院人次数、经济总量、上下转诊的病人数、医护人员个人收入大幅度提高，医疗设备、医疗能力提高，联合体推进以来，社区所有人员都轮训了一次，社区感受到自己在发展，同样，核心医院也得到了发展，年门诊量、年住院量、年手术量、年实际占用总床日数、科研论文数、住院均费稳步提升，病床使用率不断上升，说明近几年医院的能力提升卓有成效。随着医疗服务能力的增强、医院服务质量的提高，有效地建立了医院的客户忠诚度，增强了医院的社会美誉度，患者愿意留在本医疗服务覆盖区域内，如黄陂区统计90％的病人都能留在本区内实现就医。

新华医院和第五医院在医联体建设中分别与成员医院签订了合作协议，真正实现了人事、财政、技术、管理等多方面的协作。新洲区人民医院医联体和黄陂区人民医院医联体在实现技术协同的同时，由政府出面成立了医联体理事会，负责医联体的协作和管理事宜。

同时，在医疗联合体的建设过程中，各成员医疗机构纷纷采用新的人事制度和激励机制，适应改革过程中人力资源的需求。除新洲区人民医院及汪集街中心卫生院由于改革刚刚起步，成员机构人处于人员调整、磨合期等原因，医务人员数量有所下降外，其他4家医联体医药卫生人才队伍稳步增长。各医疗机构力图引入高学历、高水平人才，硕士及以上水平医务人员比例明显增高；注重人才继续培养与业务骨干的重点培养，中、高级职称明显增加；优化人力资源配置情况，完善组织结构，精简行政后勤等职能部门，增加医务人员的构成比；将解聘、离职职工与新晋人员数量保持持平，保证医院的医疗服务质量和效率，灵活用人机制。同时，基层医疗机构倾向于基本医疗服务和基本公共卫生服务，人力资源构成与机构服务需求相匹配。改变原有激励机制，调整分配制度；引进竞争机制，完善人事晋升制度，增加医务人员的工作积极性，提高医疗服务能力。

为了进一步提高医院运营效率、降低运营成本，各医疗机构都在积极进行内部信息化建设，完善内部信息系统网络，实现资源共享。信息化建设是实现医联体紧密合作，增强成员机构协作能力的必然举措，也是医联体建设的必然趋势。目前，第五人民医院医联体的信息化建设已经进入试点阶段，并在逐步铺开。新洲区人民医院医联体县乡一体化信息网络也已经建成，并投入运行。其他医联体的信息化建设也已经从单纯的核心医院内部信息化，逐步打通到整个医联体成员机构间的信息化共享。

第九章　武汉市医疗联合体模式总结与思考

一、武汉市医疗联合体模式总结

我们分析研究了武汉市推进医疗联合体建设过程中较为典型及有特色的 5 家医疗联合体，分别是以湖北省新华医院为核心医院的医疗联合体、以武汉市汉口医院为核心医院的医疗联合体、以武汉市第五医院为核心医院的医疗联合体、以武汉市新洲区人民医院为核心医院的医疗联合体，以及以黄陂区人民医院为核心医院的医疗联合体。结合湖北省对医联体的分类以及国内外相关专家和学者对医联体的相关分类，我们将武汉市医联体主要分为技术协作、医院托管、院办院管以及医疗集团 4 种模式。

（一）技术协作模式

医联体中的核心医院与医联体成员机构（社区及其他）之间以协议或契约的方式建立协作经营关系。核心医院在人力、技术等方面对医联体成员机构（社区及其他）进行引导、支援，并负责对医联体成员机构（社区及其他）的人员进行培训；医联体成员机构（社区及其他）可以共享核心医院的大型医疗检查设备。技术协作模式是医疗机构纵向合作的常用模式，多表现为技术交流和人员培训等形式，这些形式在操作层面较方便。核心医院与医联体成员机构（社区及其他）之间就是通过技术合作模式实现医疗机构的协同管理。

属于这种医联体模式的医疗联合体有：新华医院与花桥社区卫生服务中心的结合形式，以及汉口医院医联体。在以新华医院为主导的医联体机构中，花桥第一社区卫生服务中心是民营资本创办的，和新华医院之间的联合是比较松散的。2006 年与新华医院建立协作关系后，花桥第一社区卫生服务中心每年都会定期派人到新华医院进修培训，新华医院对进修人才进行免费安排，花桥第一社区卫生服务中心每年都会派 2 人左右去学习，每次时间为 3 个月左右；新华医院则会定期会下派专家进行讲课和培训。但是新华医院和花桥第一社区卫生服务中心之间的协作仅限于帮扶和指导，花桥第一社区卫生服务中心的财务和人员并没有交由新华医院进行管理，财务单独核算，人员自主招聘，并不经过新华医院。

（二）医院托管模式

医联体成员机构（社区及其他）将经营管理权交由经营管理能力强并能承担相应经营风险的核心医院。一般按照"三统一、三不变"（人员、财务财产、医疗业务等统一管理；机构设置和行政建制不变，医联体成员机构（社区及其他）承担的公共卫生服务职能和任务不变，财政投入供给机制不变）的原则，把核心医院及其医联体成员机构（社区及其他）两级医疗机构连为一体，实现统一管理、资源共享、机构优化、合理分工、相互促进、共同发展。具体做法包括：在形式上，被托管医联体成员机构（社区及其他）在原机构的基础上，加挂"医院定点托管机构"的牌子；在人事管理上，被托管医联体成员机构（社区及其他）院长由托管医院考察人选，报相关卫生行政机构任命，托管医院与被托管医联体成员机构（社区及其他）院长签订任期目标责任书；在财务财产管理上，被托管医联体成员机构（社区及其他）实行独立核算，在清产核资后由托管医院指定管理人员管理，托管医院享有人、财、物的自由调配权和自主经营权，并保证资产保值增值，财政经费经托管医院审核同意后，由相关卫生行政机构拨入被托管医联体成员机构（社区及其他）账号。

属于这种医联体模式的是第五医院医联体。2008年，为切实贯彻武汉市社区卫生服务体系改革精神，武汉市卫生局、汉阳区委区政府结合汉阳区情，在武汉市大医院"托管"社区卫生服务中心模式的基础上，积极探索社区卫生服务体系改革新模式——将辖区内的二桥街等6家政府主办的社区卫生服务中心的人、财、物交由武汉市第五医院"直管"。第五医院探索实践"直管"模式正是武汉实体型医疗联合体的代表，实现了区域医疗卫生资源纵向整合，初步形成公立医院与基层医疗卫生机构"人通、财通、医通"。

人通：打通人才使用平台，解决社区最关键的人才问题。社区卫生服务中心要履行基本医疗和公共卫生双重职能。关键问题是人才短缺，"直管"后医院将采取多种形式解决人才问题。

医通：医疗资源下沉，推进双向转诊。下派专家团队，提升社区基本医疗能力。选派9名高级职称人员组成"专家团队"由6家社区卫生服务中心共享，"专家团队"按照排班，每天在各社区巡回坐诊。下派10名中级以上技术骨干到社区工作，下派人员待遇不变。组织质量控制专家组，每月下社区对各中心的医疗、护理、院感、综合管理等方面进行全面的质量检查及业务指导，提高社区医疗服务质量，保障医疗安全；下沉门诊，试点分级医疗。首批将医院内科、外科及中医康复科共65名中级职称和高年资住院医师下沉到社区坐诊，进一步提升社区基本医疗服务能力，让居民真正实现小病在社区解决。同时，进一步畅通转诊绿色通道，做到大病不耽误；建立机制，畅通双向转诊。程序规范，建立和完善转诊制度和流程，明确转诊的病种范围、适应症、流程和保障措施，并做出"上转病人与下转病人比例不少于3：1"的规定，确保上下畅通。

财通：做好资产监管，推进集约化运营。直管后，社区卫生服务中心的独立法人身份不变，保持经济独立，自负盈亏。大医院统一接管6家社区服务中心的人、财、物，代替政府行使"办"的职能，对社区财务状况实施监管。

（三）院办院管模式

这种模式主要是由城市医院直接出资举办社区卫生服务机构，对社区卫生的人、财、物实行统一管理。在这种模式下，城市医院对社区卫生服务机构的帮扶和支援是全方位的，社区卫生服务机构不仅能够获得人员、技术、服务和管理支持，而且在设施设备、资金支持上也能够得到医院的帮扶，实现资源共享，提高设备利用效率。

在我们调查的5家医联体机构中，新华医院和汉兴社区卫生服务中心的结合形式，以及黄陂区人民医院与黄陂区人民医院盘龙院区的结合形式就属于紧密型医联体。汉兴街社区卫生服务中心在2003年之前是天河机场的一个门诊部，后来天河机场考虑对后方提供医疗保障，因此邀请新华医院来主持工作。从2003年开始，天河机场开始将这个门诊部租给新华医院开展工作，称为民航分院，2007年转型为社区卫生服务中心。医院的人事和财务从2003年开始就由新华医院统一进行管理。

汉兴社区卫生服务中心的财务由新华医院进行统一管理。财务需要到总院进行签批，汉兴社区服务中心只设立了一个会计和一个出纳。大型设备的购置需要上报新华医院，新华医院再进行购进；平时的经营开支也需要报新华医院进行签批，比如药品的采购、日常的开支等。汉兴社区卫生服务中心的人事也有由新华医院进行统一管理。汉兴社区卫生服务中心虽是独立的医疗机构、独立的法人，但是仅仅履行模拟法人的职能，而且为了进一步规范管理，将来汉兴社区卫生服务中心的院长只会履行一个类似科主任的职能。

这种医联体合作模式使得新华医院的专家到汉兴社区卫生服务中心坐诊比较畅通，而且医联体内资源可以高度共享，比如，若某些病人需要进行大型设备的检查，汉兴社区卫生服务中心可以直接将患者转诊到新华医院；一些业务方面的工作，比如住院病人的查房、会诊，也会更加畅通。

（四）医疗集团模式

医疗集团是指以技术、服务、经营管理等要素为纽带，由一所三级医院为核心，联合若干所二级医院、社区卫生服务中心，组成的以集团章程为共同规范的联合体组织。这该组织中实行双向转诊，三级医院对二级医院进行技术上的指导，二级医院又对社区卫生服务中心进行指导。

新洲区人民医院在接受武汉市中心医院管理帮扶以及与全区17家基层医疗机构签订战略合作协议的基础上，深入推动医联体建设工作。新洲区人民医院又与汪集中心卫生院等建立医联体加强纵向合作：一是与基层医疗机构之间建立管理帮扶、技术协作和双向转诊关系；二是在医联体内建立统一的检验、影像等中心，实行大型设备统一管理、共同使用；三是下派专家通过临床带教、业务指导、教学查房等形式，对基层医务人员进行指导，规范医生在下级医疗机构的会诊行为；四是逐步统一信息化，推动检查结果互认、远程会诊等工作。

二、武汉市医疗联合体建设的经验与新举措

（一）得到政府重视与支持，保障医疗联合体建设工作稳步进行

从以上实例我们可以发现，成功的医联体建设离不开国家政策的引导和卫生行政部门的支持。政府在组建医疗联合体中的主要作用，是通过建立规范化、制度化、法制化的宏

观调控体系，实行卫生全行业管理，引导医疗机构发展规模服务，促进医疗服务资源要素向优势医院集中，淘汰或激活部分不良资产，促进医疗联合体的形成与健康发展。各医疗联合体自启动医联体建设工作以来，得到了各级政府的高度重视与大力支持。武汉市卫计委作为业务主管部门，在出台一系列相关政策时，充分考虑了武汉市医疗联合体建设的特殊性，在医联体改革前对医院进行指导，提供建设意见，在合作中对医院给予相应的帮助，在合作后对医院进行政策上的支持，使得武汉市医疗联合体建设工作得到积极稳步的推进。正是由于国家及各级政府出台了灵活的医疗资源配置方案，由具有开放思想的行政部门领导者和医院管理团体的共同协作，医疗联合体的构想和具体实施才能最后得以实现。

（二）医联体建设充分尊重医疗市场规律，推行多元运用模式，满足居民需求

武汉市多年来采取的是面向市场的、以医疗服务需求为导向的改革政策，在政府支持下，充分尊重市场规律，根据各医疗机构的医疗功能、服务定位、面临市场需求的不同，在双方公平协商的前提下，采取适合医联体各成员组织的不同运用模式，主要表现为以连续性分工协作模式、专科资源整合模式、资源共享模式、托管模式为主的横向整合模式，以及以双向转诊模式、技术协作模式、资产重组模式、区域内整合为主的纵向整合模式等多种运营模式。理论分析和医联体的实证研究表明，医疗联合体的发展为公众提供了安全、有效、就近、廉价的医疗服务，有力地缓解了"看病难"、"看病贵"的问题；另外，通过提供优质医疗服务，为医联体内部各成员机构自身的发展也带来了好处，提升了成员机构的管理水平，降低了管理成本，共享了市场资源，获得了服务的一致性，实现了社会效益与经济效益的"双赢"，满足了新医改对公立医院改革的要求，印证、贯彻了十八届三中全会的会议精神，积极推进优质医疗资源的整合、高效利用，使得改革后的各成员医疗机构能够很好地发展。

（三）以核心医院强大的能力和技术水平带动医联体整体水平的提升

从理论研究和实例研究来看，医疗联合体的经营需要有一个成员医院作为整个医疗联合体的核心，这个核心医院自身需要有强大的运营能力、管理能力以及较高的医疗技术水平，作为整个医疗联合体的品牌、技术、管理资源的输出者，正是以这个医院为核心，才能把各成员医院的各项水平提升上去，从而提高医联体品牌的市场占有率，通过医疗技术水平吸引病人，培养受益人群和患者群体的忠诚度，服务社会的同时增加收益。

通过医院信息化建设，将单体医院的信息化建设推广到区域信息化建设，从而完成核心医院对成员机构的技术支持和指导，保证辖区内居民医疗服务的全覆盖；通过加强社区首诊、双向转诊的建设，保障医疗联合体的整体运用的连续性，从而带动医联体的整体水平提升。

（四）保证队伍的稳定性，提高成员医院的服务能力，努力适应社会医疗服务需求

通过医疗联合体的实证研究发现，武汉各家医疗联合体在优质医疗资源扩散方面具有优势。医联体建设之后，各成员机构高学历，特别是基层医疗结构的高学历医务人员比例

有较大幅度提高，有效地缓解了基层医院人才队伍结构问题。高效优质的医疗服务依赖于优秀的医疗团队和精湛的医疗技术。各医疗联合体以改革为契机，核心成员机构更多地时候以改革为契机，引进高层次人才，为人才提供更好的职业发展空间；成员机构则更多地是重视医疗人才队伍的稳定性建设，通过"请进来"和"送出去"的方式，加强对在职医务人员的服务能力培养。不论是核心机构还是成员机构，各医联体都在努力提高医疗技术服务水平，贴近社会医疗服务需求，打造优势专科，加强适宜性技术的开发；努力抓好医务人员继续教育，不断提高医联体的医疗服务水平，满足优质资源覆盖范围内居民的就医需求。

（五）调动医务人员积极性，改革人事分配制度

武汉各医疗联合体在建设过程中，不约而同地采用了更为科学合理的人事分配制度。创新对员工的激励约束机制，调整薪酬结构，将医务人员的薪酬与绩效、医疗质量与安全、患者满意度等直接挂钩；在干部管理过程中，采用了符合医疗服务市场规律的岗位聘用制，医院员工可上可下、可进可出，充分调动了医务人员的积极性；加强人才建设，重点培养学科领军人物，抓准医院特色，掌握医疗服务的市场容量，进行骨干培训，等等。在改革人事制度方面，以紧密型医疗联合体机构建设最为完善。紧密型医联体由于在管理、组织、运营上的统一化优势，可以真正做到改革各成员机构人力资源现状，特别是基层人力资源现状，已达到激励的目的。

（六）明确医联体的性质，增强社会对医疗联合体的认可度

多数人认为医院集团、医疗联合体的建立是出于对经济利益的追求而形成的一种趋利性行为，是对医疗服务市场的一种变相垄断。武汉市在推行医疗联合体建设过程中，通过政府、核心医院以及医联体成员机构的共同努力，不断塑造良好的形象，切实做好医联体的管理运作，在联合体建设过程中统一正常的机构运作，规范联合体成员的就医流程；充分利用社区以及医疗机构的就医便利性以及核心医院的优质医疗，加强联合体的形象塑造，使患者得到方便，以实际行动增强社会对联合体的信任度和认可度。

（七）完善医疗联合体管理方式，推进医疗联合体健康发展

医疗联合体的建设，通过协同化的管理，将不同人事激励、财务管理、医疗技术、机构运营的医疗机构聚集在一起。打破原有的传统管理模式，破除公立医院、医疗机构部分职工"等、靠、要"，吃"大锅饭"的不良习惯，改变部分医务人员改革意识淡薄、改革承受力脆弱、改革动力不足的现状，以优化管理方式作为医疗联合体发展的突破口。组建医疗联合体，管理已经不仅限于一家医院，而是不同隶属关系不同功能的医疗机构。建立科学的领导体制，完善的管理机制，成立权力机构、经营管理机构和监督管理机构，健全规章制度，形成监督的良性循环。通过医疗联合体理事会等医联体统一管理，正确处理集权与分权的关系，处理好医疗联合体内部的相关利益。

三、思考与建议

武汉市在公立医院医疗联合体建设的成功探索，以及对各种运营模式的灵活使用，有效地提高了武汉市各区域内的优质医疗资源利用效率，形成了医疗联合体内各机构经营效益与和会公益性"双赢"的局面，使得武汉市医疗联合体建设取得了阶段性成果。但是在改革过程中，医疗联合体建设既存在各种优势，也不可避免地存在一些问题，要组建一家高效、高质、富有活力的医疗联合体是一项系统工程，需要协调各方面的关系，为了进一步落实国家有关公立医院改的精神，促进新医改的稳步推进，总结武汉市医疗联合体建设过程中的相关经验，针对目前武汉市医疗联合体建设过程的现状，研究团队提出以下建议：

（一）加强医疗联合体建设，合理规划联合体发展布局，增强内在发展动力

首先，实践总结发现，目前武汉市医疗联合体管理结构包括紧密型、半紧密型和松散型三种模式，部分医疗联合体的管理结构仍然属于松散型，联合体内的医疗机构仍保留着原单位各自的法人地位，原有利益补偿渠道并未完全改变，人、财、物等各项管理权限暂时保留在区域内各单位及上级主管部门，联合体内的医疗机构各自为政，资源的优化和医疗功能的调整就显得十分有限。

其次，对医疗联合体来说，能否持续健康发展，还需各级财政的主动参与和投入。按照公立医院改革的要求，地方政府要加大对基层医疗卫生单位综合改革的投入，多渠道化解基层医疗卫生单位的历史债务，属于并购性质的，应纳入国家和省级财政支持化解专项补助资金的范围。如果筹资机制不完善，区域医疗联合体就会出现运行效率低下甚至解体的可能。

因此，在医疗联合体的建设和管理运行过程中，要注意做好以下几方面的工作：

1. 厘清医院产权关系，明确医疗联合体身份和地位

厘清医疗联合体的产权关系是目前医疗联合体改革的一个重点和难点。由政府主办的公立医院进行整合，要强调公立医院都是国家资产，要撇清地方政府对于公立医院所有权的误解。为了实现1+1>2的效果，务必要强化资产联结纽带，加大联合体的控制力及成员医院的向心力，发挥联合体内部核心医院和成员医院各自市场布局优势和技术、品牌特点，通过在医疗联合体内部建立纵向和横向的资产联系网，明确各自的责、权、利，使医疗联合体真正成为一个兴衰与共的利益共同体，从而增强医疗联合体的凝聚力。

2. 提高和完善医疗联合体内部管理机制和运行机制

医疗联合体要求更新的管理理念、更高水平的管理者和管理模式。联合体集团化的管理有别于以往的单体医院管理，而是有不同地区、不同规模、不同级别、不同隶属关系的医疗联合体。因此，如何提高和完善相应的内部管理机制和运行机制，是医疗联合体成立之后的核心问题。

首先，要设立科学的医院最高管理团体，强调分工协作，各司其职，再根据医院实际情况形成完善的管理机制配置。要建立权力机构、经营管理机构和监督管理机构，强调统

一管理，避免多头控制。健全规章制度，形成权利分配、经营、监督的良性循环。

其次，要明确医院发展目的，合理规划医院发展战略和相关的人力资源、财务战略，建立合理的组织架构和绩效指标体系，实行科学的绩效工资体系，在此基础上理清医院管理相关流程，进行流程优化，并且形成持续的改善，提高医院整体管理水平。

3. 医疗联合体规模应当符合区域卫生规划，追求合理化发展

医疗联合体化规模不是越大越好。规模大代表服务能力强，服务覆盖面广，承担风险能力强，但是相应的管理层级增加，管理难度加大，管理成本提高。所以，要提倡规模合理化，其基本点就是要使医院能最大限度地得到规模效益和规模水平，并随情况变化来调整联合体整体规模。在组建医疗联合体以前，首先要对医疗联合体所在的区域展开充分的市场调研，把握整体医疗市场和发展趋势。通过调研，掌握医院的现有服务人群和预测潜在的服务人群，获取服务对象的服务层次和需求，然后结合医疗联合体及联合体内各医院的特点和专长确定目标市场，最后确定合理的医院发展规模和服务定位。

4. 加强联合体双向激励机制建设，增强内在发展动力

医疗联合体内部各成员单位隶属关系不一，缺乏持续有效的利益平衡机制，工作的开展多依赖于外部政策，急需解决内在发展动力欠缺的问题；同时，需要及时调整医保等相关政策，充分发挥医保政策对联合体的重要支撑作用。社保局可以根据医疗联合体内各家医院上一年度的服务量、服务内容、考核结果以及当年批准的规划，统一下达当年的预付指标，由医疗联合体管理办公室全面管理，合理分配。同时，在联合体运行中加强改革创新，使联合体能够持续、健康、蓬勃地发展。

目前武汉市的医联体建设过程中"剃头挑子一头热"的现象仍然存在：一方面，医联体建设由于受到医院效益的影响，核心医院受传统观念影响，担心一旦技术、人才等下沉到基层，会影响到自身的服务量，结果导致医疗联合体建设往往是基层医疗机构一头热；另一方面，医务人员对医疗联合体的建设还存在一定的误解和不了解，在调查过程中我们明显感受到，作为医疗服务机构组成核心的医务人员，在对待医联体建设的态度上，更多持有的是一种漠然的态度，特别是核心医院的医务人员对医联体建设较为冷淡，因为考虑到自身职业规划及职业生涯发展，目前的医联体建设并未给核心医院的医务人员提供太多的发展机会。要进一步加强武汉市医疗联合体建设，必须要重视核心医院在医疗联合体中的发展，切实关注核心医院的积极性，建立适宜核心机构和成员机构的双向激励机制。实践表明，紧密型医疗联合体在医联体建设过程中，由于各机构间的人、财、物可以更好地统一在一起，医联体可以根据自身发展需，制定统一的考核方案，对人员、医院进行更有针对性的考核，以达到激励的目的。

（二）加强政府主导，为医疗联合体创造宽松的成长环境，推动区域整合

实践表明，医疗联合体的健康发展离不开政府主导和市场调节。对区域医疗联合体而言，既要重视市场这只无形的手来引入市场机制，推动区域整合，同时也要重视政府这只有形的手来加强宏观调控，为公立医院改革创新提供宽松的政治环境、经济环境和法律环境，促进医疗联合体的发展。由于体制和所有制转变，部分医疗联合体会涉及所有权转变，会要求与之相对应的人力资源匹配和国有资产匹配，原来的部分员工会因为跟不上医

院发展要求而面临失业风险，对人员处理不当也容易造成社会不安定，所以政府应该在引导、鼓励医疗联合体的同时，协助解决部分原有员工的安置问题，为医疗联合体减包袱，更好地促进其自身发展。医疗联合体一体化过程中，政府应当积极引入权威认证机构参与国有资产的评估，保证国有资产不流失。根据文献和实际案例情况调查来看，联合体内核心医院与成员医院法律地位不明确、审批多头等，都是阻碍我国医疗联合体发展的重要因素。因此，政府应该尽快建立健全医疗联合体相关法律体系，将医疗联合体建设纳入法制轨道。同时，发展区域规划，完善分级诊疗，推动联合体内各级医疗机构切实落实功能定位，以管理为纽带，以技术、人员、流程和信息方面的业务整合为切入点，平稳推进区域内不同医疗机构间的整合，提高社会群体对医疗联合体的认可度。

（三）规范法人治理，加强对医疗联合体的监管力度

继续探索医疗联合体管理机制的转变，如联合体的业务流程、学科及人才队伍建设、运行规范等，然后在运行过程中实现人、财、物的统一管辖，完善法人治理结构，同时还应通过引入第三方考评机制，组建专家考评团队，对区域医疗联合体的服务质量和水平进行综合评定，加强行业监管。

在为医疗联合体经营提供宽松环境的同时，组建医疗联合体的目的是为了更好地适应新医改的变化和更好地为公众提供高效、有效、廉价的医疗卫生服务，要时刻强调不能丧失公立医院的公益性。所以，政府要通过建立规范化的全行业管理，引导医疗机构适应市场竞争，优胜劣汰，促进医疗服务资源要素向优势医院集中。实行医疗联合体后，特别是部分地域实施全地域的医疗联合体后，单独的医疗联合体可能对医疗市场进行垄断，反而提高患者的就医成本，因此，政府应加强对医疗联合体的监控，并重点在价格和医疗行为上进行控制，促进医疗联合体履行集中优势医疗资源提供优质服务的义务和责任，正确地看待和对待市场竞争，强调竞合观念。

（四）拓展服务模式，调整医疗功能，加强信息化建设，扩大优质医疗服务覆盖面

在医疗联合体的不同医疗机构中，存在医疗水平、人力资源、管理水平、服务水平以及经济水平发展不均的问题。大型公立医院和社区卫生服务中心、县级医院与乡镇卫生院在业务流程和医护人员在工作习惯上都存在很多差异。因此，区域医疗联合体内不同医疗机构的业务整合尚需一定时日，不同级别医院间的检验结果互认也存在一定的难度。而同时，要想实现区域优质医疗资源的合理、高效利用，扩大优质医疗服务的覆盖面，建立区域医疗的大格局，必然离不开信息化，然而，对不同区域、不同级别的医疗机构来说，信息水平尚存在参差不齐和标准不一的现象。同一家医院不同部门采用的信息系统软、硬件平台也各有不同，导致整个医院数据的兼容、流通都很不方便，这也是目前区域医疗联合体运行中存在的最大问题。

因此，医疗联合体要根据所在区域的服务需求，适当地拓展服务模式，完善三级覆盖网络，调整各级医疗机构的功能，统一管理标准，逐步提高整合能力和协同能力。改变现有的医疗信息化格局，使医院信息化建设遵循统一的标准，缩小区域内二、三级医疗机构与社区卫生服务中心之间的水平差异，为患者提供更便捷的医疗服务。加强区域性的健康

教育，强化医疗咨询与指导，依托信息网络技术，打破传统的条线分割，建立一个保存居民健康档案和电子病历的区域信息平台，注重居民健康监测和慢性病的预防与管理，承担起区域内治疗、预防、健康教育、康复、保健、计划生育指导等各项医疗和公共卫生职能。同时，根据医疗联合体内各医疗机构的专业特点和实际情况，合理划分医疗功能，通过统一的服务接口，以统一的界面来提供不同的医院信息服务，实现个人与医院之间的信息交流和卫生资源共享，形成自下而上的分层次协作服务方式，实现治疗在医院、康复在社区、健康在家庭的合理分工，使整个医疗体系得到高效、低成本的运行。

（五）促进医疗联合体文化整合，提高医联体软实力

每个医疗机构都有自己的发展历史和文化积淀，由于专业特色、员工构成和地理环境的不同，联合体内的不同医院在自身的发展中形成了不同的文化特色和价值理念。法人实体结构容易改变，但文化理念差异却难以磨合。医疗联合体运营意味着多种医院文化的融合，如果处理不妥，很容易在医院内部引起矛盾，阻碍医疗联合体的健康发展，这就要求建立适应医疗联合体各成员自身发展又具有统一化的联合体文化。如何统一思想，形成联合体医院共同的价值观，也是必须考虑的问题。

新组建的医疗联合体，需要建立与时俱进的联合体文化，研究团队建议将文化整合的重点放在开发卫生人力资源潜能、提高员工内在素质这两个方面，体现医疗联合体内部以人为本的思想和同工同酬的理念，排除不良思想的干扰，将各种优秀文化观念整合。同时，在任何医院中都存在着各种类型的非正式组织，要重视医院中非正式组织的作用，针对不同重组形式采取不同的融合方式。

在医疗联合体的管理实践中，要注重医院精神和核心价值观的塑造。通过文化建设，推动不同医疗机构管理理念和文化内涵的提升。科学凝练医院精神和核心价值观，不断提高医疗联合体内各医疗机构的软实力。通过确定统一的联合体文化、统一的制服、统一的标识等，对联合体成员进行文化渲染；着眼提高员工的素质，开展各项有关医院文化的活动，让联合体内成员参与进来，在活动中提升对联合体的认同感；通过建立各种保障机制和长效激励机制，增强成员对联合体一体化化管理的理解度、认可度。根据不断变化的环境调整经营发展战略和文化需要，牢固树立公立医院的公益性理念，围绕公众需求准确定位自身的发展思路，将市场化经营理念和公益性服务理念进行整合，从而保证文化整合的成功和医院价值的实现。

第十章　武汉市卫生服务体系规划理论、方法与实践

一、卫生服务体系规划的理论和方法

(一)国际卫生规划的进展与经验借鉴

1. 发达国家制定区域卫生规划制定的一般规律

为改善医疗服务提供方之间的信息不对称，控制过度服务造成的医疗费用增加，减少医疗服务提供方选择性提供医疗服务，防止市场调节机制滞后，所有发达国家均定期制定区域卫生规划，但制定层面、对象和内容有所不同。

1) 医疗资源规划的制定层面

各国医疗资源规划一般包括战略规划和行动规划两部分。医疗资源规划有两层结构和三层结构两种类型，如法国由中央和地区（地区医管局，Regional Hospital Agencies）两级卫生行政部门参与卫生规划；英国由中央、卫生战略局（Strategic Health Authorities）和初级服务基金（Primary Care Trusts）参与卫生规划；德国由中央、兰德尔政府（Lander Governments）和市议会（City Councils）参与制定卫生规划。为了方便描述，将各国医疗资源规划的制定层面统称为中央、地区层面（Reginal Authorities）和地方层面（Local Authorities），相当于我国的中央、省和地级市三级。

加拿大在中央统一的框架下，由地区卫生部门制定各自的医疗资源战略规划，地方卫生部门完善本辖区的发展战略，并制定操作方案，最后由地方政府将中央、地区和地方的三套方案进行整合，形成地方的医疗资源规划。英国由中央层面制定统一的医疗资源战略规划，地区卫生部门补充自身的战略规划，并制定落实这些规划的操作计划，地方卫生部门可以进一步完善操作方案，最后将各方案进行纵向整合。法国和意大利由中央层面制定战略规划，地区卫生行政部门增加自身的医疗资源发展战略，并制定操作方案，而地方卫生部门不涉及医疗资源规划的制定。德国没有全国层面的医疗资源规划，而是由各地区卫生部门直接完成自身的战略规划和操作方案，地方政府不涉及规划的制订。因此，各地区之间的卫生规划会有较大差异。

从上述情况可以看出，医疗资源战略规划的制定层面与政治和财政体制密切相关，英国、法国和意大利的行政管理权相对集中，因此需要制定中央层面的战略规划；德国和加拿大属于联邦制国家，行政权力相对分散，中央层面对医疗资源规划的影响力较弱。医疗资源行动规划的制定层面则往往由医疗服务提供体系的结构决定，英国和加拿大医疗服务

提供体系的层级较多，地方卫生部门的调控能力较强，因此地方政府较多地影响了医疗资源操作方面的设计；德国、法国和意大利的医疗服务体系结构较为扁平，为整合医疗服务资源，调控权力则集中在地区一级机构，因此地方卫生部门不涉及医疗资源的规划。

2）医疗资源规划的对象

加拿大、法国、德国、意大利和荷兰都只规划医院资源，包括公立医院和私立医院，而不规划门诊医疗服务资源；英国则规划国家卫生服务（NHS）体系内所有医院和门诊医疗服务提供者；丹麦对所有住院服务和门诊服务都进行规划；芬兰对公立医院和私人门诊医疗服务提供者进行规划；新西兰对公立医院和私人门诊医疗资源进行规划。

可见，社会医疗保险筹集模式的国家的规划往往不包括门诊医疗资源，部分原因是因为这些诊所的私有性质，但主要原因是门诊医疗服务提供的进入和退出门槛低，信息不对称的程度低，市场竞争更充分，只要社会医疗保险通过支付手段控制其不良行为，放松规划有利于增强门诊医疗服务的反应性和效率。而英联邦和北欧部分国家多属于税收筹资为主的医疗服务体系，因此对私人的门诊医疗服务也需要进行规划。

3）医疗资源规划的内容

医疗资源规划一般包括对基础设施和大型设备的投入、服务提供及人力资源和经费的分配等内容，大部分国家均对医院的数量和投入的资金进行规划，但在规划的范围和细节上有所不同。有些规划只是在现实的基础上计划资源的数量和配置，这种规划仅仅是给下一步规定奠定基础（如保加利亚的国家卫生资源分布图）；一些规划则按不同学科确定资源的数量、规模及在一定范围内的分布。最常见的规划是依据每千人口不同专业的病床数进行，如芬兰、意大利、新西兰、德国和加拿大的绝大部分省份；英国和法国则逐渐开始在某些领域用服务量和服务能力取代病床资源进行规划，如主要规划地区内医疗系统的服务提供能力，就诊人次和出院人次等，这种做法不但考虑了区域内的医疗资源数量，还综合了对医疗资源的利用效率，避免将病床数作为反映住院医疗服务提供能力的唯一指标。

现有的规范方式大多以机构（如病床、设备等）为主，但北爱尔兰开始用临床服务流程的方式进行资源规划。这种规划方式分析了每个患者从首诊到接受最高级别医疗服务的全过程，依据区域内患者对不同层级医疗服务的需求数量，确保了患者每个级别的医疗服务需求都能得到满足。在这种规划中，除了考虑全人口医疗资源的配置和这些医疗资源的使用效率外，还加入了具体地区的地理环境、居民就诊习惯等因素，使医疗资源规划更为细致，更符合患者的实际需求。

2. 美国区域卫生规划注重立法

美国从 20 世纪 70 年代以来，联邦及各州政府制定了一系列的法规来控制医疗相关产品的上涨。新产品、新设备的投入要经过严格的审查和评估。1975 年，美国总统福特正式签署了获议会通过的《国家卫生计划与资源发展法》。根据此法案，美国政府建立了一整套全新的卫生计划管理体制。该法案的总体目标是合理地布局医疗卫生系统的设施和资源，并明确规定联邦、州政府、及地方三个层次的控制及协调。联邦成立了国家卫生计划及资源发展委员会，制定国家卫生计划的发展大纲及协助制定国家卫生健康政策；在州一级，法案要求州长指派一个政府机构来执行卫生计划及其他行政职能；在地区一级成立一个"卫生系统机构"，对"卫生系统计划"进行查核及修改并落实年度报告。许多州立法采取"需求证明"控制医院病床、养老院及大型医院设施的数量。

1983年，美国政府公布了新的医疗费用补偿系统方案，明确规定建立州级的健康促进及保障区域系统，其任务是为本地区制定医疗卫生政策，建立合格的健康卫生指标，决定医疗保险费用的范围及其他资源的需求，并合理地使用预算资金。

美国通过上述联邦政府和州政府的一系列法案及措施的实施，达到了卫生资源的合理配置和利用。

3. 英国区域卫生规划的方法注重科学性

1971年以来，英国的卫生资源配置可分为以下三个阶段：

第一阶段：按供给配置卫生资源。1971—1975年，国家卫生服务制使用Crossman公式进行资源配置。该公式中主要包括三个要素：人口、床位和病例数。

第二阶段：按需要分配卫生资源。1976—1991年，主要利用资源配置工作小组（Resource Allocation Working Party，RAWP）的RAWP公式进行卫生资源的配置。

第三阶段：按利用分配卫生资源。1992年以来，国家卫生服务制度配置的研究主要集中在需要、供给和利用三者的关系，以及按利用配置地区间的卫生资源方面。

1976年，建立了RAWP公式用于卫生资源地区间配置，其基本原则是：具有相同健康需要的人群应具有相同的卫生服务可及性，健康需要只能衡量不同人群间健康需要的相对值。人口规模指标、人口构成指标、人口患病指标、费用加权指标及病人的交叉流动五类指标是测量人群相对需要的指标。国家分配资源到各区域，各区域分配资源到地区都使用该公式。

1986年，英国卫生部对RAWP公式进行了修改，用75岁以下人群的标准化死亡比（Standardized Mortality Ratio，SMR）SMRs作为主要的需要指标，在公式中引入衡量社会经济状况的指标。1991年，英国国家卫生服务制度实行根本性的改革，卫生行政机构作为卫生服务的购买者在内部市场出现。1996年，使用新的、更加灵活的年龄/费用加权系数；对健康需要的衡量主要利用York项目小组的研究成果；对于不同地区间由于市场力量因素的影响而造成的费用或成本差别，采用综合性的反映雇员劳动成本差别和固定资产支付差异的市场力量因素指数进行调整。

英国的卫生资源配置从需要、供给和利用三个方面入手，并考虑到了多种因素的影响，使卫生资源配置更加科学、有效。

4. 澳大利亚区域卫生规划注重人群的多样性

澳大利亚的区域卫生规划主要体现在以下特点：

（1）以人群为中心。根据人群的年龄结构、环境危险因素、健康状况作为规划的基础。由于澳大利亚是一个移民国家，各种地方来的移民语言、宗教、价值观不一样，对卫生服务的要求也不一样，在卫生规划时必须考虑这些因素。

（2）系统的方法。澳大利亚的医院、护理中心、社区卫生、公共卫生等部门组成一个有机联系的体系。医院要降低成本、提高效率，减少平均住院日，因此，必须有护理中心，以将病人的康复由医院转到护理中心，从而减少费用；健康促进、公共卫生可以提高人群的健康水平，从而减少病人的数量，减少对医院的需求，减少治疗的支出。

（3）合理分布资源。根据人群对卫生服务的需求，合理分布卫生资源。如澳大利维多利亚州墨尔本市就将原属于地方管理的奥斯汀医院、皇家康复中心和属于部队的荣军总医院进行合并，使卫生资源得到了合理利用。

（4）公平性和可及性。澳大利亚政府实行的"医疗照顾制度"为全民支付基本医疗和药品费用，保证了居民不会因经济困难而看不起病。同时，区域卫生规划还考虑到了交通、地理、通信等因素，使居民能及时地得到卫生服务，实现其公平性和可及性。

5. 法国卫生区域规划的制定考虑中央和地方的一致性

法国区域卫生规划的目的仅有两个，一是合理配置区域的医疗机构、设备及服务能力；二是确定区域内规划期内需要优先解决的卫生问题及行动计划。由于第二个目的，法国每一份区域卫生规划都会提出本阶段需要重点解决的问题。1991 年制定第一次规划的目标是提高病床使用效率，减少短期病床，增加老年病床，政府以签订合同的方式对医院进行约束；1996 年制定第二次规划的目标是提高医疗质量，对医疗机构进行重组，对医疗质量进行跟踪管理，强调分层医疗。创立区域医院管理局；2003 年制定第三次规划的目标是加强院内管理，通过调整不同专业的医疗资源构成，满足医疗服务需求；2009 年开始考虑制定第四次规划，其目标是把开业医纳入规划范围，强调医院和社区的合作，预防—诊治—康复总体规划。

每阶段法国的区域卫生规划的原则都是一致的，具体包括以下四项：区域卫生规划要以相应法律法规为准绳；区域卫生规划要以卫生需求为依据；区域卫生规划需由各利益相关方共同参与制定；区域卫生规划要通过授权的方式来实施。中央层面由卫生部负责。分析全国卫生供需双方的现状和问题；定义全国范围需要优先解决的卫生问题，确定解决问题的方案和时间表；对各大区制定区域卫生规划提出具体要求，并给予技术指导，如 2009 年考虑新的区域卫生规划应强化对卫生需求的评价、充分考虑卫生服务半径问题、加强区域内各类医疗机构间的协作等。大区层面由区域医管局负责。成立指导委员会，分别代表大区各医疗卫生机构和医务人员工会；成立各专题工作组，包括现状分析技术团队（人员主要来自统计局、医疗保险机构、区域卫生观测站和流行病学专家）和 10 余个规划专题技术组（主要是临床专家和行政工作者）。召开区域卫生会议对方案进行讨论，包括医疗卫生机构、社会团体、自由组织以及地方政府推选的机构参加讨论；报送地方行政委员会；最后由区域医管局行政委员审定发布，具有法律效力。法国卫生行政系统以纵向管理为主，人事任命和资金投入主要接受上级卫生行政部门指导，因此并不严格以行政区划作为卫生区域规划的单位，而主要考虑有利于患者就医和有效整合资源以提高利用效率。依据这个思路，在 22 个大区之下，将 100 个省、3.6 万个市镇分为 140～171 个医疗规划区域。

法国的区域卫生规划依据技术要求的水平不同将医疗活动分为 24 类，其中 19 类需要审批和授权，属于严格规划的内容，包括内科、外科、妇产—新生儿—围产期保健、精神卫生、跟踪监测治疗、康复治疗、长期住院治疗、器官移植和骨髓移植、严重烧伤治疗、心脏外科、心血管影像学、神经外科、血管介入医学、急诊、重症监护、慢性肾功能不全、生殖中心、肿瘤治疗、家庭病床。在这 19 类需要审批和授权的医疗活动中，器官和骨髓移植、严重烧伤治疗、心脏外科、神经外科、血管介入医学 5 种，由于技术要求更高，需要在大区之间进行跨区规划。24 类医疗活动中剩下的 5 类则不需要授权，鼓励各类医疗机构自由开展，包括老年人疾病的治疗和保健、青少年心理干预、脑损伤和脊柱损伤的治疗和保健、加强和持续监护、姑息治疗等。

在完成区域划分和医疗活动性质的确定后，法国的卫生区域规划才开始在现实的基础上确定医疗资源配置的具体内容，主要包括5部分：区域内医院、医生、护士的数量和分布；区域内大型医疗设备配置的种类、数量和分布；区域内医院设置的科室数量及其提供的服务项目；区域内医疗服务的运行管理模式；区域内医疗卫生费用的控制。

6. 发达国家卫生资源配置的经验借鉴

1）资源配置规划与经济社会发展现状相适应

优质医疗资源不足和快速增长的居民医疗服务需求之间的矛盾在我国一直存在，尤其是新农合制度广泛覆盖以及实施医疗保障全民覆盖政策以来，各地各级卫生计生行政部门均提出了增加医疗资源，强调增加财政投入，增建和扩建大型公立医院，加强基层医疗卫生机构等，部分大城市提出了较高的医疗资源配置标准。

通过与其他国家的经济发展水平及医疗资源配置相比较（见表10-1）发现，我国属于中等收入国家，医疗资源配置的各项指标中每千人护士数和千人医师数低于本组平均水平，但床位数都略高于中低收入国家的平均水平。这就说明我国床位资源配置不低，因此在新规划中不应只强调提高的医疗资源配置水平，还应注重调控患者流向、优化医疗资源结构和质量。参照法国不同经济发展阶段的医疗资源配置的变化情况（见表10-2）发现，随着基本医保的全民覆盖，医疗服务的支付方会要求提高使用效率，控制医疗费用，从而使医疗资源配置下降。法国的千人口床位数就从20世纪70年代的10.5张上升到80年代的11.1张后，逐步降至目前的7.1张。如果我国现阶段过多地扩张医疗资源，有可能形成后期的资源浪费。

表 10-1　　　　　　我国与不同经济发展阶段国家医疗资源配置水平的比较

项　目	数量	人口数	人均 GDP	医师数	护士数	床位数
单　位	个	亿人	美元	人/千人	人/千人	张/千人
中国	1	13.45	6094	1.4	1.4	4.2
低收入国家	35	8.26	1366	0.3	0.9	1.3
中低收入国家	46	36.45	4367	0.9	1.3	1.8
中等收入国家	38	9.14	12476	2.3	3.8	3.9
高收入国家	33	9.88	37748	2.8	80.10	5.9
合　计	152	63.73	10316	1.3	2.6	2.7

（数据来源：2012 年 WHO 卫生统计年鉴，有改编）

2）突出本阶段规划目的

各国制定区域卫生规划的目的都很明确，如法国每次规划都有需要解决的具体问题，这样便有利于集中有限力量解决卫生发展的主要矛盾。相比之下，我国各地制定的区域卫生规划的目的则过于宽泛，规划实施后更难以评估规划的执行程度，不利于规划的落实。见表 10-2。

表 10-2　　　　　　　　　　法国不同经济发展阶段的医疗资源配置情况

年份	人均 GDP （美元）	千人口床位 （张）	平均住院日 （天）	平均住院日 （天）	病床使用率 （%）
1974	5308	10.50	12.3	26.10	80.10
1981	10871	11.10	10.0	20.60	79.60
2009	40772	7.10	5.3	13.20	74.00

（数据来源：2009 年 OECD 卫生统计年鉴）

3）以需方调查为规划的基础

卫生服务的目的是满足患者的医疗服务需求，因此，各国均依据需方的卫生服务调查制定规划，法国更是在制定规划的前两年必须进行规范而严格的居民调查，一是评估上次规划的落实情况，二是发现下阶段医疗服务发展面临的主要问题。而我国区域卫生规划的制定，多采用医疗服务提供方的数据，并不能直接反映医疗服务需要和需求的真实情况。

4）规划的内容具体化

法国区域卫生规划将不同种类的医疗服务单独规划，这样能够避免医疗资源总量过剩的同时部分专科的医疗服务提供不足的情况。这就提示我国各地市在制定区域卫生规划过程中，不应只强调千人口医师数、床位数等总量指标，还应注重如精神病、传染病、儿科、院前急救等难以盈利的专科医疗服务的提供，应该针对这些专科服务制定具体的区域卫生子规划，保障这些服务的足量提供。

5）规划的过程强调各利益相关方的合作

法国区域卫生规划的制定过程强调各级卫生行政部门、其他政府相关部门以及社会各团体的充分参与，因此最终形成的规划代表了各利益相关方的综合意见，有利于规划的执行。目前我国各地市制定区域卫生规划过程中，虽有征求各方意见的程序设计，但却难以真正形成合作机制，不利于规划的落实。所有发达国家都十分重视医疗资源的配置问题，大部分国家都设立了专门负责机构，如英国的资源配置工作组（Resource Allocation working Party），法国的地方医院管理局（GRH），这些机构主要负责调控机构、床位和设备等资本性投入。

（二）卫生服务体系规划的基本原则与方法

1. 基本原则

实施卫生服务体系规划的目的是提高资源利用效率，更好地满足居民的基本医疗卫生服务需求。正是基于这样的目标，制定卫生服务体系规划的基本理念是根据居民的卫生服务需求量，评估卫生资源的需求。结合我国在医疗服务体系管理中的问题，在制定我国的医疗服务体系规划时，应更加关注以下基本原则：

（1）基于卫生服务需求。

进行医院服务体系规划时，公立医院的规划、布局与分工应结合地理环境、人口、社会经济等方面的因素进行配置，着眼于居民的基本卫生服务需求。医院所配置的设施设备、床位、人才等资源，应与医院所承担的任务和就医需求相适应、相匹配，与人民群众需求和社会稳定进步协调、可持续发展，产生最佳社会效益和经济效益的组织架构。其最根本的目的和出发点还是需要满足医疗卫生的公平性和卫生事业的社会效益。

（2）全行业统筹。

我国医疗行业存在条块分割的情况比较严重，实施医疗服务体系规划的主要目的之一是全行业统筹管理，解决好"条条块块"之间的沟通协调问题，实现全行业、属地化管理。

（3）结构合理。

无论是三级医院还是二级医院，均承担一定的医疗服务职能，但是其具体的分工有所区别，因此，在制定规划的过程中，必须遵循医疗服务体系结构合理、分工明确、分级诊疗的原则，充分利用好各级各类医疗卫生机构，也包括基层医疗卫生机构，才能保证资源的利用效率最高。在我国卫生服务规划中，需要建立相应的制约机制，利用医疗保险报销等政策引导手段，引导患者合理就医，提高医疗卫生资源利用效率。

（4）法律法规保障。

美国于1975年颁布了《国家卫生计划与资源发展法》，目标是合理布局医疗卫生系统的设施和资源，明确三级政府的控制和协调责任。美国许多州通过立法，采取准入资格方的方法来控制医院、病床及大型医院设施的数量，并对新产品、新设备的投入实行严格的审查和评估。法律规定，规划实施后，必须每年发布年报，向国会和公众报告规划实施的进度。在中国的医疗服务体系规划中，应充分利用立法等手段，保证医疗服务体系规划的科学性、长期性和可持续性。我国目前尚无此方面的立法，建议武汉市在此方面能有所突破。2015年6月国家卫计委规划信息司出台了经过经2年时间的讨论并研制的国家层面的《卫生服务规划纲要（2015—2020年）》，用于指导今后一个时期内各地医疗卫生资源的配置与服务体系规划布局。

2. 卫生服务体系规划的基本方法

医疗卫生服务体系的基本方法可以归为两类，一类是世界卫生组织推荐的基于卫生服务需要或需求的计算方法；另一类是根据卫生资源的自然发展规律，根据卫生资源时间序列数据进行预测的方法。此次研究将综合运用两种方法各自的优势进行预测。

1）卫生经济学预测方法

世界卫生组织为发展中国家推荐了基本的卫生服务体系规划方法，包括卫生服务需要法、卫生服务需求法、资源人口比值法、卫生服务目标法和医院规划模式法等。

卫生服务需要法是根据人群的健康状况出发，在不考虑居民的支付能力的情况下，由专业人员确定是否应该获得卫生服务，并以此确定医疗资源需求总量。卫生服务需求法的基本原理与需要法相同，但是考虑了居民的实际支付能力。需求法利用的指标包括就诊率、住院率等。在计算卫生服务需求的过程中，必须考虑经济条件、医疗保险条件等其他因素对卫生服务需求的影响。资源人口比值法是根据卫生资源与人口之间适宜的比值来确定医疗资源的配置需要。通常选择发达国家或卫生系统比较健全的国家进行比较。常用的指标包括每千人口床位数、每千人口医师数等。卫生服务目标法是根据一定时期内经济社会发展目标或卫生事业发展目标确定医疗资源的需求量，通常采用专家咨询的方法实现。医院规划模式法是根据某一理想条件下的医院的服务能力、不同资源之间的配置比例确定整个医疗系统或者某一类医院的资源配置结构的方法。此次研究中，以卫生服务需求法的基本思想为基础，综合运用了医院规划模式法的基本思想和理念进行综合测算和评价。

2）数理统计预测方法

数理统计学的方法在社会各领域应用较广泛，理论界也充分探索了各种预测模型在卫生管理领域应用的可能性。此次研究中所应用的主要是基于时间序列数据进行预测的梳理统计方法。

数理统计预测方法可以根据其应用的条件，简单分为两类。

一类是不考虑影响因素，仅从数据随时间的变化情况，预测今后的走势和发展。常用的方法包括自回归滑动平均混合模型（ARIMA）、曲线估计、灰色模型GM（1，1）、传递函数-噪声模型等方法。这种方法比较适合时间序列数据预测。根据时间序列数据是预测未来事物发展的一种基本方法。时间序列分析广泛应用于经济学、工程学等各个领域。时间序列数据是指观察事物在不同时间点上表现而获得的数据。在一个时间序列中，可以按照相同的时间间隔或不同的时间间隔获取。时间序列数据的特点是数据的顺序不能随意改变，逐次观测值之间存在一定的联系，不相互独立。

另一类是考虑了预测数据可能受到某些因素的影响，通过在预测数据与影响因素间建立回归模型，预测未来的发展趋势。多元直线回归法、灰色系统模型、马尔柯夫链等是具有代表性的方法。

数理统计学的基本特征是根据数字变化确定未来的发展趋势，注重的是两种或多种变化之间的数字联系，在某些情况下会得到难以解释的结果。本次研究拟充分考虑上述两类方法的优点和不足，根据专业分析的基础上，将影响因素筛选出来，对不同的指标的预测采取不同的预测方法。在影响因素不明确或难以衡量的情况下，采取自回归等预测方法预测中长期发展变化。

统计学预测方法普遍存在一个问题，即各种方法只是根据卫生人员总数的数量变化关系确定未来的需求量，而没有考虑政策推动、大的社会环境的变化与改革等因素，特别是国家出台大型政策、进行实质性卫生改革时，通常会通过一系列举措，加强某一方面的建设，在这种情况下，单纯的数理统计学方面的方法难以适应需要，必须根据需求、需要等方法进行实际测量。

（三）武汉市公立医院服务体系规划与资源配置标准测算的思路

1. 政策依据

2010年《公立医院改革试点指导意见》、即将出台的《中国医疗服务体系规划指导意见》、《国家医改十二五规划》、《湖北省医改十二五规划》和《湖北省区域卫生规划（2011—2015年）》、《武汉市医疗服务体系布局空间规划意见稿》等。

2. 数据依据

《2013武汉统计年鉴》、《第4、5次全国卫生服务调查》、《2001—2012年中国卫生统计年鉴》；《2001—2012年武汉市卫生财务年报资料》、武汉市各级各类医院卫生统计报表。

3. 以政府办医院作为公立医院资源调控对象

公立医院是各级政府公共财政出资举办的医院。国有企业举办的医院作为社会办医中的非营利性机构管理。

4. 以病床数作为资源配置标准的基础

以病床数作为医疗资源规划标准的基础。从需求、发展趋势和发展目的三个角度预测病床数，以国际经验提出公私医疗机构床位的适当比例，从现实角度确定公立医疗机构床位在基层、二级医院和三级医院间的比例关系，以及综合医院和专科医院的比例关系，最终得出万人口基层医疗机构、二级综合医院和级专科医院、三级综合医院和专科各自的病床设置标准。以每万人口不同类型公立医疗机构病床数为基础，结合地区人口密度和行政区划，就可以得出医疗机构的设置标准。然后，可以依据病床数、机构数，配合地方经济水平，测算出人员数、设备数和财政投入标准，从而得到区域的医疗资源配置标准体系，再结合资源存量和就医原则，就能对制定医疗机构设置标准和区域卫生规划提供指导意见。测算思路如图10-1所示。

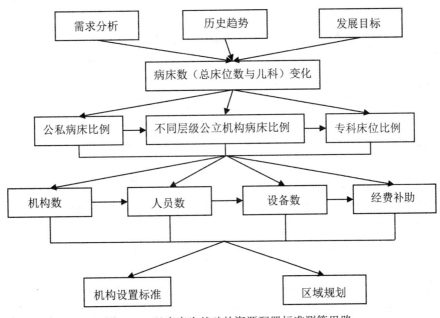

图 10-1　以病床为基础的资源配置标准测算思路

二、武汉市居民卫生服务需求预测与医院医疗资源需求量分析

武汉市居民的健康状况在近二三十来获得了大幅度提高，取得了举世瞩目的成就。随着基本医疗保障制度的全面覆盖，居民的卫生服务需求得到迅速释放，卫生服务消费量增长迅速。做好居民卫生服务需求评估工作，是制定区域卫生规划的基础。本次研究将在武

汉市居民的卫生服务需求预测的基础上，测算规划期医院服务体系资源需求量。

（一）居民卫生服务利用的理论研究

如何科学、合理地预测和计算居民的卫生服务需求，是计算医疗资源需求量的基本要素和条件。在衡量居民卫生服务需求方面，国内外已经进行了广泛的探索。

1. 卫生服务需求的衡量方法

卫生服务需求是卫生经济学中的一个重要概念，是经济学中需求概念在卫生行业中的具体体现，也是开展卫生资源配置的重要依据。与其他商品或服务需求相比较，具有卫生服务需求具有被动性、不确定性、信息不对称性、服务利用效益外在性等特点。因此，在制定卫生服务规划的过程中，需要根据卫生服务需求的特点，采取更加有效的措施，避免诱导需求、市场失灵等问题。从各国的经验看，强调政府的规划指导和调控作用。

国内关于卫生服务需求的研究较为丰富，包括测量不同地区、不同人群、不同服务项目的卫生服务需求量。测量的方法包括居民调查，根据医疗机构的服务量测量卫生服务需求等方法。例如，对乡级卫生机构的需求弹性进行研究结果发现，乡级的医疗服务需求是缺乏价格弹性的，属于农村居民的必需品。这些研究测量卫生服务需求的指标主要包括：两周患病率、住院率、就诊率、医院分科门诊人次、慢病患病率、居民疾病构成、疾病严重程度等。但是，这些研究存在的主要问题是缺乏对卫生需求变化的测量，对开展卫生规划的意义比较局限。

如何准确反映卫生服务需求，是理论界普遍关心的问题。我国在制定卫生规划实践过程中，常用人均期望寿命、5岁以下儿童死亡率等指标来制定规划目标，但从具体操作中不难发现，这些指标难以测量，并且变化幅度小，不易准确反映资源配置变化带来的产出变化，对于健康需求差异的反应并不敏感。在国际上，关于卫生服务需求测量，也做了长时间的探索。

Paul J. Feldstein 提出了用标准化死亡率作为卫生服务需求基本指标，解决了英国卫生服务资源在地域上的公平分配问题。研究根据人群健康需求的测量提出了"资源分配工作"（RAWP）模型。但对这一模型的批评者则认为用标准化死亡率作为医疗保健服务需求的指标是不可行的。对于一些贫困地区和贫困人群而言，用标准化死亡率来反映医疗保健需求是不充分的。

从卫生服务供给方面考虑，国际学术界提出用医院服务利用率来测量健康需求，有关研究显示，通过年龄和性别标准化处理过的医院服务利用率，在地区之间存在较大的差异，入院率的地区差异受到病人在医院所花费的时间等因素影响。伦敦卫生规划署的数据也表明，14个地区之间急性专科的入院率存在显著性差异。伦敦卫生规划署也发现入院率与每千人口床位数具有显著的正相关性。相关研究表明，医疗资源的提供水平与卫生服务利用率之间存在明显的正相关性。从上述研究可以发现，医院服务利用不仅与年龄等因素有关，也与资源配置的水平有关，此次研究正是根据这种研究思想，从医院服务利用的情况比较不同地区的资源配置结构和效果，从而寻找最优配置模型。

2. 卫生服务利用影响因素的理论研究

影响卫生服务利用的因素包括多个方面，从国内外研究的情况看，人口年龄结构、经济收入、人口健康水平等方面的因素影响最大。

英国健康公平研究小组 1997 年发现，物质生活条件、收入、住房、工作等是造成健康不公平的主要原因。有关研究分析了健康基尼系数与社会经济基尼系数的差异，认为加拿大和越南的健康不公平，大约 25% 为社会经济不公平、11% 为社会经济群体内部不公平所致。这一研究为卫生规划的制定奠定了方法学的基础，例如一些西方国家在制定卫生规划的过程中，以居民收入状况、住房条件、工作状况等基本信息作为标准来测算卫生服务需求，进而规划卫生服务，确保卫生服务的公平供给。

有关研究利用 75 个国家的数据以基尼系数、人均 GDP、卫生支出以及政府占总支出的比例等社会经济变量与吸烟量、饮酒量等行为因素变量对预期寿命、婴儿死亡率等进行回归分析，表明经济社会变量对各国居民健康有正效应，不良生活因素对健康有负效用，医生数量对居民健康有正效应。研究结果提示要改善居民的健康，在卫生规划过程中还要注重与国家宏观经济社会规划相协调，关注健康教育等公共卫生服务规划与医疗服务规划的关系，以及医生数等人力资源规划的设计。

消费者的个人特征，如年龄、性别、健康状态、文化背景、收入水平、个人嗜好、获得医疗信息及受教育程度等，影响卫生服务利用水平。收入水平既影响消费者的就医行为，又影响卫生服务提供者的行为。个人嗜好影响病人对医疗替代品的应用，从而影响其是否就医；而有关医学知识的掌握程度影响患者选择何种医疗服务。诺贝尔经济学奖获得者 Amartya Sen 认为，卫生资源公平分配不仅为个人发展能力提供条件，还能给予个人以更多的选择。

卫生资源的公平分配是卫生规划中的一个重要的过程评价指标，由于对公平的界定不同，公平分配的方式也可能存在一些差异，例如，在福利国家，以人们的健康需求作为卫生资源分配的重要标准；而在一些发展中国家，正在探索建立基本卫生服务的公平分配制度。对于我国而言也面临同样的问题，在卫生服务规划过程中，需要注重各层次卫生规划的整合，制定统一的卫生规划目标和策略。另外，还要注重厘清区域卫生规划与卫生事业五年规划之间的关系。有关研究以收入与健康的关系为基础，测算了英国 NHS 卫生资源按需求分配的程度，结果表明，按 1985 年资料分析，英国的卫生资源配置更有利于中产阶级人群。一项关于新西兰的卫生服务需求的研究，以年龄与健康的关系为基础，分析了健康的影响因素，结果显示，新西兰健康需求的增加，一个重要原因是由于人口的老龄化，目前 60 岁以上老年人占人口比例为 16%，到 2051 年，这一比例将达到 31% 以上；人口老龄化给卫生服务需求带来的影响可以清楚地测算出来，以骨科为例，2003 年新西兰骨科协会做了一项研究，在未来 50 年，肌肉骨骼手术将增加 30% 以上。髋关节置换将增加近一倍。骨质疏松症的发病率将增加 201%。受关节炎影响的人群将增加 50%。由于卫生需求的增加意味着显著增加卫生资源，包括医院床位数、机构数、骨科专业医生和其他卫生保健人员。类似研究也认为，人口老化带来医疗需求上升的压力。

（二）武汉市居民健康状况

中国（武汉）居民的健康状况在近几十年中有了非常大的改善，居民期望寿命接近发达国家水平（图 10-2）。婴儿死亡率已经实现千年发展目标，孕产妇死亡率应该能够按时完成千年发展目标任务。居民健康状况的改善与卫生系统提供良好的服务密不可分。根据居民的基本卫生服务需求，提供及时、可及、高效的卫生服务仍然是卫生改革的重要目标之一。

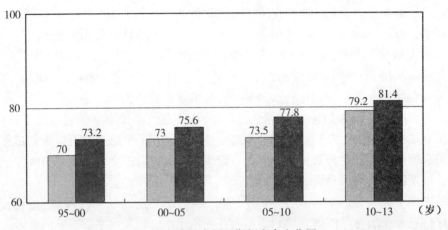

图 10-2　武汉市居民期望寿命变化图

近年来武汉市居民的健康水平改善明显，主要健康指标已处于国内前列。人均期望寿命不断提高，武汉市户籍人口期望寿命 1990 年为 71.5 岁，男性为 70.2 岁，女性为 73.7 岁，至 2012 年年底，户籍人口期望寿命增至 80.1 岁，男性为 77.8 岁，女性为 82.4 岁，分别增长了 6.6 岁、6.6 岁和 6.5 岁。婴儿死亡率 2005 年为 11.0%，呈下降趋势，2005 年为 3.8%，2008 年以来维持在 6% 上下。新生儿死亡率 1990 年为 7.2%，也呈下降趋势，2008 年以来维持在 2% 左右。孕产妇死亡率 1990 年为 23.8/（10 万），2008 年为 12.2/（10 万），2011 年、2012 年均为 9.6/（10 万）。数据显示，2011 年，全国人口期望寿命为 71.40 岁，其中男性为 69.63，女性为 73.33 岁；2008 年，世界人口期望寿命大于等于 80 岁国家和地区仅有 28 个，超过 82 岁人口仅有 2 个国家；2012 年，中国卫生统计年鉴数据显示，2010 年全国监测地区婴儿死亡率为 13.1%、新生儿死亡率为 8.3%，孕产妇死亡率为 30.0/（10 万）；2005 年世界人口孕产妇死亡率小于等于 10/（10 万）的国家和地区有 32 个。武汉市人群健康指标不仅显著优于同期全国平均水平，在国际上也处于发展前列，这说明武汉市医疗卫生系统工作效果和成就较高，为构建国家级医疗卫生中心奠定了良好的基础。

2012 年统计前 10 疾病死亡原因分别是脑血管病、肿瘤、心脏病、呼吸系病、损伤中毒、内分泌营养代谢病、消化系病、泌尿生殖系病、精神病、神经系病，慢性病占主要组成部分，成为影响居民健康的主要危害。与 2005 年相比，单从顺序上而言，前 10 位仅有个别疾病顺位发生变化、前四位没有发生变化，可以说疾病谱变化不大，但从疾病别死亡率而言，循环系病、肿瘤、内分泌营养代谢病、神经系病的发病率却在上升，这提示慢性病防治任务日益加重。

在国家的"十二五"规划中，提出了人均期望寿命提高 1 岁的指标，这对卫生服务系统提出了新的挑战，这一指标的提出同时也与经济社会发展水平提高、各种环境因素的改善有关。期望寿命提高，意味着人的生存时间的延长，居民的卫生服务需求总量也会相应增加。

（三）武汉市居民卫生服务利用情况

自 2009 年深化医药卫生体制改革以来，居民的看病就医问题得到政府的充分重视，出台了一系列便民利民措施。特别是医疗保障覆盖面不断提高，卫生服务需求得到进一步释放，居民卫生服务利用增长迅速。

1. 武汉市居民门急诊服务利用情况

从图 10-3 居民的门急诊服务利用情况看，从 2003 年的 1961.2 万人次左右增加到 2012 年的 5741.6 万人次左右，平均每年增加近 200 万人次。方便居民就医的同时，卫生服务系统面临着巨大的压力，特别是大医院人满为患，医务人员的工作负担重。出现这种情况的原因是多方面的，一方面是居民的就医习惯，另一方面则是基层卫生服务体系薄弱造成的。在医疗服务体系规划中，必须合理配置医疗卫生资源，充分发挥分级医疗作用，才能充分利用卫生资源，提高卫生系统工作效率。在医院服务体系规划中，同样需要重视不同级别的医院的配置和设计，合理引导居民就医，才能提高整个卫生系统的效率。

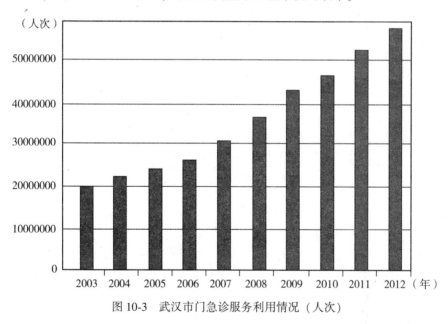

图 10-3 武汉市门急诊服务利用情况（人次）

2. 居民住院服务利用情况

武汉市居民住院服务利用情况近年来呈现快速增长的势头，特别是 2005 年以后，增速逐步提高。与 2009 年相比，2012 年的住院人次增长了 80 余万人次左右，达到了 190 多万人次（图 10-4）。医院系统作为提供住院服务的主力军，住院难问题在一些大型医院特别突出。本研究收集了武汉市医院系统的住院服务人次变化情况，主要目的是通过分析变化趋势，结合影响因素研究，充分预测居民的住院服务需求，为制定医院服务体系规划提供依据。本研究之所以以此作为研究的出发点和突破口，主要是考虑到住院服务刚性较强，弹性小。

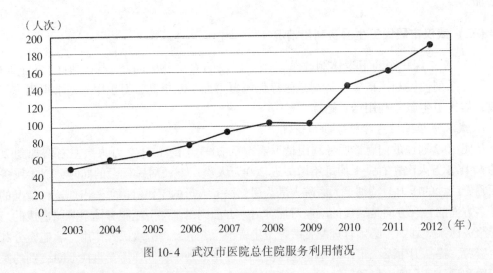

图 10-4　武汉市医院总住院服务利用情况

3. 武汉市居民就诊机构基本情况

根据表 10-2，2013 年第 5 次卫生服务调查与 2008 年第 4 次卫生服务调查结果均显示，县市（区）级医院是居民住院的主体，在 45%～48% 之间，地市级医院所占比例在 12% 左右，其他为乡镇、社区卫生服务中心。图 10-5 显示了湖北省武汉市居民住院就诊机构分布情况。本次研究是以医院住院人数作为研究基础，将来的资源配置也可以根据目前居民的住院就医习惯进行配置。但是需要考虑到调整资源结构的需要，同时也可以参照国外卫生资源的配置模式，综合考虑多种因素进行配置。

表 10-2	湖北省居民住院机构分布情况		（%）
	城乡合计	城市	农村
卫生院、社区卫生服务中心	28.7	20.3（下降 23.4%）	40.1（下降 19.6%）
县、市、区医院	45.2（上升 43.4%）	44.6	47.9
地、市医院	11.9	26.5 上升 9.0	6.7 下降 25.0
省医院	8.2	20.1（上升 65.7）	3.9 下降 23.1
其他	2.9	3.2	2.8

（数据来源：2008 年、2013 年第 4、5 次卫生服务调查——湖北省卫生服务调查）

从 2013 年卫生统计情况看，武汉市基层医疗卫生机构提供了约 20% 的住院服务，与卫生服务调查的统计结果基本吻合。从基层卫生机构提供住院服务的比例正在升高，表明基层医疗卫生机构的住院服务提供量的增加对中国居民整体住院率的提高贡献要大于其他级别的医院。这也是此次研究选择了医院住院服务量进行研究的原因之一。

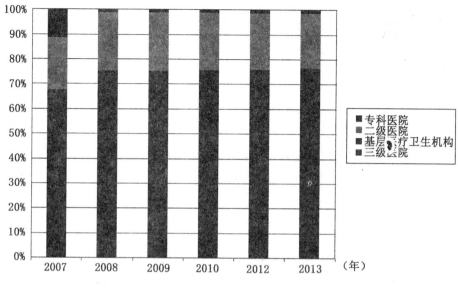

图 10-5　湖北省武汉市居民住院就诊机构分布情况

(四）居民住院服务需求预测

　　未来中国居民卫生服务需求量决定了我国卫生系统需要配置的资源的数量，这也是世界卫生组织推荐的基本的卫生资源配置规划思想。此次研究中，将居民的住院卫生服务需求作为主要的需求衡量指标，并以此推断医院服务体系床位配置需求，进而对医院服务体系的中长期发展规划提出限制性的定量衡量指标，指导公立医院发展。

　　1. 居民卫生服务需求影响因素分析

　　结合文献研究发现，影响居民卫生服务需求的因素包括卫生资源配置的可及性、经济状况、年龄机构、自身健康状况、医疗保险支付方式等因素的影响。此次研究根据 2008 年中国卫生服务调查数据，筛选了反映卫生资源配置可及性指标"离医疗机构的远近"、反映家庭经济状况的指标"家庭收入、就业情况"、反映家庭支出情况的指标"在外就学子女的费用"、反映自身基本状况的指标"年龄、文化程度"、反映健康状况的指标"是否患有慢性病和半年内是否参加体育锻炼"共 5 方面 9 类指标，分析与居民是否住院的关系（表 10-3）。

　　在实际分析中发现，由于家庭收入与就业情况之间存在着相关性，同时考虑到中国传统的家庭观念的影响，住院往往是整个家庭的事情，与个人的就业情况相关性较小，所以在分析中剔除了这一分析因素。另外，对于是否参加体育锻炼，由于具体的调查内容的误差较大，对于居民的健康也属于间接性影响因素，其结果反映在居民是否患病方面，在实际分析中也发现相关性不大，故而未作进一步的分析。

表 10-3　　　　　　　　　　居民就医影响因素分析

指　　标	OR	95%C.I	
距离最近医疗点的距离 （1公里及以下为对照）			
1~3公里	1.07	0.88	1.29
3~5公里	0.93	0.65	1.33
5公里及以上	1.37	0.96	1.95
收入（对数）	1.17	1.04	1.31
在外就学支出（对数）	1.01	0.94	1.08
年龄（15岁以下对照）			
15~30岁	1.32	0.87	2.02
30~45岁	1.05	0.65	1.67
45~60岁	1.21	0.83	1.76
60岁及以上	1.95	1.33	2.88
受教育程度（小学及文盲为对照）			
中学	0.92	0.75	1.12
大专及以上	0.82	0.56	1.21
是否参加医疗保障（无保障为对照）			
城镇职工	1.74	1.15	2.63
城镇居民	1.99	1.17	3.37
合作医疗	1.88	1.33	2.64
其他（含公费医疗）	2.80	1.60	4.92
是否有慢病（无为对照）			
有	4.78	3.99	5.73

2. 居民卫生服务需求预测模型

　　通过居民住院的影响因素分析可以看出，年龄、收入、是否参加医疗保险和是否患有慢性病是主要的影响因素。由于年龄和慢性患病之间存在一定的相关性，两者具有一定的相互替代性，此次研究中主要根据人口老龄化这一发展趋势，在住院率与人口老龄结构之间建立定量关系，分析未来人口老龄化对住院率的影响。另外，由于收入仍然是主要的因素，此次研究根据人均GDP这一指标代替人均收入，代表经济发展对医疗服务需求的影响。由于武汉市医疗保障覆盖率已经达到了98.5%，在未来一段时期内未参加医疗保险的人越来越少，此次研究不考虑这一影响因素。

1）人口年龄结构预测

诸多研究已经充分证明，未来我国将快速进入人口老龄化，这将对未来的卫生服务提供体系提出了严峻挑战。武汉市人口老龄化速度还要快于全国的平均速度，人口老龄化将成为影响未来卫生服务需求量最重要的影响因素之一。

人口年龄结构预测是人口学方面最重要的研究内容之一。根据国家人口发展战略研究人口发展预测课题组预测，到2020年，60岁以上老年人口将达到2.34亿人，占全国总人口的16.0%；65岁以上老年人口将达到1.64亿人，占总人口的11.2%。目前，国家人口发展战略研究课题组已经研制了人口发展预测软件，用于某一地区的人口数量预测工作。按照表10-4武汉市目前的情况来看，预计2020年武汉市常住人口将达到1148万人，按现有人口老龄化趋势，65岁以上老年人口比重将达到15.5%，总数达177.94万人。

表 10-4   **2012 年武汉市人口年龄结构**   （万人）

年份	总人口（常住人口）	14 岁以下		15~64 岁		65 岁以上	
		人数	百分比（%）	人数	百分比（%）	人数	百分比（%）
2012	1012	101.0	9.98	827.82	81.8	82.99	8.2
2020	1148	117.1	10.2	852.96	74.3	177.94	15.5

（数据来源：《湖北省卫生服务调查》2013 年，经 2010 年人口调查资料调整）

2）武汉市居民住院需求的预测

通过上述关于人口年龄结构和国民经济发展情况的预测和研究，已经确定了影响居民住院需求最重要的两个变量，下一步是进一步预测居民的住院服务需求。本研究根据统计年鉴，收集了 2003 年至 2012 年武汉市医院系统的住院人数，运用此数据评估未来武汉市居民的住院需求（表 10-5）。

表 10-5   **Holt 指数平滑预测模型与实际值的比较**   （人）

年份	实际值	预测值	差值	差率（%）
2003	530523	549038	18515	3.49
2004	619634	652264	32651	5.25
2005	691827	694178	2351	0.39
2006	768617	790138	21521	2.82
2007	922678	984681	62003	6.72
2008	1030240	1024573	−5666	−0.55
2009	1029888	968640	−61248	−6.53
2010	1419654	1419095	64168	4.52
2011	1587898	1633947	46049	2.29
2012	1887466	1948053	60587	3.21

（数据来源：武汉市统计年鉴和武汉市卫生年鉴。）

在预测方法上，同样可以采用时间序列数据的预测方法，也可以建立回归方程，分析住院需求与不同年龄段人口的数量、人均 GDP 的关系，进行定量预测。但是第一种方法单纯地从前后变化趋势进行预测缺乏说服力，第二种方法建立回归容易忽视住院率的变化的影响。本研究将在综合运用上述理论模型的基础上，采用综合预测模型，进行评价，避免上述方法的缺陷。

（1）时间序列方法预测住院人数的结果与分析。

对于住院人数的预测，可以单纯地根据时间序列变化趋势预测后期的发展趋势。从武汉市住院人数发展情况看，呈现明显的增高趋势。与人均 GDP 呈现类似的发展趋势，因此，此项指标的预测主要选用指数平滑法（Holt 模型）、自回归移动平均（ARIMA）、曲线拟合和灰色预测模型。预测结果进行相互比较，选择较为科学合理的预测效果。

在 Holt 分析模型中，采用平滑参数水平和趋势值相同。从指数平滑法预测结果看，由于近几年住院率升高，拟合曲线也呈现上升的趋势，且上升的趋势较快。根据预测结果，2020 年武汉市的年住院人次将达到 386 万人次，2050 年将达到 1000 万人次左右（图 10-6）。

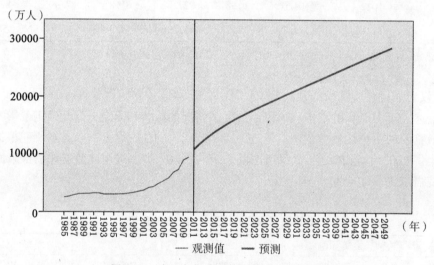

图 10-6　武汉市住院人数指数平滑法预测效果

自回归移动平均法（ARIMA）的预测结果受到自回归阶数（p）、差分次数（d）和移动平均阶数（q）的影响。此次结合 GDP 预测过程中的经验，在自回归阶数方面，考虑到住院率前后影响的关系比较小，p 值选择 1，住院数据序列已经平稳，因此差分次数取 1。通过比较移动平均阶数的取值看出，在取 2 的时候，残差的收敛性比较好，此次研究移动平均阶数取 2。因此，居民住院需求预测方面采用 ARIMA（1，1，2）模式。从效果图 10-7 看，预测结果较好，比较符合实际情况。

利用 Matlab7.0 软件，从曲线拟合的结果看，2 阶和 3 阶曲线拟合的效果均不理想，1 阶曲线拟合即为线性回归函数，估计函数没有很好的拟合住院人数的变化情况，见表 13-6。从图 10-8 拟合结果看，出现直线回归的拟合效果，可信度较低。

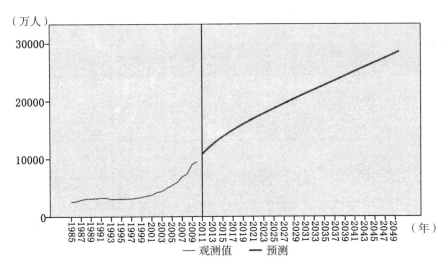

图 10-7　武汉市住院人数 ARIMA 法预测效果

表 10-6　　　　　　　　　　　　指数平滑法和 ARIMA 预测住院人数拟合情况

指　　标	指数平滑法	ARIMA (1, 1, 2)
平稳的 R^2	0.497	0.678
R^2	0.980	0.988
均方根误差（RMSE）	276.450	232.363
平均绝对误差百分比（MAPE）	3.656	3.263
最大绝对误差百分比（MaxAPE）	11.103	9.919

　　从灰色预测模型的拟合结果看（图 10-9、图 10-10），前期的拟合结果与指数平滑法非常接近，但是到了后期，曲线斜率增高，增长速度呈现不断升高的趋势，不符合实际情况，从最终的预测结果看，住院人数太多，可信度不高。结合文献研究发现，灰色预测模型比较适合中短期预测，并且适合存在缺失值的情况下进行预测，此次研究是对中长期发展趋势进行研究，因此这种方法只能作为辅助手段。

　　从预测结果来分析，自回归移动平均法和一阶曲线拟合（直线回归）的预测结果比较接近，预测的结果与人口老龄化加重、居民收入提高的影响结果相近。但是直线回归对数据的拟合程度不够，没有反映整个人群的住院率的变化情况。因此，自回归移动平均法的预测结果更可信。

　　总之，在没有充分考虑影响因素的情况下，单纯的探究时间数列前后之间的变化关系会造成预测结果不稳定等现象出现，下一步将进一步采取更加合理的方法预测中国居民卫生服务需求的变化情况。

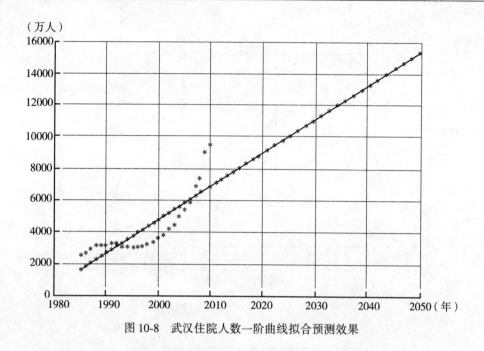

图 10-8　武汉住院人数一阶曲线拟合预测效果

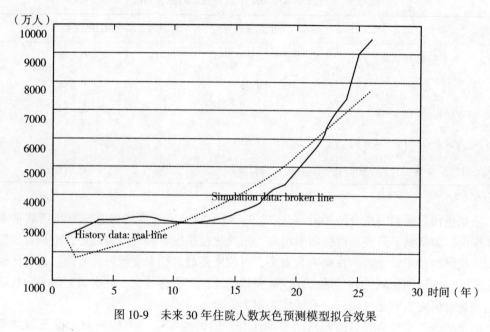

图 10-9　未来30年住院人数灰色预测模型拟合效果

（2）根据年龄别住院率与人口结构计算的结果与分析。

根据 2013 年第五次卫生服务调查，我国年龄别住院率的仍呈现"W"形态，即 0~4 岁组住院率较高，达到 8.1%，出现的两个低谷年龄段（5~14 岁和 35~44 岁），分别为 2.1% 和 4.7%。其他年龄段较高，65 岁及以上老年人的住院率最高，为 15.3%。根据各年龄段人口数量预测和年龄别住院率，可以计算出整个居民的住院服务需求。

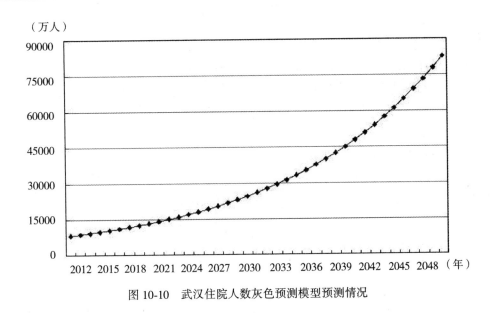

图 10-10　武汉住院人数灰色预测模型预测情况

根据卫生服务调查数据发现，2013 年的住院率较 2008 年有了一定幅度提高（2.9 个百分点），结合住院影响因素分析，医疗保险覆盖面的进一步提高可能是一个重要原因（图 10-11）。

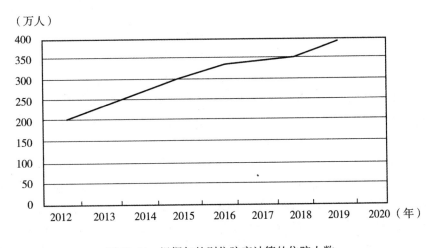

图 10-11　根据年龄别住院率计算的住院人数

根据年龄别患病率和年龄段人口数计算的到 2020 年的武汉市居民住院服务需求看，2020 年的住院人次在 386 万人次左右。从 2010 年 160 万人次的住院率现状来看，增长率应在 10% 左右。从前面的时间序列预测方法看，自回归滑动平均法很好地预测了这种趋势，如果考虑到住院率随国民收入等情况的变化，自回归滑动平均法的预测情况则更具有参考价值。

（五）医疗资源配置规划研究进展

如何合理规划配置医院医疗资源，如何定量评价医疗资源需求量，是本研究的重点。本研究将根据武汉居民的卫生服务需求预测的情况，结合医疗机构床位使用的相关指标，对武汉市医院床位的需求量做出具有前瞻性的定量评价，探索区域卫生规划的思路和方法，为制定具体政策提供建议。

医疗资源配置规划研究是卫生管理领域一项重要的内容，国内外进行了大量研究。国际卫生组织也提出了卫生资源配置的基本思想和方法，国际上许多国家也提出了相应的卫生资源规划方法，但是往往缺乏可操作的措施和具体做法。目前，改扩建大型医院成为各地公立医院改革的重要内容之一，如果缺乏具体的规划指导，容易造成资源的浪费和配置不均衡。我国已经出台了区域卫生规划指导原则，如何在相关政策的指导框架下建立合适的医院服务体系，是目前迫切需要解决的问题，但是在国内具有前瞻性的、定量方面的研究较少。

1. 医院床位数规划的理论研究

英国在 1961 年的医院规划中提出每千人口急诊病床数规划最大值为 3.3，这一结论是依据英国不同地区需求研究而得出的，测量指标包括出院率、死亡率、住院天数和等待名单的变化用以得到满足需求的床位数。在这些研究的基础上，一项研究从卫生服务需求的角度，分析加拿大的医院床位规划，并指出"公式法"是最常用的医院床位规划方法，这一方法的优点主要体现为简单、公平、灵活。加拿大各省主要应用一些简单的要素来测量各省床位数，最为重要的一些要素包括区域内人口规模、按年龄分组的人口数等。加拿大急诊服务床位数是每千人口 3.5~5 张床位之间，延续性服务床位数在各省之间差异较大。

医院床位数的规划是卫生资源规划的一个重要方面，尤其对公立医院而言，人们通常在判断医院床位规划到底是过少还是过多的问题上存在大量的争论。发达国家，如加拿大、澳大利亚等，普遍经历了医院床位数减少的过程。Macintyre CR 对维多利亚州 1987—1995 年之间公立医院的床位数进行了研究，结果发现，在此期间维多利亚公立医院床位数从每千人口 3.2 张床位下降到每千人口 2.8 张床位。并且每千人口床位数与平均住院时间存在显著的正相关性，重新入院率与每千人口床位数呈负相关性。这一结果表明，公立医院的服务模式发生了一些改变，可能是由于技术的进步和临床实践的一些改变，以及改善效率等政策的实施。对于这些变化，为避免潜在的不良后果，早期的重新入院是一项有效的措施。有学者认为，为应对人口的老龄化，需要大幅增加医院床位数。目前发达国家正面临医院床位数的危机。澳大利亚一项研究表明，到 2050 年，如果年老体弱患者成倍增加和维持目前的床位利用率，要满足预期的需求，则需要增加 62% 的医院病床数，成本几乎等于目前整个澳大利亚的医疗预算。为减少对医院病床的需求，应重视医院临床路径改造，增强非医院保健服务的能力，有效实施慢性病管理等战略。

2. 卫生人力测量与规划

卫生人力资源是卫生事业发展的核心，作为卫生系统的重要组成部分，有效配置人力资源也是理论界关注的重点。一些学者利用等待时间信息研究卫生服务需求量；还有一些学者提出两套预测医疗服务需求的工具，一个是单变量自回归移动平均方法；另一个是多变量模型，运用这两套方法对希腊的全国卫生服务体系进行测量，发现了重要的需求量化，并且单变量方法能够更为准确地预测未来发生的意外医疗服务需求。这些研究为规划制定中需求指标的选择奠定了重要基础。澳大利亚学者提出用 Robin Hood Index 来预测对全科医生的需求，方法如下：从澳大利亚统计部门获得全科医生的位置，人口规模以及粗死亡率指标；计算和绘制每位全科医生的病人数；用粗死亡率估计社区健康需要；测算每人口的全科医生数与死亡率（澳大利亚和各区域）的比（称为 Robin Hood Index）。这样能够测量公平供给的全科医生数量。经过测算，这一方法简单并且敏感。

本次研究对床位数、卫技人员数等传统卫生资源的需求进行测算，然后在此基础上对各级各类医疗机构的数量规划和布局在区域公平性测量的基础上进行配置方案的估算，包括对综合医院、三级医院、基层医疗卫生机构、公立与民营的比例等进行方案测算。期望能够对武汉市医疗服务体系规划提供可借鉴的决策依据。

3. 不同级别医院的配置结构研究

2010 年原卫生部发布了《医疗机构设置规划指导原则》，对医疗机构的人员、床位、大型医疗设备等提出了配置原则和计算方法，但是在计算总需求量方面，缺乏一定的操作性，部分指标难以衡量和准确计算。另外，卫生部医疗机构设置规划还指出，不同级别医疗机构床位数按照（一级+二级）：三级医院＝70%∶30%进行配置，承担社区卫生服务的一级医疗机构原则上可不设床位。这一计算方式将成为我国各地区城乡下一阶段公立医院床位配置的主要方法，但在城市地区的现实来看，新型的医疗卫生服务体系应当是建立以社区卫生服务机构、大型综合医院（区域医疗中心）和专科医院为基础，门诊部、诊所等为补充的新型城市医疗卫生服务体系。因此，在床位数需求总量确定的基础上，各类机构配比结构需要结合现有各类型机构的实际比例，同时结合服务体系优化的目标来确定。结合武汉市国家中部中心城市、国家医疗卫生服务中心和特大型城市的定位与现实情况，基层医疗卫生机构+（一级+二级）：三级＝4∶6，具体测算详见后面的内容。

4. 医疗机构病床需求量评估

近年来，武汉市病床总数的增长大致可分为三个阶段：第一个阶段是 1992—1996 年，这个阶段有增长速度逐渐放缓的趋势，与计划体制下的医疗资源短缺有关；第二个阶段是 1997—2001 年，这个阶段正在进行社会调整，病床资源几乎没有增加；第三个阶段是 2002—2012 年，这也是武汉经济社会迅速发展的时期，如图 10-12 所示。对武汉今后经济发展速度、城市化进程、卫生事业发展情况、人民群众的健康水平、现代疾病谱变化以及人口老龄化发展等因素进行分析，按第三阶段推算病床发展速度是合适的。

2002—2012 年间武汉市病床数的平均增长速度为 5.93%，以此速度推算 2013—2020 年武汉病床总量的变化如表 10-7 所示。

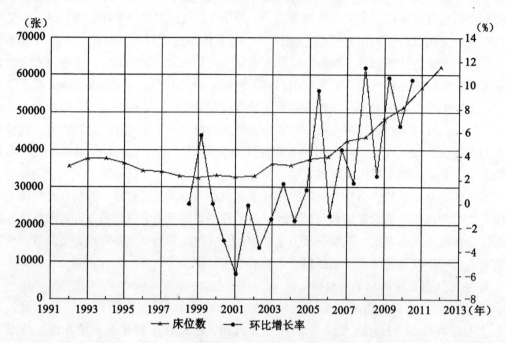

图 10-12　1992—2012 年武汉病床数及环比增长速度变化情况

表 10-7　　　　　　按历史发展速度推测的武汉市医院床位资源变化情况　　　（张）

年　份	编制病床总数	实际病床总数
2013	69771	62686
2014	78291	66671
2015	87852	70910
2016	98580	75418
2017	110618	80212
2018	124126	85312
2019	139284	90735
2020	156293	96503

　　但是由图 10-12 可知，武汉近年床位增长的环比增长速度波动较大，单纯以环比增长速度进行预测，缺乏说服力。因此，本研究还选用时间序列预测模型，把历史统计数据和客观实际资料作为预测的依据，作出变化程度在数量上的准确描述；所选用预测模型主要有指数平滑法（Holt 模型）、ETS 模型、灰色预测模型（GM（1，1）模型、发展速度模型）。预测结果进行相互比较，选择较为科学合理的预测效果，见表 10-8、表 10-9，以及图 10-13、图 10-14。

表 10-8　　　　不同模型推测的武汉市医院编制床位资源变化情况　　　　（张）

年份	Holt 模型	ETS 模型	GM（1，1）模型	发展速度模型
2013	67416	65932	63886	69771
2014	73127	70295	68310	78291
2015	78838	74946	73040	87852
2016	84549	79905	78098	98580
2017	90260	85193	83506	110618
2018	95971	90830	89289	124126
2019	101682	96840	95472	139284
2020	107393	103248	102084	156293

表 10-9　　　　不同模型推测的武汉市医院实际床位资源变化情况　　　　（张）

年份	Holt 模型	ETS 模型	GM（1，1）模型	发展速度模型
2013	52776	51597	55548	58410
2014	55125	54821	57373	65964
2015	57475	58246	61470	74496
2016	59824	61885	65860	84130
2017	62173	65752	70563	95011
2018	64523	69860	75603	107299
2019	66872	74225	81002	121176
2020	69221	78862	86787	136848

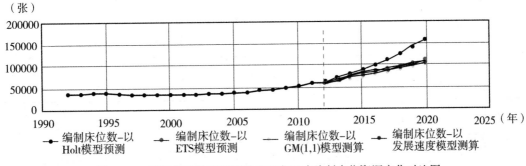

图 10-13　不同模型推测测算的武汉市医院编制床位资源变化对比图

　　近几年武汉处于快速发展的状态，常住人口的数量也在快速增长，根据其他城市的经验，这种增长并不是不受限制的，因此，以发展速度模型测算的结果后期增长过快，明显不合实际情况。ETS 模型和 Holt 模型结果较接近，ETS 模型后期人口增长速度逐渐缓慢，

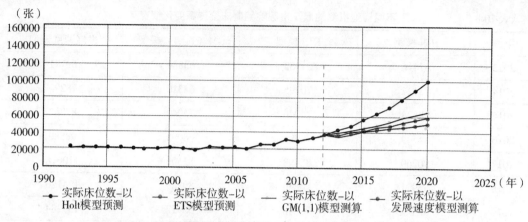

图 10-14　不同模型测算的武汉市医院实际床位资源变化对比图

但是 2013 年却有一个跳跃式增长，以致 2013—2016 年预测人口高于 Holt 模型，因此综合考虑，武汉市常住人口数以 Holt 模型预测结果为主。

对于以常住人口数为基础的住院服务需求测算，经专家咨询及文献查阅，平均开放床日数以 280 天、250 天、230 天、215 天等来计算。需要住院率由近几年卫生服务调查给出。此外，还需要考虑潜在住院的需求的转化问题，否则将会影响预测的准确程度，本研究按 5%、10%、15%、20% 四个不同分档来进行测算。按需要法配置床位，只要有患病，本研究认为该患病需要住院治疗，就给予配置相应的床位，而没有考虑患者由于支付能力、时间等各种原因实际上并没有住院治疗的情况，故测算的结果比居民的实际需求数要高，有可能导致床位资源的闲置，见表 10-10 ~ 表 10-14。

表 10-10　　　　　　　　　武汉市住院率及应住院而未住院率预测表　　　　　　　　　（%）

	住院率	应住院而未住院率
第四次服务调查	7.2	27.7
第五次服务调查	9.7	19.4
2015 年	12.2	13.57
2020 年	14.4	9.54

表 10-11　　　　　　　　　　2015 年武汉市床位数量预测　　　　　　　　　　（张）

平均开放床 日数（天） 潜在住院需求	280	250	230	215
5%	61621	64868	68114	71361
10%	69016	72652	76288	79924
15%	75017	78969	82922	86874
20%	80251	84479	88707	92935

表 10-12 　　　　　　　　　**2015 年武汉市床位供需平衡状况**

平均开放床日数（天） 潜在住院需求	280	250	230	215
5%	平衡	基本平衡	基本平衡	基本平衡
10%	基本平衡	短缺	短缺	短缺
15%	短缺	短缺	短缺	短缺
20%	短缺	短缺	短缺	短缺

表 10-13 　　　　　　　　　**2020 年武汉市床位数量预测** 　　　　　　（张）

平均开放床日数（天） 潜在住院需求	280	250	230	215
5%	77462	79897	82331	84766
10%	86757	89484	92211	94938
15%	94302	97265	100229	103193
20%	100881	104051	107222	110392

表 10-14 　　　　　　　　　**2020 年武汉市床位供需平衡状况**

平均开放床率 潜在住院需求	60%	70%	80%	90%
5%	基本平衡	平衡	过剩	过剩
10%	短缺	平衡	过剩	过剩
15%	短缺	平衡	基本平衡	过剩
20%	短缺	基本平衡	基本平衡	过剩

由此可知，武汉市病床总数以现有趋势发展，截至 2016 年，基本可处于供需平衡状态，但是需警惕潜在床位使用率过低带来的床位短缺问题。截至 2020 年，则很可能处于供需不平衡状态，而且处于供需过剩的可能性较大，因此在 2016—2020 年需要控制病床数量的发展趋势。

第十一章　武汉市医院服务体系规划与设计

建立分工明确、结构合理的医院服务体系是，公立医院改革的重要内容。我国医疗服务体系由于各级医院功能定位不清晰，缺乏分级就诊系统，大量病人集中在三级医院，造成大医院扩张的动力过于强大，而且也造成了医疗费用上涨过快。在下一步的公立医院改革中，不仅需要重视整体规划布局问题，而且也需要重视医院服务体系的框架结构设计，合理配置有限的卫生资源，才能保证卫生体系效益最大化。

一、医疗服务体系规划基本理论与进展

在医疗服务体系规划设计研究方面，国内外进行了大量的探索。从目前的进展情况看，强调大医院与基层卫生机构的合作，为居民提供全方位的服务，是进行医疗服务体系结构设计的重要发展方向。在制定卫生服务规划过程中，重视公众的参与、充分利用政府财政投入的指导作用，也是作好医疗服务体系规划、促进各级医疗机构实现其基本职能的重要手段。

（一）卫生服务整合与医疗联合体

地方健康整合网络在一些西方国家已经成为一项流行的规划方式。在加拿大的魁北克地区，2005 年在地方成立了健康与社会服务整合中心；形成了以综合大学为基础的卫生保健网络，提供超专业化的服务，其中设计家庭医疗团队和网络临床中心是为了提供健康保健的可及性和连续性。

2006 年，安大略省的 LHINs 是由供方组织自主组成的委员会，目标是协调与整合健康保健服务。2007 年，LHINs 承担了区域内大部分卫生服务的资源分配任务。LHINs 面临以下几方面的挑战：确保省级规划与 LHINs 的连续性；维持规划的动力体现在有效执行规划，通过 LHINs 实现从规划到资源配置的实现，决定 LHINs 调整规划的方式和时间，以及维持社区参与作为 LHINs 的过程的关键战略；建立服务提供的伙伴；对预期的影响；为改变创造激励机制；用激励手段去改变；维持 LHINs 作为学习型组织；发展评估的能力。

这些新的规划形式的出现都是以卫生服务整合理论作为基础的。WHO 对"整合的卫生服务"有明确的界定。整合型医疗卫生服务系统（Integrated Delivery Systems，IDS）是目前国际上具有较大影响的医疗卫生服务组织模式，英国、美国等一些西方发达国家在践行 IDS 理念方面走在了世界的前列。IDS 可以为患者提供系统、连续、全方位的整合型卫生服务，从而促进医疗卫生服务机构提高服务质量，降低运行成本，达到更好地配置和利

用卫生资源，提高卫生服务公平、效率和可及性的目的。

为了实现卫生服务的整合，我国一些地区利用功能组团布局规划的概念，创造了卫生服务体系的功能组团布局规划模式。

（二）医疗中心设置

区域医疗中心是在一定区域内，为居民提供代表该区域医疗服务先进水平，承担一定的人才培养、医学科研、教学以及区域内突发公共卫生事件的医疗救治和技术支持等任务的综合性医疗机构。区域医疗中心从统计口径，按类型可以分为综合性质的和专科性质的，按级别可以分为国家级、省级、市级和县（区）级。区域医疗中心按照设置的目标和模式基本可以分为重点模式、网络模式和单项业务模式三类。重点模式是指通过择优选择，确定区域内少量医疗机构作为区域医疗中心，进行重点建设，如上海、北京以及武汉提出的打造国家级医疗卫生服务中心。国家医疗中心负责向多个省区市提供代表国家先进水平的疑难病症诊疗和专科医疗服务，并承担人才培养、医学科研、教学等多项任务。综合性医疗中心突出临床综合优势和整体水平；专科性医疗中心突出专科服务能力和服务水平，主要包括心血管、传染病、儿童、妇产、眼科、耳鼻咽喉科、肿瘤、口腔等专业。以网络模式建设与发展的区域医疗中心，是指大医院与基层医疗机构之间，或综合性医院与专科性医院之间，为了实现资源共享、功能互补，进行横向及纵向联合，建立的区域性医疗中心。此类医疗中心其实质是医疗机构的一种整合发展模式，是医疗服务体系优化布局、提高体系效率的重要措施，也是我国公立医院改革重要试点方向之一，但本研究对其不做重点讨论。单项业务模式是指某个地区的医院将某项业务构建成为区域性诊疗中心，即将某个医院的某项业务服务范围由原来的一个医院内的单项业务扩大到了整个区域，如区域性临床检验中心、区域性消毒供应中心和区域数据中心等。该类型模式通过扩大业务规模与范围，可以提高医疗服务规模经济性，还可以有助于提高服务可及性和质量。

区域医疗中心建设的根本目的首先应该是提高各区域的医疗服务质量、医疗服务的可及性和医疗资源利用效率，降低医疗成本。此外，还应强调医疗中心的社会责任，激发医疗机构内在活力，调动医务人员的积极性，以及维护公平竞争的市场环境。区域性医疗中心的建设应在原有的行政区划基础上，充分考虑群众就诊习惯的不同，以及交通便利性、区域内医疗机构基础等情况，以保证居民就医的方便性。其次，充分利用规模经济性，降低医疗成本，床位设置规模应与当地医疗需求和医疗机构自身管理能力相适应。建议综合性医疗中心床位省级控制在1300张，市、地区级800张为宜。医疗中心的评定应当以内涵建设和医疗水平的提高，以及社会责任和在带动区域内整体医疗水平发展中的贡献为依据。医疗中心设置与调整应引入竞争机制。

（三）预算理论及方法

预算是经法定程序审核批准的国家年度集中性财政收支计划。它规定国家财政收入的来源和数量、财政支出的各项用途和数量，反映着整个国家政策、政府活动的范围和方向。政府预算是按照一定的法律程序编制和执行的政府年度财政收支计划，是政府组织和规范财政分配活动的重要工具，在现代社会，它还是政府调节经济的重要杠杆。卫生服务作为公共服务的组成部分之一，是政府职责的具体体现，卫生规划的制定很显然要受到政府预算的限制。在卫生设备规划的研究领域，一些学者已经开展关注用预算方法指导设备规划。在美国，设备的购置大多由机构管理者进行决策，大多数研究主要关注机构预算的过程。

在政府预算中，卫生机构之间的资金分配也是一个重要的问题。Kleinmuntz CE 提出，在决策分析原则的基础上利用战略预算方法，将有效地实现卫生服务机构之间的资金分配，满足资金支出的需求。而战略绩效管理八步法需要建立评估标准、投资领域的分类方案，并确保方案的完整性和易于理解，明确方案的成本，根据个人标准将方案进行分类，建立标准的优先权重，测算加权后每一个方案的价值分，按方案的成本效益率进行排序，有利于实现资源的优化配置。

这些理论有利于帮助我们发现卫生规划中存在的一些潜在问题，并寻求解决的办法。例如卫生资源规划测算问题、各级卫生规划关系问题，卫生机构布局问题，应该由谁来制定规划，怎样规划；在卫生规划中是否考虑社会资本投入的问题，等等。

二、武汉市医疗资源配置现况评价

近期，国务院颁布了"十二五"深化医卫体制改革规划，提出了推进医疗资源结构优化和布局调整，科学制定了区域卫生规划，明确省、市、县级卫生资源配置标准，新增卫生资源优先考虑社会资本。并且规定每千常住人口医疗卫生机构床位数达到 4 张的，原则上不再扩大公立医院规模。此次研究也发现，如果按照目前的床位增长速度，2020 年前可能会出现医院床位配置过度的现象。充分了解当前武汉市医疗资源的配置情况，有利于根据整体控制规模，制定好有针对性的解决措施。

从图 11-1 来看，三级医院最少，占 6% 左右，二级医院占 31%，一级和未定级医院占 63%。三级医疗框架体系比较清晰。单纯从数量结构方面，配置相对合理。

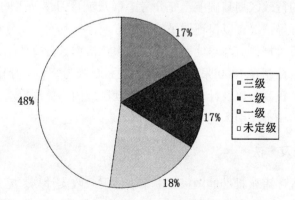

图 11-1　2013 年武汉市不同级别医院数量构成图

从表 11-1 来看，武汉市的床位数配置呈现出倒三角形式，三级医院床位数占到 68%，其中三甲医院占 57.5%，而二级医院与一级医院合计床位数（出院者占用总床日数比例）占 28.36%。

表 11-1 　　　　　　　　　**2013 年武汉市不同类型医院床位数量与结构**　　　　　　　　（张）

	编制	比例（%）	实际	比例（%）	出院者占用总床日数比例（%）
三级	44152	74.15	37134	65.04	71.64
二级	11887	18.53	11601	20.32	20.24
一级	8119	7.32	7193	14.4	8.12

（一）五大中心城市医疗机构配置情况比较

单纯从医院的设置数量看，我国的医院设置数量与欧洲国家相差不大。我国每 10 万人口约有 7 个医院（包括卫生院和社区卫生服务中心），欧洲地区每 10 万人口平均有 5~6 个医院。如果不计算卫生员和社区卫生服务中心，我国每 10 万人口约有 1.8 个医院，设置数量偏少（图 11-2）。

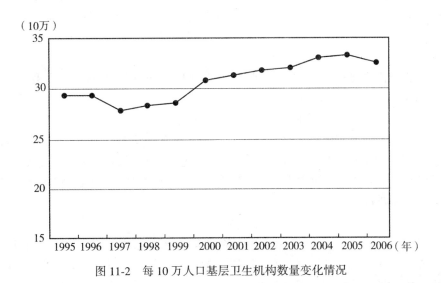

图 11-2　每 10 万人口基层卫生机构数量变化情况

从表 11-2 中的数据来看，作为国家中心城市，武汉市医疗卫生资源配置水平，每千常住人口床位数居于全国第三位，高于上海市；卫生人员数量居第二位，高于上海和天津；医师数居第三位，护士数居第三位，高于上海和天津，但低于北京和广州。

表 11-2　　　　　　　　　　　　　**五大城市医疗资源比较（2012）**＊

地区	每千常住人口编制床位数（张）	每千常住人口卫技人员数（人）	每千常住人口执业（助理）医师数（人）	每千常住人口注册护士数（人）
北京	4.92	9.01	3.45	3.6
上海	4.56	5.92	2.2	2.5
武汉	6.2	7.8	3.06	3.27
广州	8.1	6.81	4.38	5.12
天津	3.64	5.4	2.2	1.9

＊ 所有城市数据均采用最新统计常住人口进行了测算。

（二）武汉市各区医疗资源配置现况评价

经过多年建设，武汉市已具备了比较完善的卫生服务体系，卫生资源的规模、水平和利用情况总体良好。

1. 医疗服务体系

医疗服务体系不断完善，形成了以社区卫生服务机构为基础，各级各类医院为主体，门诊部、诊所、医务室为延伸的医疗服务网络，总体能够满足居民的基本医疗服务需求；2012 年启动的社区卫生服务中心提档升级工程及医疗联合体的工程，对促进基层服务能力提升和优质资源的可及性起到了进一步改善的作用；社区卫生服务机构通过连续 10 年项目建设，实现了均衡布局、覆盖城乡，有效发挥了公共卫生和医疗服务的双重网底作用。

2. 资源规模

卫生资源配置明显高于全国平均水平。到 2013 年年底，有各级各类医疗卫生机构 2860 所。其中，医院 190 所，包括三级医院 36 所、二级医院 32 所、社区卫生服务中心（含分中心）125 所、乡镇卫生院 79 所、社区卫生服务站 403 所，社会资本办医院 68 所。按常住人口统计，每千人口医疗机构床位 6.8 张、执业（助理）医师 3.06 人、注册护士 3.27 人。配置了一批处于国际医学技术最前沿的先进医疗设备，全市二级及以上医院共拥有万元以上设备 987 台，甲类大型医用设备 20 台，乙类大型医用设备 448 台。2012 年，全市各级卫生财政投入 27 亿 8480 万元。

3. 资源利用

医疗卫生资源的利用比较充分，各级各类医疗机构总体处于较高负荷的运行状态。2012 年，全市医疗机构共提供门急诊服务 6231.59 万人次，其中三级医院占 45.537%，二级医院占 9.62%，基层医疗卫生机构（社区和卫生院）占 41.30%，社会办医疗机构占 5.90%；出院人数 268.02 万人，其中三级医院占 51.88%，二级医院占 39.76%，社区卫生服务机构占 4.14%，社会办医疗机构占 2.47%；住院手术服务 111.99 万人次，其中三级医院占 64.92%，二级医院占 27.62%，社区卫生服务机构占 0.31%，社会办医疗机构占 4.66%。全市医疗机构病床使用率为 94.68%，平均住院天数为 10.9 天。外地病人来汉就医形成一定规模，2012 年外地病人就医占全市出院总人数的 26.2%，且主要集聚在三级医院，部分知名度高、专科优势明显的三甲医院外地病人出院人数达到总出院人数的50%以上。

（三）武汉市分科室统计的床位数与出院人次比例

从表 11-3、表 11-4 统计数据来看，武汉市部属医院数量很少，但是其床位数与出院人数所占的比重却不低，其中外科占到了 21.45% 和 24.5%。民营医院虽然数量众多，但是实际床位数却只占较低的比例，内外科均不足 10%，耳鼻咽喉科和妇产科比例高于内外科，分别占 14.46% 和 13.16%，出院人数更低，约 7%，这一现象也符合我国民营医院的特点。

表 11-3　　　　　　　　　武汉市不同隶属医院实有分科床位分布情况

	部属	省属	市属	区属	企事业办	民营	总计
数量	3	11	14	50	41	68	187
分科（大）	1.60%	5.88%	7.49%	26.74%	21.93%	36.36%	100.00%
内科	1323	1658	1230	3139	3030	1092	11472
比例	11.53%	14.45%	10.72%	27.36%	26.41%	9.52%	100.00%
外科	2295	1048	749	3059	2599	948	10698
比例	21.45%	9.80%	7.00%	28.59%	24.29%	8.86%	100.00%
妇产科	471	261	388	1129	1554	643	4446
比例	10.59%	5.87%	8.73%	25.39%	34.95%	14.46%	100.00%
耳鼻咽喉科	181	57	102	198	379	139	1056
比例	17.14%	5.40%	9.66%	18.75%	35.89%	13.16%	100.00%
精神科	0	135	810	455	1130	660	3190
比例	0.00%	4.23%	25.39%	14.26%	35.42%	20.69%	100.00%
中西医结合科	51	98	30	52	87	0	318
比例	23.39%	44.95%	13.76%	23.85%	39.91%	0.00%	145.87%

表 11-4　　　　　　　2013 年武汉市不同隶属医院出院人数分布情况

	部属	省属	市属	区属	企事业办	民营	总计
数量	3	11	14	50	41	68	187
分科（大）	1.60%	5.88%	7.49%	26.74%	21.93%	36.36%	100.00%
内科	52482	50464	47708	128907	95616	31854	407031
比例	12.89%	12.40%	11.72%	31.67%	23.49%	7.83%	100.00%

续表

	部属	省属	市属	区属	企事业办	民营	总计
外科	77292	22212	23770	91826	78183	22156	315439
比例	24.50%	7.04%	7.54%	29.11%	24.79%	7.02%	100.00%
妇产科	22985	9782	21554	40376	58626	18702	172025
比例	13.36%	5.69%	12.53%	23.47%	34.08%	10.87%	100.00%
耳鼻咽喉科	11045	1848	3353	5578	13677	5582	41083
比例	26.88%	4.50%	8.16%	13.58%	33.29%	13.59%	100.00%
精神科	0	1514	7349	3556	8948	1151	22518
比例	0.00%	6.72%	32.64%	15.79%	39.74%	5.11%	100.00%
中西医结合科	2780	1624	2012	2424	2094	0	10934
比例	25.43%	14.85%	18.40%	22.17%	19.15%	0.00%	100.00%

（四）重点专科分布

如表 11-5 所示，我国目前重点专科的管理体制是部省级医院的重点专科设置在政策上是以省部级医院为主，省级重点专科的设置是以省市级医院为主，而市级重点专科则是以市县（区）为主。从现有临床重点专科的机构与比例来看，目前的主要问题是民营（社会资本办）重点专科数量过少。这是一直以来民营医疗机构难以健康发展的一个写照，同时也提示我们在今后加大社会资本办医的政策制定中，应加大民营医院重点专科的支持力度，给予公立与民营同等的申报评审机会，并给予相应的指导。

表 11-5　　　　　　　　不同隶属医院各级临床重点专科数量分布

	医院个数	比例	总数	比例	部级	比例	省级	比例	市级	比例
部属	3	1.59%	37	14.12%	36	36.73%	0	0.00%	1	1.11%
省属	13	6.88%	80	30.53%	41	41.84%	39	52.70%	0	0.00%
市级	14	7.41%	86	32.82%	20	20.41%	20	27.03%	46	51.11%
区级	50	26.46%	35	13.36%	0	0.00%	11	14.86%	24	26.67%
企事业	41	21.69%	23	8.78%	0	0.00%	4	5.41%	19	21.11%
民营	68	35.98%	1	0.38%	1	1.02%	0	0.00%	0	0.00%
总计	189	100.00%	262	100.00%	98	100.00%	74	100.00%	90	100.00%

（五）基于泰尔指数的医疗卫生资源配置均衡性评价

泰尔指数（Theil Index，TI）是经济学中衡量收入分布公平性的一种方法，也可用来衡量地区间卫生资源分布的均衡性。主要是通过测算个体与均属的差异大小来计算不公平系数，偏离均数越大，则不公平性越强。泰尔指数的计算公式为：

$$T = \sum_{i=1}^{n} P_i \log \frac{P_i}{Y_i}$$

其中，P_i 表示各地区人口数占武汉市总人口数的比重，Y_i 为各地区卫生资源拥有量占武汉市卫生资源总量的比重。当各地区所占资源比例和人口比例相同时，P_i 与 Y_i 的比值为1，泰尔指数为0，表示绝对公平状况。当一地区所占资源比例大于其人口比例时，P_i 与 Y_i 的比值大于1，取对数后为正数，表明该地区人群对泰尔指数的贡献表现为正值；而当一地区所占资源比例小于其人口比例时，P_i 与 Y_i 的比值小于1，取对数后为负数，表明该地区人群对泰尔指数的贡献表现为负值。

以武汉市15个区为测量单位，按照经济发展水平，划分为两类地区，其中：江汉区、硚口区、江岸区、汉阳区、武昌区、洪山区、青山区、为一类地区，东西湖、汉南、蔡甸、江夏、黄陂、新洲、沌口、东湖高新为二类，以15个市所配置的卫生机构、卫生技术人员、医生、医疗机构床位数这4项卫生资源为测量维度，应用泰尔指数对武汉市卫生资源配置作人口的公平性分析（表11-6、表11-7）。

表11-6　　　**2012年武汉市各区占武汉市卫生资源拥有量比及人口比**

区	医疗机构数	卫技人员数	医生数	医疗机构床位数	人口比例
江汉	0.11433566	0.105270098	0.105677517	0.125671459	0.057787
硚口	0.09405594	0.141034094	0.148031794	0.153784297	0.064525
江岸	0.15559441	0.139363837	0.134065102	0.12871112	0.083391
汉阳	0.10874126	0.058693391	0.060295231	0.047315771	0.059519
武昌	0.17062937	0.166659341	0.160560182	0.199958185	0.134766
洪山	0.08741259	0.10294053	0.098107494	0.086670527	0.093833
青山	0.0520979	0.067176534	0.061771385	0.073691659	0.05426
东西湖	0.03496503	0.037991004	0.033535201	0.036089935	0.032857
汉南	0.01433566	0.008483144	0.008478425	0.008202258	0.013371
蔡甸	0.02937063	0.032086502	0.032361847	0.017256908	0.054007
江夏	0.04230769	0.041727104	0.051324754	0.028530992	0.070812
黄陂	0.02622378	0.052950053	0.055866768	0.042667825	0.135996
新洲	0.04335664	0.042093388	0.04659349	0.03853453	0.115663
沌口	0.00839161	0.005186585	0.005412566	0.003634726	0.016552
东湖高新	0.01818182	0.010973877	0.010370931	0.00927981	0.035249

表 11-7　　　　　　　　**2012 年武汉市各地区按人口各卫生资源分布泰尔指数**

区	医疗机构数	卫技人员数	医生数	医疗机构床位数
江汉	−0.0171253	−0.01505214	−0.01514908	−0.019497752
硚口	−0.0105601	−0.02191247	−0.02326948	−0.024337815
江岸	−0.0225885	−0.01859869	−0.01719485	−0.01571885
汉阳	−0.0155785	0.000360987	−0.00033501	0.005930954
武昌	−0.01381	−0.01243212	−0.01025002	−0.023093385
洪山	0.00288825	−0.00377504	−0.00181542	0.003235673
青山	0.00095813	−0.00503201	−0.00305531	−0.007213298
东西湖	−0.0008875	−0.00207188	−0.00029171	−0.001339351
汉南	−0.0004045	0.002642252	0.002645482	0.002837782
蔡甸	0.0142868	0.012212437	0.012012021	0.026759713
江夏	0.01584005	0.016265007	0.009898357	0.027956239
黄陂	0.09721397	0.055711957	0.052545002	0.06846373
新洲	0.04928807	0.050773385	0.045671354	0.05521064
沌口	0.00488311	0.008341935	0.008035359	0.010897766
东湖高新	0.01013462	0.017863984	0.018729083	0.020430872
武汉市	0.11453865	0.085297589	0.078175772	0.130522917

2012 年武汉市各项医疗卫生资源指标计算结果显示，武汉市医疗机构数，卫技人员数、医生数和医疗机构床位数的泰尔指数在 0.078~0.13 之间，其中医疗机构床位数的泰尔指数 0.13 大于 2008 全国平均水平的 0.083，卫技人员数的泰尔指数小于 2008 年全国平均水平 0.09，其中，医疗机构床位数的泰尔指数最大，资源分布最不平衡，医疗机构数次之，医生数相对最小，为 0.078。从地域上看，在经济较发达人口密度较大的江汉、硚口、江岸、汉阳、武昌、洪山和青山泰尔指数均为负值，说明卫生资源在以上地区分布相对集中，其中硚口区卫技人员数、医生数和医疗机构床位数三项指标都为负值且绝对值最大，这反映出硚口区这三项卫生资源占有率都远大于人口占有率，卫生资源分布集中程度最高。同时，黄陂区卫技人员数、医生数和医疗机构床位数三项指标都为最大正值，说明黄陂区这三项卫生资源占有率都远小于人口占有率，卫生资源分布严重不足。新洲次之，蔡甸与江夏也存在卫生资源分布不足的情况。

（六）存在问题分析

1. 医疗服务资源总量供给充足，但部分类别和专科不足

1）资源结构问题

一是纵向配置失衡，优质资源相对集中于三级医院和市级公共卫生机构，社区卫生服

务机构硬件建设已得到加强，但最核心的人才等资源配置尚未到位，随着职能增加，基层卫生资源更显紧缺。二是区域配置失衡，尤其是郊区和人口导入区与中心城区相比配置相对不足。三是部分专科建设相对滞后，康复、为老年医疗护理、精神卫生、儿童和心血管专科等资源供需矛盾比较突出，人力资源配置有待进一步加强。四是社会办医数量虽然较多，但总体水平不高。

2）配置效率问题

全市卫生资源整体宏观配置效率有待进一步提高。不同级别医疗卫生机构分工协作机制不够顺畅，人员、技术、设备、信息等资源共享程度较低。各级医疗机构的功能定位未能有效落实，优质医疗资源过度利用，患者重复就医造成资源浪费。市、区县两级公共卫生机构的能级分工有待进一步明晰。

3）服务能级问题

从全国来看，武汉卫生资源已经具备较高质量，但与建设国家级中心城市的要求相比，还有差距。有国际化竞争实力的医疗卫生服务的供需双方尚未得到有效培育，医学高端人才等优质资源要素聚集不足。医学科技创新、临床和公共卫生转化能力还有待增强，有关服务平台和交易市场尚不健全。在医改释放需求和现代服务业发展的背景下，优质医疗卫生服务资源的有效供给不足，武汉医疗卫生服务的辐射力和吸引力有待进一步提升。

武汉市多年致力于社区卫生服务中心建设，基本实现了社区卫生服务体系的均衡布局；二级综合医疗机构按区域总人口分布也相对较平均；但远城区和新建居民聚居区等人口导入新区等域医疗服务资源布局不合理，难以满足医疗需要。

武汉市优质医疗资源布局不均衡，全市36家三级医院多集中在中心城区，其中江汉区有9家，硚口和江岸区分别有7家和10家，而远城区则少有三级医院，仅黄陂区人民医院为三级医院，郊区居民医疗服务可及性仍然受限。

2. 微观技术效率较高和宏观配置效率不高并存

全市医疗机构医疗服务量连年攀升，2012年市医疗机构门急诊人次和出院人次分别为15035.1万和209.5万，其中社区卫生机构分别为5593.9万和14.2万，比例分别为37.2%和6.8%。2012年武汉市医疗机构日均门急诊人次达41.9万，医师人均每日承担诊疗服务8.7次，尤其是三级医院人均日承担住院天数超过2天。无论是医疗机构总体还是医师个体，都处于高负荷工作状态。

由于双向转诊和分级诊疗就医模式未根本建立，且医保对患者分流作用不明显，患者无论得大病还是小病，都可随意优先选择三级医疗机构就诊。三级医院忙于应对普通疾病，而对疑难杂症、科研教学相对减少，优质资源得不到充分利用；即使患者进入社区卫生服务中心就医，患者急性期诊疗后的转诊通道并不完全快捷通畅，有的因得不到适当治疗而可能延误病情。在微观技术效率攀高背后，隐藏着过度检查治疗带来的医疗资源浪费。由于政府对医疗机构财政投入不足，医院必须从业务收入来获得经费补偿以维持运行，这就难免追求业务收入增长，但常规项目和劳务项目定价偏低，医院并不能从常规项目和劳务收入得到足够的补偿，而新项目则可新定价，医院都有提供过度检查治疗的利益冲动，造成资源浪费，使患者医疗负担加重。

三、武汉医疗资源配置的模型与方案研究

通过医院服务体系的结构比较研究可以发现，在机构配置数量方面，医院和基层医疗机构配置结构相对合理，但是从资源配置方面，例如从床位和卫生技术人员的分布看，主要的医疗资源仍然集中在三级和二级医院，从本质上讲，金字塔型的资源配置模式仍未形成。如何形成合理的医院资源配置模式，提高资源配置的效率，仍是目前公立医院改革中需要解决的重点问题之一。

本研究提出基于决策学上最常利用的原则——最可能原理，即选择所有决策备选方案中最符合当前一个时期的发生概率的方案中关键状态指标，按照现有统计数据。首先评估2014年（2013年年末）武汉市实际床位数与按照合理病床使用率（90%）、常住人口数、年住院率和平均住院天数相比较的结果见表11-8，然后提出2020年床位数的建议标准，见表11-9。

表11-8 **两种测算方式总床位数与2013年实际比较**

项　目	总床位数（张）
2013年实际	65650
常住人口计算	73520
1021+总住院量+30%外埠病人	82510

表11-9 **武汉市"十三五"期间规划初年至2020年床位数规划推荐标准**　　（张）

年份	下限	上限	平均值
2016	65000	75500	71000
2020	81000	86000	92000

（一）国际比较的借鉴

世界银行国别收入分组标准详见表11-10，参考《国际统计年鉴》可知，2008年人均国民总收入处于中等偏上收入国家的国家有阿尔及利亚、阿根廷、白俄罗斯、波黑、博茨瓦纳、巴西等40个国家。此40个国家平均人均国民总收入为6987.75美元，平均每万人口医院床位为37.45张。将中等发达国家的人均国民收入和万人口病床数分组进行分析，并综合考核社会制度、筹资模式以及老年化等因素，可以认为，2020年达到世界中等发达国家水平时，我国的医疗资源水平应该与目前东欧的中等发达国家相似，年每万人口病床数在60张左右是合适的。以此标准计算2020年武汉市所需床位，大概需要72359张，但是以现有床位发展趋势推算2020年武汉市所拥有实际床位，则为86787张，因此再次证明，以现有趋势发展，2020年武汉市床位供需状况将处于过剩状态的可能。

表 11-10　　　　　　　　　　**2008 年世界银行国别收入分组标准**

人均国民总收入分组	划分标准
低收入国家	975 美元以下
中等偏下收入国家	976～3855 美元
中等偏上收入国家	3856～11905 美元
高收入国家	11906 美元以上

资料来源：中国国家统计局网站。

（二）病床数的公私比例

通过国家间比较发现，各国公立医疗机构的病床数占病床总数的比例在 40%～90% 之间，公立医疗机构病床比例与筹资模式明显相关。以税收为主要模式的国家医疗保障体制下，公立医疗机构的病床比例一般在 90% 以上，如英联邦国家；以医疗保险筹资为主的国家，其公立医疗机构的床位比例一般在 70% 左右，以保持一定的市场活力和竞争性，如德国和法国；以商业保险为主的国家的公立医疗机构的床位一般低于 40%。从武汉市的统计数据可知，2013 年武汉市民营（社会资本办医疗机构）总病床数比例为 10.36%，总诊疗人次占 12.32%，出院人数占 11.74%，出院者实际占用总床日的比例仅为 5.34%，也从侧面反映出了民营机构效率相对较为低下。以现有数据测算，2015 年民营医院所拥有床位为 7567 张，2020 年民营医院所拥有床位为 10576 张。远小于 30% 目标所需的床位（21912 张和 30625 张），因此必须进一步鼓励发展民营医院的。

（三）公立医疗机构床位的结构比

基层医疗机构、二、三级医院的床位比例以及综合医院、专科医院的床位比例是依据现实情况取整得到的，见表 11-11。

表 11-11　　　　　　　　　**武汉市医疗机构床位数结构**

年份	总床位	公立	私立	企事业办	基层	二级	三级	专科
2013 年实际（张）	65650	42586	5912	8590	8562	13310	36830	6948
构成比（%）	100	64.87	9.01	13.1	13.04	20.27	56.1	10.58

（四）以床位衡量公立医院设置标准

依据上述万（千）人口病床配置，以及公私间、不同级别和不同类型间公立医院的结构比例，可以得出一定人口规模公立二、三级医院的床位数，见表 11-12～表 11-15。

表 11-12   "十三五"规划期年武汉市规划病床数情况测算[*]   （张）

	人口 （万）	需要病 床数	公立病 床数	私立病 床数	基层	二级	三级	专科
	A	B	C	D	E	F−	G	H
2016	1080	81000	56700	24300	18900	17640	8820	3780
2020	1148	86100	60270	25830	20090	18750	9375	4018
公式		A×75.0	B×0.7	B×0.3	C/3	C×4/9×0.7	C×2/9×0.7	C×2/9×0.3

[*] 按 1021 万常住人口基数，按年自然增长率测算。

表 11-13   按照 2020 年国家规划比例测算按武汉市各类机构床位数

机构类别	比例 （%）	床位数 （张）	医院数量（按 平均床位 1500 张计）	2013 年实 际床位 数（张）	实际 数量 （张）	增减 策略
省级以上 医院	6.78	5831 （5491，6238）	4~5	20154	16	
市级医院	13.56	11661 （10983，12475）	14~19	9274	15	可以小规模增加床 位数
区级医院	23.73	20431 （19221，21831）	44~47	13178	50	可以稳步增加床 位数
非公立医 疗机构	30.0	25830 （24300，27600）	—	14502	109	缺口较大，需加大 力度增加床位数
基层医疗 卫生机构	26.0	22386 （21060，23920）	—	7680	156	需大幅增加

表 11-14   2013 年统计武汉市医疗机构按规模分布

分组名称	总计	0~49 张	50~99 张	100~ 199 张	200~ 299 张	300~ 399 张	400~ 499 张	500~ 799 张	800 张 及以上
总计	190	53	33	25	9	6	7	21	21
医院合计	179	51	34	15	9	6	7	21	20
综合医院	95	28	16	1	4	4	4	11	15
中医医院	17	5	4	2	2	1		3	
中西医结合医院	11	4	3				1		1
民族医院				8					

分组名称	总计	0~49张	50~99张	100~199张	200~299张	300~399张	400~499张	500~799张	800张及以上
专科医院	36	10	8	1	2	1	1	4	2
护理院									
妇幼保健院	8	5	2						1
专科疾病防治院	3	1		1	1				

表 11-15　　**2016—2020 年武汉市规划病床数按床位数规模分布测算**

	数量	1500张床及以上	800~1500张	500~800张	300~500张	300~100张	100张以下
2013 年	190	7	29	22	13	33	86
2016 年	198	7	32	26	15	30	88
2020 年	209	7	38	30	16	30	88

从规划的模型数据来看，2016—2020 年，武汉市医院（包括综合医院和专科医院），应总体上控制医院的数量，尤其是严格控制 300 张床位一下的医院，同时严格控制现有超多床位数的医院（1500 张床以上）的单体规模，而以对部分基础较好，符合区域城市发展规划配套提升功能的医院施行规模扩大，同时进行功能提升。

四、武汉市医院布局优化

（一）武汉市三级综合医院布局

结合前述基于泰尔指数的医疗卫生资源配置均衡性评价，以及对武汉市综合医院，尤其是三级医院的布局、街区地理及人口覆盖分布，来进行医院的布局优化。

从地理角度来看，武汉市的下属辖区中，属行政区划的辖区 13 个（中心市区 7 个郊区 6 个），另有非行政区划的经济开发区 3 个；共细分为 121 个街、8 个乡、14 个镇、5 个办事处、2 个管委会；武汉市总面积 8494 平方公里，建成区面积 475 平方公里，7 个主城区下辖面积 863 平方公里，外环以内面积 1171.70 平方公里，武汉三环线（中环线）内的城区面积 684 平方公里。

按照辖区人口数和三级医院辐射范围估算，统计显示，武汉市三级综合医院的服务范围平均为 28.98 平方公里，说明各三级综合医院服务范围相差较大，结合武汉市医疗机构分布地图可以发现，武汉市的三级综合医院布局高度集中，且与一环线高度重合，汉口地区的 9 座三级综合医院基本布局在一环线以内或接近一环路的区域，汉阳地区的 1 家三级综合医院在一环线以内，武昌地区的 9 座三级综合医院，其中有 5 家在武昌区（指行政意义上的武昌区，是武昌地区的中心地段）、1 家在洪山区武珞路上、3 家三级综合医院在青山区，均属于大型国企的职工医院（包括普仁医院、武钢一医院和武钢二医院）。近年来，武汉大力发展的光谷区域（同济光谷分院已经进入试运营期，拟初期开放床位 1000张），以及居住小区迅速增多的南湖区域，尚没有三级综合医院坐落，对于该区域迅猛增长的人口来说，就医状况不容乐观。

根据三级综合医院服务范围、地理面积、人口、医院床位数可以计算出医院的承载力系数，见表 11-16。

表 11-16　　　　　　　　武汉市三级综合医院服务承载力

医院名称	服务人口数（万）	床位数（张）	可服务人口数（万）	所在行政区	服务承载力系数	地理位置描述
长航总医院	25.2	812	11.3	江岸区	2.28	二环内
武汉市中心医院	31.3	2053	26.0	江岸区	1.34	二环内
武汉市中医院	25.8	676	23.1	江岸区	1.29	二环内
武汉市妇女儿童医疗保健中心	30.2	1112	25.6	江岸区	1.12	二环内
武汉市第六医院	18.4	510	19.1	江岸区	0.96	二环内
武汉市汉口医院	22.5	808	21.6	江岸区	1.08	二环内
协和医院	78.6	3909	85.2	江汉区	0.91	二环内
湖北省新华医院	23.3	1035	24.3	江汉区	0.94	二环内
亚洲心脏病医院	31.5	750	27.6	江岸区	1.21	二环内
同济医院	56.2	3319	78.6	江汉区	0.74	二环内
湖北省中山医院	13.2	938	12.0	硚口区	1.11	二环内
武汉市普爱医院	40.2	1668	27.5	硚口区	1.85	二环内
武汉市中西医结合医院	14.8	1704	32.5	硚口区	0.46	二环内
武汉市第五医院	20.5	822	11.1	汉阳区	1.94	二环内
武汉市汉阳医院	24.3	800	21.3	汉阳区	1.19	二环内
湖北省中医医院	26.3	804	21.3	武昌区	1.23	二环内
武汉大学中南医院	36.9	2178	53.2	武昌区	0.69	二环内
湖北省人民医院	54.2	3003	77.8	武昌区	0.78	二环内
武科大附属天佑医院	28.9	630	18.3	武昌区	1.35	二环内
梨园医院	25.3	600	17.5	武昌区	1.26	三环

续表

医院名称	服务人口数（万）	床位数（张）	可服务人口数（万）	所在行政区	服务承载力系数	地理位置描述
武汉市第三医院	29.3	1044	21.4	武昌区	1.42	二环内
武汉市普仁医院	30.6	1300	23.3	青山区	1.38	三环内
武汉钢铁（集团）公司职工总工医院	32.0	977	20.3	青山区	1.39	三环内
武汉钢铁（集团）公司第二职工医院	31.0	850	18.6	青山区	1.48	三环内
湖北省中医院（光谷院区）	23.3	517	14.1	洪山区	1.85	三环内
湖北省妇幼保健院	33.3	1100	21.5	洪山区	1.59	三环内
武汉市医疗救治中心	30.6	695	17.6	东西湖区	2.82	外环
黄陂区人民医院	39.8	1100	21.3	黄陂区	2.86	远城区外环

统计显示，武汉市三级综合医院的服务人口平均为23.57万人，标准差为11.62万人。武汉市三级综合医院的承载力系数平均为1.85，标准差为0.63。武汉市三级综合医院的服务人口以15万~30万人为多。30万人以上的医院有4个，其服务范围除中心区外，还有汉口、汉阳两地区的江汉二桥以西区域、广州军区武汉总医院东南区域。从承载力系数方面看，压力较大的三级综合医院多位于汉口地区二环线附近区域。压力较小的医院有4个，分别是武汉大学省人民医院、武汉大学中南医院、武汉市中西医结合医院和同济医院，其承载力系数小于0.8，这是由于三家综合医院本身床位数高，而附近三级综合医院又较多的缘故。

总体而言，武汉市医院的布局呈环状分布，从市中心到三环线，医院的数目逐渐变少，各医院的服务范围逐渐变大。具体而言，汉口地区二环线以内，汉阳地区一环线以内，武昌地区一环线以内、武珞路沿线，建成历史较长，经济发达，人口稠密，医院数目、床位数较多，甚至略有浪费。青山中心区、武东地区大型企事业单位密布，各单位对职工的医疗需求较为重视，建立了各种等级的医院，其医疗服务状况也较好。医疗资源较为不足的地区，主要有光谷区域、汉阳西部区域和汉口北部区域。这些区域近年来发展较快，人口稠密，但是医院作为大型公共基础设施，其建设进度未能跟上城市的发展，需要在这些地区尽快发展完善的医疗资源体系。总体来说，医院的布局与城市的发展成熟度高度正相关，但在某些区域，医院的建设滞后于城市的发展，未能实现以公共设施建设带动城市建设的这一作用。

（二）大型三级综合医院布局规划的原则

医院作为城市里一类重要的公共服务设施，其布局的合理与否关系到城市内部各区域的均衡发展和社会公平。21世纪以来，中国的大部分城市掀起了城市建设的高潮，城市面积迅速扩大，人口的分布也随之发生了很大变化，如在房地产"高温"的背景下城市推进区居民小区的快速建设等。现有的城市医院与快速的城市发展相比，其建设和升级的速度稍显滞后。

1. 与城市总体规划相一致

公共设施的建设和发展应服从城市总体规划。城市总体规划是地方政府根据国家对城市的定位和城市自身条件，对城市未来的规模、发展方向、功能分区等所做的总体性统筹安排。城市规划代表了政府对于城市发展的思路，医院作为以政府投入为主、提供公共服务的重要基础设施，首先应与城市的总体规划相一致，在相应的城市区域、相应的土地利用功能单元内进行建设。同时，政府对于公共设施的投入，能够吸引某个地块对居民的集聚，带动该地块的快速发展和土地升值。医院、学校、大型企事业单位的进驻，对于推进新城的建设具有重大意义。因此，对城市医院进行布局优化的时候，应优先考虑在城市总体规划重点发展的一些新城进行选址。在操作层面，可以考虑市中心的大型医院在新城进行"土地置换"，以市中心的小地块换取新城的大地块和资金；或者建立大型医院分院等。

2. 应建立合理的城市分级医疗体系

在区域医疗中心布局均衡的基础上，结合基层医疗卫生机构的配置，为构建城市分级医疗体系目标来合理配置三级、二级以及专科医院的分布和资源配置。

3. 实现医疗资源的有效配置

传统的计划指标和统计资料没有考虑需求者的信息，造成医疗卫生规划时有偏差，而人口流动和行政管理辖区的变动频繁增加了区域卫生规划的困难。医院布局的总体目标应考虑经济性，实现对资源的有效利用。这需要规划和研究者充分收集相关基础数据，深入调查居民就医意愿，实现供给与需求的统一。

在操作层面上，主要考虑对现有医院的服务能力进行调整，对承载力系数较高的医院，可以扩建为较大规模的医院，提高服务能力；对承载力系数较低的医院，说明资源浪费闲置，可考虑异地改建或迁建。

根据发达城市建设的经验，将三级综合医院从市中心改建到郊区，可以实现医院、中心区和郊区的多赢。对于医院而言，通过土地置换，可以在郊区获得更多的土地，解决其发展的资源瓶颈，并且获得更大的市场、更小的竞争、更多的政府支持。对于中心区而言，缓解了大型医院带来的交通堵塞、人员混杂状况，促进了城市的更新。对于郊区而言，大型医院的进驻促进了区域价值的提升和居民的幸福感，带来了更多的人气。

本研究根据武汉市三级医院的规模现状市级和规划床位目标，提出武汉市三级医院资源布局规划的建议。

目前武汉市共有36家三级医院见表11-17，除去161医院和广州军区武汉总医院两个部队医院，共34家，其中22家综合医院5家专科医院，2家中医院，基本都集中在中心城区，江岸区 8 家，武昌区 8 家，硚口区和洪山区分别 4 家，江汉区和青山区分别 3 家，而且 71% 的三级医院集中在二环以内，远城区只有黄陂区有一所三级综合医院，所以，武汉市三级医院优质医疗资源分布不均。建议将武汉市第六医院迁建至汉阳或蔡甸区，鼓励新洲区人民医院、江夏区人民医院、蔡甸区人民医院、汉南区人民医院、东西湖区人民医院 5 个远城区医院争创三级医院，全部床位数应达到 800~1000 张以上。新兴建的同济光谷分院协和金银湖分院床位数均应在 1000 张以上。

表 11-17   武汉市三级医院一览表

机构名称	类型	实有床位数			所在行政区	市区位置描述
		2013 年	2016 年规划	2020 年规划		
长航总医院	综合医院	812	850	900	江岸区	二环内
武汉市中心医院	综合医院	2053	2050	2100	江岸区	二环内
武汉市中医院	综合医院	676	700	800	江岸区	二环内
艾格眼科医院	专科医院	100	100	100	江岸区	二环内
武汉市妇女儿童医疗保健中心		1112	1200	1300	江岸区	二环内
武汉市第六医院	综合医院	510	700	1000	江岸区	二环内
武汉市汉口医院	综合医院	808	850	900	江岸区	二环内
华中科技大学同济医学院附属协和医院	综合医院	3909	3909	3909	江汉区	二环内
湖北省新华医院	综合医院	1035	1050	1100	江汉区	二环内
亚洲心脏病医院	专科医院	750	850	1000	江岸区	二环内
华中科技大学同济医学院附属同济医院	综合医院	3319	3319	3319	江汉区	二环内
湖北省中山医院	综合医院	938	950	1000	硚口区	二环内
武汉市第四医院	综合医院	1668	1800	2000	硚口区	二环内
武汉市精神病医院	专科医院	610	700	800	硚口区	二环内
武汉市中西医结合医院	综合医院	1704	1750	1800	硚口区	二环内
武汉市第五医院	综合医院	822	900	1000	汉阳区	二环内
武汉市汉阳医院	综合医院	800	900	1000	汉阳区	二环内
湖北省中医医院		804	800	800	武昌区	二环内
武汉大学中南医院	综合医院	2178	2200	2200	武昌区	二环内
湖北省人民医院	综合医院	3003	3100	3200	武昌区	二环内
武科大附属天佑医院	综合医院	630	650	700	武昌区	二环内

续表

机构名称	类型	实有床位数			所在行政区	市区位置描述
		2013 年	2016 年规划	2020 年规划		
武汉爱尔眼科医院有限公司	专科医院	200	200	200	武昌区	二环内
华中科技大学同济医学院附属梨园医院	综合医院	600	600	600	武昌区	三环
武汉市第三医院	综合医院	1044	1045	1045	武昌区	二环内
武汉市普仁医院	综合医院	1300	1500	1600	青山区	三环内
武汉钢铁（集团）公司职工总工医院	综合医院	977	1000	1000	青山区	三环内
武汉钢铁（集团）公司第二职工医院	综合医院	850	900	900	青山区	三环内
湖北省中医院（光谷院区）		517	550	700	洪山区	三环内
湖北省肿瘤医院	专科医院	1495	1500	1600	洪山区	三环内
湖北省妇幼保健院	专科医院	1100	1200	1300	洪山区	三环内
武汉大学口腔医院	专科医院	115	130	160	洪山区	三环内
武汉市医疗救治中心		695	700	750	东西湖区	外环
黄陂区人民医院	综合	1100	1100	1100	黄陂区	远城区外环
武昌医院	综合	810	850	900	武昌区	二环内
床位数合计		39044	40603	42783		

五、医院人力配置

卫生人力规划是卫生服务体系规划的重要组成部分，作为提供卫生服务的主体，只有配置合理的人力，才能保证服务的质量和服务的可及性。做好人力规划的基础是对整个卫生服务体系的工作量、需求量、医务人员的工作能力均需要全面的评估。但是如果限于这种思维，卫生人力需求评估工作将变成非常复杂艰难的任务。本研究提出了通过比较稳定的住院床位需求评估，进而推断人力配置需要，简化了人力配置研究过程。

根据医疗机构基本标准，床位与卫生人员的比值，可以简单测算卫生人力需求量。注册护士按医生与护士比 1∶1.5 配置，医院床护比按 1∶0.6 配置，重症监护室床护比按 1∶(2.5~3) 配置。卫生专业技术人员应占总人数的 75% 以上。中医类别医疗机构人员配置按照原卫生部《医疗机构基本标准（试行）》执行。见表 11-18。

表 11-18   **"十三五"期间卫生技术人员规划期建议标准**

年份 类别	2016	2020
必需卫生技术人员	6750	7860
护士床位比	1：0.5	1：0.6
必须医师数	2268	2410
必须护士数	3391	3604

六、大型医疗设备配置

医用设备配置要体现分级原则，满足不同层次医疗卫生机构需要；要体现功能原则，满足医疗卫生机构的功能需要；要体现适宜原则，满足当地居民卫生服务需要与需求，同时又考虑到经济承受能力；要体现资源共享原则，提高使用效益，避免卫生资源的浪费；要体现重要性原则，大型设备实行分级管理、严格审批，一般设备按国家相关标准自主配置。

根据卫生部、国家发改委、财政部发布的《大型医用设备配置与使用管理办法》大型医用设备管理目录分为甲、乙两类，甲类设备由卫生部管理并颁发配置许可证，包括：（1）X线-正电子发射型电子计算机断层扫描仪（PET-CT，包括正电子发射型断层仪即PET）；（2）伽马射线立体定位治疗系统（γ刀）；（3）医用电子回旋加速治疗系统（MM50）；（4）质子治疗系统；（5）X线立体定向放射治疗系统（CyberKnife）；（6）断层放射治疗系统（Tomo Therapy）；（7）306道脑磁图；（8）内窥镜手术器械控制系统（da VniciS）；（9）其他未列入管理品目、区域内首次配置的单价在500万元以上的医用设备。乙类设备由卫生部实行总量控制，包括：（1）X线电子计算机断层扫描装置（CT）；（2）医用磁共振成像设备（MRI）；（3）800毫安以上数字减影血管造影X线机（DSA）；（4）单光子发射型电子计算机断层扫描仪（SPECT）；（5）医用电子直线加速器（LA）。

由表11-19可以看出，武汉市800毫安以上X光机、CT、彩色多普勒仪、超速离心机大部分集中在中心城区，远城区医疗设备分布相对不足；ECT、模拟定位机、钴60治疗机、医用直线加速器、核磁共振仪在院城区没有分布，其中，模拟定位机、钴60治疗机、ECT、（γ）刀在部分中心城区也没有分布，中心城区医疗设备拥有量大，远城区医疗设备拥有量不足。

同时，由表11-20可以看到，武汉市1万~10万元设备、10万~49万元设备、50万~99万元设备、100万元及以上设备均集中在公立医院，民营医院医疗设备拥有量占武汉市医疗设备总量的比重小。这说明武汉市医疗设备资源分布不均，医疗设备资源呈现向中心城区集中，向公立医院集中的趋势，医疗设备资源配置公平性差。

表 11-19　　　　　　　　　　　　　　各地区医疗设备所占比例

单位	X（γ）刀	800毫安以上X光机	CT	ECT	模拟定位机	钴60治疗机	超速离心机	医用直线加速器	核磁共振仪	彩色多普勒仪
江岸区	0.00%	18.42%	16.00%	14.29%	20.00%	0.00%	3.70%	8.33%	15.79%	21.05%
江汉区	33.33%	13.16%	12.00%	28.57%	20.00%	0.00%	29.63%	8.33%	15.79%	11.84%
硚口区	33.33%	7.89%	18.00%	28.57%	20.00%	33.33%	38.52%	25.00%	26.32%	14.47%
汉阳区	0.00%	7.89%	4.00%	0.00%	0.00%	0.00%	0.00%	0.00%	5.26%	3.95%
武昌区	0.00%	21.05%	18.00%	14.29%	20.00%	66.67%	23.70%	25.00%	26.32%	13.16%
青山区	0.00%	7.89%	10.00%	0.00%	20.00%	0.00%	0.00%	8.33%	5.26%	18.42%
洪山区	33.33%	10.53%	6.00%	14.29%	0.00%	0.00%	1.48%	25.00%	5.26%	7.89%
东西湖区	0.00%	0.00%	2.00%	0.00%	0.00%	0.00%	0.74%	0.00%	0.00%	0.00%
汉南区	0.00%	0.00%	2.00%	0.00%	0.00%	0.00%	0.00%	0.00%	0.00%	1.32%
蔡甸区	0.00%	5.26%	2.00%	0.00%	0.00%	0.00%	0.00%	0.00%	0.00%	2.63%
江夏区	0.00%	0.00%	2.00%	0.00%	0.00%	0.00%	0.00%	0.00%	0.00%	1.32%
黄陂区	0.00%	2.63%	2.00%	0.00%	0.00%	0.00%	1.48%	0.00%	0.00%	2.63%
新洲区	0.00%	5.26%	4.00%	0.00%	0.00%	0.00%	0.74%	0.00%	0.00%	1.32%
开发区	0.00%	0.00%	2.00%	0.00%	0.00%	0.00%	0.00%	0.00%	0.00%	0.00%

数据来源：《武汉市卫生统计年鉴》。

表 11-20　　　　　　　　　　武汉市各类医院的设备数

	1万~10万元设备	10万~49万元设备	50万~99万元设备	100万元及以上设备
三级医院	52020	8744	1070	864
二级医院	9879	915	178	123
公立医院	44890	8306	1036	839
民营医院	3171	506	85	68
企事业办医院	16641	1239	208	115
合计	126601	19710	2577	2009

数据来源：《武汉市卫生统计年鉴》。

根据《湖北省卫生资源配置标准》2015 年大型医用设备配置标准（乙类）如表14-21 所示。

表 11-21 　　　　　　　　　　**2015 年大型医用设备配置标准（乙类）**

市　州	CT	MRI	DSA	LA	SPECT
全省合计	479	182	145	130	48
部省直	36	24	34	32	12
武汉市	67	35	28	16	5

根据现状配比，建议武汉市各地区 CT、MRI、DSA、LA 拥有量如表 11-22 所示。

表 11-22 　　　　　　　　　　**根据配比武汉市各区医用设备数**

单　位	CT	DSA	LA	MRI
江岸区	10	5	1	6
江汉区	9	4	2	6
硚口区	10	3	4	9
汉阳区	3	1	0	2
武昌区	9	3	4	9
青山区	6	3	1	2
洪山区	4	3	4	2
东西湖区	2	0	0	0
汉南区	2	0	0	0
蔡甸区	2	2	0	0
江夏区	2	0	0	0
黄陂区	2	2	0	0
新洲区	4	2	0	0
开发区	2	0	0	0
合计	67	28	16	35

根据《国家卫生服务体系规划纲要 2016—2020》推荐标准，按每 100 万人口：CT 12.5 台、MRI 5.5 台、LA3 台、PET-CT 0.25 台，大型设备应给非公立预留 20%空间，武汉市预计到 2020 年常住人口 1148 万人，需要 CT 114.8 台、MRI 50.512 台、LA 27.552 台、PET-CT 2.296 台。

按照武汉市医疗设备拥有量现状（表11-23），距离国家标准尚有发展空间，新医改要求"充分利用和优化配置现有医疗卫生资源，对不符合规划要求的医疗机构要逐步进行整合，严格控制大型医疗设备配置，鼓励共建共享，提高医疗卫生资源利用效率"。针对武汉市现有的医疗设备资源呈现向中心城区集中，向公立医院集中的现状，现阶段要以远城区为重点，控制中心城区的医疗设备发展规模，保证全体居民尤其是远城区居民平等地享有基本医疗服务。应该从实际出发，分轻重缓急，统筹规划。合理利用医院有限的资源，科学规划医疗设备配置，发挥设备效益，重视购置计划的科学性，落实设备采购的规范性，发掘医疗设备的潜能，重视医疗设备的检定，加强医疗设备的管理。针对中心城区的医疗设备相对充足的现状，要依据实际需要、技术水平、使用和维护能力，合理确定医疗设备的资源配置，而不能一味追求设备竞赛。针对远城区医疗设备资源分布相对不足的情况，应该对远城区的实行倾斜政策，逐步缩小中心城区和远城区差距，改善远城区医疗设施条件，扶持远城区医疗卫生事业发展。

表11-23　　　　　　　　　　　武汉市设备资源数

	X(γ)刀	800毫安以上X光机	CT	ECT	模拟定位机	钴60治疗机	超速离心机	医用直线加速器	核磁共振仪	彩色多普勒仪
武汉市合计(台)	3	38	50	7	5	3	135	12	19	76

（数据来源：《武汉市卫生统计年鉴》。）

七、财政补助模型

医疗服务体系规划包括对适度调控公立医疗机构与合理放开社会资本进入，以及在此基础上的政府财政投入。政府财政投入模型是医疗服务体系规划的重要内容之一，是调控公立医疗机构的重要方式与手段。在研究测算了卫生资源配置标准和各级各类机构设置结构的基础上，需要研究政府的财政投入模式。

（一）公立医院政府财政投入的理论依据

从公立医院产生的根源和公立医院的社会功能来看，公立医院的产生体现了社会对公平和效率目标的追求，是政府职能的延伸。政府为公立医院提供财政投入的目的是确保公立医院的高效运转，为居民提供质优价廉、安全便捷的基本医疗服务。因此，本研究从结果分析到讨论，到政策建议的提出，均围绕这一基本目的展开，具体而言，包含了以下基本理念：

1. 以公益性为导向，保障医院基本需求

财政投入首要责任在于维持公立医院的正常运转，而且就我国当前财政体制和力量而言，也不可能对公立医院进行全成本投入，这就要求对公立医院投入的合理测算是建立在保基本的思想之上的，即财政投入在基本建设和设备购置、学科发展、离退休人员费用之外，恰好能弥补公立医院因为提供基本医疗服务和各种公共卫生服务而产生的政策性亏损，保证公立医院正常运行。

2. 以效率为目标，促进医院积极性

在保障公立医院正常运行的基础之上，还必须提高其运行效率和医疗质量，而财政投入本身除了弥补亏损之外，还具有对公立医院行为进行引导的作用。因此必须转变财政投入方式，完善财政投入机制，充分发挥财政投入的激励作用，提高医院积极性，实现为人民群众提供安全、有效、方便、价廉的基本医疗卫生服务的目标。

3. 遵循路径依赖原则，保证政策或方案可行性

任何政策和实施方案都有其特定的现实背景，只有充分考虑到相应的文化、社会等因素，才能正确评价其合理性。同样，政策变革和新方案的提出也必须立足于既有政策环境和社会经济条件，才能保证其可行性和实施效果。

（二）投入方式现状分析

我国的公立医院的管理体制与财政投入是分级管理。本研究只关注市和区属公立医院的财政投入模式。通过对武汉市 2010—2012 年财政支出情况进行分析，以此反映医院财政投入概况与机构运行机制的关系，在此基础上，提出相关政策建议。

表 11-24　　　　　　　　**2010—2012 年武汉市财政投入情况**　　　　　　（万元）

项　目	2010 年			2011 年			2012 年（含中医）		
	城市医院	区（县）医院	基层医疗机构	城市医院	区（县）医院	基层医疗机构	城市医院	区（县）医院	基层医疗机构
总收入	354426	86899	93642	410397	101493	126617	926420	261331	147996
总支出	347777	81921	91569	390450	112486	128163	611077	169197	144430
财政补助收入	39112	6670	37814	43069	9653	65795	79610	24254	74505
财政补助收入占支出的比例（%）	11.3%	8.1%	41.3%	11.0%	8.6%	51.3%	13.0%	14.3%	51.6%
按 30% 的标准财政应投入额	10433			117135			183323		
人员支出	10468	23625	39762	129936	29227	68542	198115	48393	73251
离退休人员支出	15983	3543	7140	22883	4173	14894	33693	6079	14730
财政补助收入占人员支出的比例（%）	37.4%	28.2%	95.1%	33.2%	33.0%	96.0%	40.2%	50.1%	101.7%
离退休费占财政补助收入的比例（%）	40.9%	53.1%	18.9%	53.1%	43.2%	22.6%	42.3%	25.1%	19.8%

如表 11-24 所示，2010—2012 年期间，城市医院、区（县）医院及基层医疗机构的总收入呈上涨趋势，随之对应的总支出亦逐年上涨，据数据可知，城市医院和基层医疗机构能实现收支结余，只有区（县）医院在 2011 年整体是亏损的，亏损大约 10993 万元。

城市医院财政补助占总支出的比例 3 年平均约为 11.8%，县医院的财政补助占总支出的比例在 2010 年、2011 年期间只有 8% 左右，2012 年有大幅增长，达到 14.33%，3 年平均比例只有 10.3%，基层医疗机构的财政补助占总支出的比例 3 年平均为 48.1%，虽然所占比例平均逐年在递增，但政府财政投入比例仍明显不足。财政投入首要责任在于维持公立医院的正常运转，然后在保障公立医院正常运行的基础之上，还必须提高其运行效率和医疗质量，保证医务人员的工作积极性。政府投入占公立医院总支出的至少 30%，才能保证在其正常运转的基础上充分调动医务人员工作积极性。按照目前城市医院的财政投入比例，如果要达到 30%，财政投入额在 2010 年、2011 年、2012 年分别是 104333 万元、117135 万元和 183323 万元，与目前的财政投入值比较，财政缺口分别为 65221 万元、74066 万元、103713 万元。县级医院财政补助比例虽然 2012 年有大幅上升，但所占比例仍然很小，若县级公立医院药品采用零加成，药品收入的损失由财政补偿，显然按目前的财政投入难以弥补损失保证政策运转。

从人员支出的数值来看，基层医疗机构的财政补助额基本能覆盖其人员支出，2012 年甚至达到 100%，其中离退休人员费所占比重较小。县级及县级以上医院也能覆盖 30%~55% 的人员支出比例，而这其中又有大部分的财政补助额用于离退休人员费，城市医院 3 年期间离退休人员费占到财政补助的比例一直在 40% 以上，而区县级医院只有 2012 年下降到 25.1%。

在对财政投入现状进行分析的过程中发现，财政投入不足，而且公立医院财政投入的绝大部分用于人员支出，政府应加大对城市医院、县医院及基本医疗机构的财政投入，还要转变投入机制，兼顾供给方和需求方，保证卫生投入的绩效。然而，目前在医疗服务方面的政府补偿多采取预算打包或按床位数、人头等方式，针对性和可解释性较差，较难起到引导医院行为、提高政府支出绩效的作用。因此，在新一轮改革中，应从原来的供方导向向需求目标导向转变，由原来的直接按供方指标测算补助额（如职工工资补助、床位补助），转变为按其满足需方指标（如门诊人次、门诊量、实际住院床日等指标）来测算，提高公立医院运作效率，真正使居民受益。

同时，为了保证将政府投入转变成有效的服务，还需要进行绩效考评，制定相应的考核指标体系，建立起配套的约束激励机制，方能达到最终目的。因此，应设定相应考核指标体系，将考核结果和财政投入挂钩，一开始便明确对医院的要求和相应奖惩措施，将事后考核转化为事前考核，达到兼顾医院活力和公益性的目的。

第十二章　武汉市医院服务体系（医疗机构设置规划）规划策略

一、规划方案建议

（一）实行卫生资源规划立法

制定《中华人民共和国医疗机构法》、《公立医院管理条例》、《民办非营利性医疗机构管理条例》、《营利性医疗机构管理条例》。

为提高国家医疗服务质量，制定《中华人民共和国医疗机构质量标准》及相关配套政策。

（二）确定公立医院资源调控的原则和目标

总体思路：建议制定《武汉市公立医院资源调控实施意见》（以下简称《实施意见》）。对公立医院资源宏观调控的主要思路是"调整存量、控制增量"。即：在保持现有公立医院资源总体大致不变的条件下，规范职能，提高整体效率，同时严格控制公立医院资源的增长速度。

周期性调整依据：公立医院资源宏观调控是一项周期性措施，各项调整指标应根据社会经济发展、居民医疗服务需求以及政府的宏观政策导向定期进行调整。

政策执行层面：市区两级卫生行政部门应依据《实施意见》制定本地区公立医院资源调控的具体调控目标和考核办法，督促和协调市、县（区）级卫生行政部门制定本辖区的公立医院资源规划和调控的具体措施。

（三）明确公立医院社会功能范围

公立医院资源调控规划，首先需要明确公立医院的定义、社会功能目标，以明确公立医院的社会责任和公共职能。正是针对公立医院的社会责任和公共职能，政府应当承担相应的投入责任。通过设定公立医院的补助项目和补助标准，进一步明确公立医院的具体功能范围和政府的投入责任。对公立医院社会功能的相关补助项目可以纳入新的财政投入科目，容易测算和落实。

根据公立医院的社会功能主要是提供基本医疗服务，全行业依法执业的示范，引领医疗技术水平的发展，支撑农村、社区基层卫生的发展，应对突发事件的医疗救治等要求，本研究经测算，提出公立医院财政经费补助不应低于其医疗收入的30%，依据医院财务报表的医疗收入进行投入，可以避免医院利用药品来提高医疗投入的基数。2013年现有公立医院（城市医院与区县医院）的财政投入占医疗收入的12.12%，如按医疗收入30%投入，则相当于医院医务人员基本工资和离退休费用的53%。

（四）调整医疗资源的公私比例

以每万（千）人口病床数作为调整医疗资源配置的主要依据，完善相应标准，使病床数与人员、设备和资产相联系，并最终指导机构数量和规模的设置。

武汉市2013年千人口病床数为6.8张，预计2016年可达7.1张，2020年可达7.5张，从而达到中高收入国家的医疗资源配置水平。武汉市属于湖北省资源密集区，应按照医疗卫生服务中心来进行建设配置。

逐步提高医疗资源中社会办医所占比例。2013年武汉市公立医疗机构病床占全部病床数的比例为89.64%，社会办医的病床比例为10.36%。到2020年，公立医疗机构病床数如增长1.8万张，达到78000张，占全国病床总数的比例将降至70%；社会办医的病床数如增长6000张，达到2.4万张，占全武汉市病床总数的比例将上升为30%。社会举办营利性医院的病床比例应控制在10%以内，鼓励社会资本针对高端服务、专科、养老和康复领域举办非营利性以及营利性医院，以优先800张以上床位的综合医院，以及300张以上床位的专科或中医院为主。

党的十八届三中全会提出："鼓励社会办医，优先支持举办非营利性医疗机构。社会资金可直接投向资源稀缺及满足多元需求服务领域，多种形式参与公立医院改制重组。允许医师多点执业，允许民办医疗机构纳入医保定点范围。"读社会资本办三级医院，政府应在政策上，给予鼓励与扶持，如用地、重点转学科、人才引进等方面给予实质性优惠与扶持，对于提供基本医疗服务的政府也应给予补贴。鼓励公立医院与社会办三级医院建立合作关系。

（五）调整公立医疗资源结构

将基层医疗卫生机构、二、三级公立医院病床比例稳定在目前的3：4：2。照此计算，2020年基层医疗卫生机构病床应稳定在19000～21000张，主要用于慢病、康复、社区护理和养老。

每个区集中办好一所区级公立医院，作为区级医疗中心，达到三级医院标准，以及一所中医医院和一所妇幼保健院，按照专科医院建设标准。公立专科医院的病床控制在公立医院病床总数的30%，三级专科医院的病床控制在三级医院病床总数的40%。各区尤其是远城区均应设立一所精神病院和传染病院。对于拟引入社会资本或资源参与去及公立医院建设意向者，原则上不主张将属于区内政府集中举办的责任交由社会资本，可以采取多种方式利用社会资本，但要保证政府办医的主体不变。

（六）优化公立医院布局

根据国家医疗中心设置指导原则，国家整体在三级医疗服务网的基础上，依据地理位置、经济发展区域和患者的主要流向，将全国划分为东北、华北、华东、华中、华南、西南、西北 7 个医疗大区，由卫生计生委确立每个大区的卫生资源规划标准，使中央政府具有调控地区间资源配置差距的抓手。每个医疗大区内建立相对完善的四级医疗体系：大区级国家医学中心、省（自治区）级医学中心、市（地）级医院（区政府不再举办医院）和县（市）级医院。明确各自的服务功能定位，逐步建立严格的转诊体系。

武汉市作为国家 7 个医疗服务区域中部区域中心，在国家定位上是向河南、湖北和湖南三省提供代表国家先进水平的疑难病症诊疗和专科医疗服务，并承担人才培养、医学科研、教学等项任务。从目前的分布上里说，武汉市目前有国家级综合性医疗中心 3 个、省级综合性 2 个、省级专科性 2 个、市级综合性 4 个、专科性 3 个、区县级综合性 9 个、专科性 6 个。作为省会城市和大规模的城市，需要增加设置 3~4 个省级医疗中心，相关专科专业设置 1~3 个省级专科性医疗中心。在各个区可以设 1~2 个地市级综合性医疗中心；可设置包括儿科、妇产科、传染病、口腔等专科性医疗中心，每个专业 1~2 个。从武汉市目前的情况来看，主城区已不需要设置省级医疗中心，只需要在新城区和远城区在 10 年规划期内设置 3~4 个市级医疗中心即可。

按照辖区人口数和三级医院辐射范围估算，各三级综合医院服务范围相差较大，结合武汉市医疗机构分布地图可以发现，武汉市的三级综合医院布局高度集中，且与一环线高度重合，71% 的三级医院集中在二环以内。然而，光谷区域、汉阳西部区域和汉口北部区域医疗资源较为不足，这些区域近年来发展较快，人口稠密，但是医院作为大型公共基础设施，其建设进度未能跟上城市的发展，需要在这些地区尽快发展完善的医疗资源体系。另外，建议将武汉市第六医院迁建至汉阳或蔡甸区，鼓励新洲区人民医院、江夏区人民医院、蔡甸区人民医院、汉南区人民医院、东西湖区人民医院 5 个远城区医院争创三级医院，全部床位数应达到 800~1000 张以上。新兴建的同济光谷分院、协和金银湖分院床位数均应在 1000 张以上。

二、加强规划的执行力

（一）加强预算管理

资金流向决定资源配置，通过预算进行管理，来是实现规划的落实。

加强卫生计生部门与各相关部门的协调，加大卫计部门的资金管控能力。公立医院固定资产建设投资与日常运行预算分离。政府控制公立医疗机构的固定资产投入。公立卫生机构固定资产投入的计划方式采取严格的多级评审制度。由医疗服务机构须先提出服务计划，并陈述充足的业务理由，制订完整的项目计划，包括详细的项目成本核算。

（二）规划要因地制宜

目前各地区的规划多是依据上级发布的规范、相关原则和方法进行，各地区缺乏因地制宜的、适应本地区医院发展的前瞻性规划。各地区受流动人口、就医习惯、风俗文化等影响，医院在人、财、物资源配置，尤其是医院的规模、机构布局、资源整合方面，都具有很强的地域性，需要考虑各种影响因素的变动。武汉市在制定规划时，要把握科学性与适用性的统一。建议在本研究结果的基础上，通过专家咨询，制订卫生资源配置和机构设置调控的具体方案。

（三）建立规划执行的监督评价机制

建立规划的评价机制与评估体系，通过评估合理提高规划的科学性与前瞻性，例如建立一些预警值，提示我们对某些薄弱环节重点关注。之前我国医院服务体系规划就缺乏对整合医院服务的探索，各级各类医院之间缺乏协作，"求大求全"在一定程度上削弱了医院服务体系整体功能。

《卫生服务体系本规划》是武汉市今后5年卫生事业发展的重要指导性文件。为推动规划有效落实，建议成立武汉市卫生服务体系规划实施工作领导小组，负责规划的组织实施工作。各区卫计行政部门要根据规划，结合各区实际，认真制定本区卫生服务体系规划和年度实施计划，明确目标任务和职责分工，落实工作责任制，推动规划顺利实施。要建立规划实施的监测、评估机制，规范监测、评估程序，完善评价体系和评价办法，提高监测评估的科学性和有效性，定期对规划实施进度和实施效果开展评估，监督重大项目的执行情况，及时发现和解决规划实施中存在的问题，确保取得预期成效。

三、武汉市公立医院改革的政策建议

在武汉市医疗资源配置和服务体系布局规划研究的基础上，结合系列研究，提出今后武汉市公立医院改革的政策建议。

（一）制订武汉市公立医院改革阶段规划

制订如武汉市公立医院改革三年期行动规划，明确改革方向和任务。

1. 指导思想

贯彻落实党的十八大和十八届三中全会精神，科学发展观为指导，按照打造武汉国家医疗卫生服务中心的总体目标，把维护人民健康权益放在第一位，按照"强化公益性、调动积极性、保障可持续"的总体要求，聚焦医疗服务体系优化布局调整和公立医院体制机制创新，将公立医院建成运行效率高、服务质量好、发展有活力的公益性机构，促进公立医院的健康发展，更好地满足人民群众基本医疗服务需求。

2. 基本原则

坚持"增加投入与转变医院运行机制相结合、控制医药费用与确保医院可持续发展相结合、强化考核监管与调动医务人员积极性相结合、推进信息化建设与加强制度创新相结合"的原则，注重理念创新、机制创新、管理创新，按照总体设计、分步实施、重点突破的基本路径，有序推进公立医院综合改革。

（二）制定阶段性改革目标与任务

1. 基本目标（三年期，2014—2017阶段性目标）

（1）以医药分开为切入点，推进公立医院补偿从服务收费、药品加成收入和财政补助三个渠道向服务收费和财政补助两个渠道转变，建立公立医院补偿新机制。

（2）以信息化为支撑，构建严格有效的医疗服务监管体系、客观公正的绩效评价体系、科学规范的收入分配制度、集约高效的药品供应保障体系，建立公立医院运行新机制。

（3）以完善治理为核心，强化卫生全行业管理，探索权责明晰的公立医院治理结构，科学界定公立医院所有者和运营者的责权，建立公立医院管理新体制。

（4）以协同服务为导向，完善各级医疗机构的功能布局，推进医疗资源上下联动、整合共享，建立公立医院和基层医疗机构的分工协作新机制。

2. 主要任务

（1）全面推进公立医院以公益性为核心的绩效考核评价体系，推进市属公立医院运行机制改革。

①建立公立医院绩效综合评价机制。整合各有关部门对公立医院的管理要求，建立以公益性为核心，以结果性指标为导向，涵盖公益性、医疗质量与安全（包含社会满意）、医院运营和医院发展能力等方面的公立医院绩效综合评价体系。评价指标以定量为主，通过信息系统（平台）实时采集指标数据，确保评价客观、公正。建立以综合评价结果为依据的财政资金和医保资金拨付机制，使绩效综合评价成为政府监管和调控公立医院运行的"指挥棒"，引导公立医院坚持公益性办院方向，促进精细化、专业化管理。

②完善公立医院政府投入机制。进一步完善公立医院的政府投入机制。公立医院经核定的基本建设、大型设备购置、学科建设等经费由市、区级政府统筹安排，并与服务数量、服务质量、服务效果等绩效综合评价结果挂钩，确保公立医院正常运行，体现其公益性。对公立医院承担的公共卫生和政府指令性任务，给予专项补助，实行项目管理，按考核结果拨付补助经费，探索采取政府购买服务方式。

③完善医务人员绩效考核机制和基于考核结果的收入分配制度。建立信息化绩效考核平台，对医务人员完成各类医疗卫生工作的数量、质量、效果等情况进行综合考核。改变按收支结余提取医院可分配总额的方式，结合绩效工资改革，建立以工作量核定和人员成本核算为基础的工资总额核定办法。改变按业务收入提成的内部分配方式，建立基于医务人员绩效考核的收入分配机制，将岗位工作量、服务质量、服务效果、患者满意度等绩效考核结果作为收入分配的直接依据。

④完善公立医院和医务人员监管机制。建立信息化监管平台，运用"制度+科技"手段，实现对公立医院医疗质量、护理质量、手术质量、危重患者管理、药品和高值医用耗材使用、医疗费用、医保费用、服务成本、服务效率等运行情况的实时、全程、智能化监管，提升监管能力。完善公立医院用药管理、处方审核制度，结合临床路径管理和诊疗规范，建立医院用药评价系统和临床医生处方分析系统，促进临床合理用药。加大对高额医疗费用、抗菌药物、贵重药品及高值医用耗材使用的回溯检查力度。加强公立医院收支预算、资金使用、成本核算、内部审计、工资管理等方面的财务运行监管，并将监管结果应用到公立医院综合评价、院长和科主任绩效考核。

⑤完善急慢病分流诊治的医疗资源利用机制。优化医疗资源结构，完善治疗-康复-护理服务链，实行急慢病分治，提高公立医院医疗资源利用效率。按照本市医疗机构设置

规划等有关文件要求，通过扩大增量和盘整存量相结合、政府扶持和社会举办相结合的方式，增加老年护理和康复医疗机构设置，建立由机构护理、社区护理、居家护理等多种形式组成的老年护理服务体系。参照对社区卫生服务中心的要求，二级医院也要设立一定数量的康复、老年护理床位，实行医保单独结算和业务运行指标单独考核。

⑥完善公立医院与基层医疗机构分工协作机制。整合区域卫生资源，强化公立医院与基层医疗机构分工协作，以构建医联体为抓手，逐步实现全科医生首诊和分级诊疗与双向转诊制度的建立。建立区域性实验室诊断、影像诊断中心，通过信息化手段，为区域内各级医疗机构提供技术支撑和集约化服务。全面推行家庭医生制度，以居民健康为中心，采取签约服务、团队式服务的方式，针对不同人群的健康需求，提供防治一体、全程连续的健康管理服务。在收入待遇、岗位设置、进编落户、教育培训等方面向家庭医生倾斜，提高家庭医生岗位对优秀人才的吸引力。

⑦加快推进区域卫生信息化建设。以武汉市智慧医疗平台打造为契机，建设以电子病历系统和电子健康档案为核心的区域卫生信息网，实现医疗卫生机构互联互通、业务数据源头采集、监测数据自动生成，确保数据的客观真实。深化信息化应用，建立涵盖基本医疗、公共卫生、全科医生服务、医疗资源整合等业务应用功能和医疗质量控制、医疗服务监管、药品供应管理、临床用药监测、医疗机构和医务人员绩效考核等管理应用功能的信息化平台，为各项新机制的运行和管理措施的落实提供技术支撑和基础保障。强化数据管理、数据应用和数据挖掘，促进卫生管理决策的数据化、精细化、科学化。

（2）试点探索推进市区属公立医院综合改革。

①深化区域医疗联合体试点改革。探索构建统一、节约、高效的医疗联合体内部运行机制，统筹规划联合体内各医疗机构的功能布局；在联合体内部实行人员柔性流动，充实联合体内基层医疗机构的人员力量，提高基层医疗机构服务能力和水平；强化联合体内各级各类医疗机构的服务协同，为患者提供全程、连续的医疗卫生服务。

②加大市级医院对基层医疗机构的支持力度。建立市级医院与基层医疗机构之间便捷的转诊通道，市级医院预约诊疗平台资源必须优先向家庭医生开放，为经家庭医生转诊的患者提供优先预约、优先就诊、优先检查、优先住院等便利。加强对基层医疗机构的技术支持，市级医院应按照规定派出技术骨干支援基层医疗机构。

③进一步强化内部管理。加快推进预约诊疗、临床路径管理、优质护理服务、门诊一站式服务、整合门诊等，加强普通门诊专家力量配置，优化医疗服务，改善群众就医体验。规范抗菌药物、贵重药品及高值医用耗材使用管理，切实加强医疗费用控制，减轻群众就医负担。

参 考 文 献

[1] 杨维钢，林杰．谈企业医院分离前准备．现代医药卫生，2006（5）：490-491.

[2] 张岗，张利平，张眺．关于企业医院分离改革的调查．中国卫生事业管理，2000（11）：659-660.

[3] 叶以铨，涂育守．企业医院分离的困难与对策．职业卫生与应急救援，2001（3）：114.

[4] 高云．企业医院改制过程带来的启示．中医药管理杂志，2007（9）：660-663.

[5] 王健松，郝成柱，贾晓莉．国有企业医院建立现代医院制度探索．医药管理论坛，2007（3）：125-130.

[6] 刘丽娅．企业医院面临的形势与应对对策．现代医院，2007（2）：1-3.

[7] 李光明．企业医院发展中面临的问题及其对策．中国厂矿医学，2006（5）：473-474.

[8] 李麟，苏莉．论市场经济条件下企业医院面临的问题及对策．中华临床医学研究杂志，2006（5）：702-703.

[9] 丁大勇．市场经济条件下企业医院社会化的思考．中国交通医学杂志，2004（5）：605-606.

[10] 丁大勇．新形势下企业医院改革与发展的几点思考．华北煤炭医学院学报，2004（6）：800-801.

[11] 曾建和，白伟，普馨．企业医院产权制度改革探索．工企医院管理，2004（12）：44.

[12] 饶幸元．企业医院改制分流的难处与对策．中国医院管理，2004（12）：45-46.

[13] 刘丽娅．企业医院产权制度改革思考．中国卫生产业，2004（7）：58-60.

[14] 石宁．企业医院的生存与发展．中华现代医学管理杂志，2003（2）：48.

[15] 王希雨．企业医院在改制中求生存谋发展．山东卫生，2003（9）：28.

[16] 张德裕．企业医院改革与发展的走向及对策．中国厂矿医学，2003（2）：161-162.

[17] 傅正华，高潮，孙球平．企业医院产权制度改革的实践与体会．中华医院管理杂志．2003（1）：26-29.

[18] 董晓明，贾小玲．企业医院在改革中的定位与发展．中国航天医药杂志．2002（1）：80-81.

[19] 徐静．浅谈企业医院在医改中面临的问题及出路．职业卫生与应急救援，2001（3）：156.

[20] 赵宝钰，付汉中．企业医院分离及其管理体制．卫生经济研究，2001（8）：13-14.

[21] 郑步勇．企业医院社会化的实践与思考．中华医院管理杂志，2001（9）：541-542.

[22] 李阳俊，高建设．企业医院体制改革的实践与体会．国际医药卫生导报，2001（11）：12-13.

[23] 程书权．试论企业医院面临的困难与对策．中国卫生质量管理，2002（4）：54-55.

[24] 江德民．市场经济条件下企业医院的出路探讨．交通医学，2001（6）：23-25.

[25] 刘丽娅．关于企业医院产权制度改革的思考．现代医院，2004（6）：4-6.

[26] 张淳．对企业医院社会化发展的一些看法．中国城乡企业卫生，2002（5）：11-12.

[27] 王保真，王斌，喻传顺．城市国有企业医院社会化的探讨．中国医院，2003（2）：14-18.

[28] 李为民，左为民．论当前企业医院内部改革的难点与出路．中国医院管理，1998（18）：55-56.

[29] 唐运清，肖代兴．关于工矿医院与企业剥离、实行全行业管理的情况调查．中国卫生事业管理，2000（11）：644-645.

[30] 任萍．大连地区企业医院产权制度的实践与思考．医学与哲学，2005（5）：23-26.

[31] 陈万成，屠哲西，雷志和．成都市分离国有企业医院的探索与体会．中国厂矿医学，2002（1）：79-80.

[32] 王保真．企业卫生资源有效利用与优化配置研究，武汉：武汉大学出版社，2003.

[33] 陈绍福．点评国有企业职工医院社会化剥离．中国卫生产业，2006，11：58-63.

[34] 吕红．竞争对企业医院的影响及对策．国际医药卫生导报，2003（3）：62.

[35] 潘习龙，孙萍．企业医院剥离的激活与思考．中国卫生产业，2006（11）：55-57.

[36] 李宽胜，郭建新，黄铁华．企业医院改制后业务收入影响因素统计分析．中国医院管理，2007（1）：15-16.

[37] 劳动保障部．关于做好国有大中型企业主辅分离辅业改制分流安置富余人员有关工作的通知．劳社部发〔2004〕20号，2004年6月21日.

[38] 宋文舸，苏有功．在多种选择中实现企业医院社会化．中国医院管理，2001（10）：7-8.

[39] 吴坚．医院重组过程中管理模式的适应性改变．中国医药管理，2004（6）：9-10.

[40] 王金明，李家明，朱晓蓉．企业医院如何进行资产重组．中国卫生事业管理，2002（1）：13-14.

[41] 余舜，祖同华，刘峰．医药分离后医院的生存发展对策．研究与探索，2006（6）：25-26.

[42] 王楠，贾晓莉．大型国有企业医院实行属地化管理的困难与对策．中华医院管理，2001（2）：135-136.

[43] 陈绍福．点评国有企业职工医院社会化剥离．中国卫生产业，2006（11）：58-63.

[44] 陈玉兰，魏常友，贾睿．成都市城镇职工医疗保险制度改革对卫生服务利用的影响．现代预防医学，2007（18）：3419-3422.

[45] 李茹，郑小华．城镇职工医疗保险对医疗卫生服务的利用及费用的影响．中国卫生事业管理，2006（8）：473-476.

[46] 谢长瑞，徐玉云，朱桂芹．主辅分离、副业改制建立现代产权制度．中国医院，

2005 (9): 30-31.

[47] 王甫群. 达官看改制. 中国医疗前沿, 2003 (6): 64-65.

[48] 王保真, 王斌, 喻传顺. 国有企业医院分离重组的政策建议。中国卫生资源, 2001 (2): 83-85.

[49] 裘志红. 事业单位转制过程中净资产的确认和处理. 安徽水利财金, 2006 (3): 22-23.

[50] http: //www. ce. cn/xwzx/gnsz/szyw/200706/25/t20070625_ 11931083. shtml, 中共中央关于构建社会主义和谐社会若干重大问题的决定.

[51] http: //www. sdpc. gov. cn/shfz/t20070418_ 130223. htm, 关于城镇医药卫生体制改革指导意见.

[52] http: //news. sina. com. cn/china/1999-9-27/17888. html, 中共中央关于国有企业改革和发展若干重大问题的决定.

[53] http: //news. sina. com. cn/c/2007-10-24/205814157282. shtml, 胡锦涛在党的十七大上的报告 (全文).

[54] http: //cpc. people. com. cn/GB/64093/64094/4932424. html, 中共中央关于构建社会主义和谐社会若干重大问题的决定.

[55] http: //www. fengj. com/html/148/news_ show_ 148918. html, 关于做好国有大中型企业实施主辅分离辅业改制分流安置富余人员有关工作的通知.

[56] http: //www. dajun. com. cn/shehuifenceng. html, 中国社会科学院社会学所、北工大人文与社会科学学院联合课题组. 社会分层、公众心态与社会稳定.

[57] 陈敏, 万希宁. 科研机构企业化转制模式分析. 科技进步与对策, 2004 (10): 96-97.

[58] 孙淑芳. 国有企业医院改制为民营医院的尝试. 中华医院管理, 2004 (9): 6-7.

[59] 高悦. 论国企改革与跨国并购. 科技与管理, 2007 (5): 7-9.

[60] 宋保华. 企业医院开展社区卫生服务可行性探讨. 中国全科医学, 2001 (6): 458-459.

[61] 王传宏, 李燕凌. 公共政策行为. 北京: 中国国际广播出版社, 2002: 375.

[62] 徐广宁. 创新是企业医院走向市场后生存与发展的不竭动力. 中国厂矿医学, 2004 (4): 174-175.

[63] 沈建华. 从西方发达国家区域卫生规划论影响中国区域卫生规划实施的因素及对策. 中国妇幼保健, 2002 (17): 45-48.

[64] 中国区域卫生规划考察团. 日本、澳大利亚区域卫生规划的考察. 中国卫生经济经济, 2000 (7): 24-26.

[65] 赵明, 马进. 浙江省公立医院规模经济实证分析. 上海交通大学学报 (医学版), 2010, 30 (1): 91-93.

[66] 王树峰, 孙福礼. 新时期影响中心城市大型综合性医院适宜规模的要素. 中国医院, 2008, 12 (1): 11-12.

[67] 万鹏, 马月丹, 王昕, 于润吉. 卫生资源配置标准的计算方法. 中国卫生经济,

2011, (04): 58-59.

[68] Shipp PJ. Health personnel projections: the methods and their uses. Report of WHO project. WHO, Geneva, 1989.

[69] Crabtree B F Ray S C Schmidt P M, et al. The individual over time: time series applications in health care research. J Clinical of Epidemiology. 1990, 43 (3): 241.

[70] 王宇, 杜进发, 吕炜. 卫生人力资源配置方法研究现状. 中国卫生资源, 2006, 9 (6): 276-277.

[71] Craig D, Byrick R, Carli F. A physician workforce planning model applied to Canadian anesthesiology: planning the future supply of anesthesiologists. Can J Anaesth, 2002, 49 (7): 671-677.

[72] 薛娅, 高歌, 沈月平. 常州市卫生人力需要量统计预测研究. 中国卫生统计, 2006, 24 (3): 287-289.

[73] 杨芬, 罗乐宣, 严吉祥, 等. 深圳市某区 2005 年卫生人力资源配置预测. 中国医院统计, 2004, 11 (3): 219-221.

[74] 汪文新, 毛宗福, 江鹏. 武汉市卫生人力资源情境分析及预测. 公共卫生与预防医学, 2005, 16 (6): 77-78.

[75] Brown L J, Caldwell S B, Eklund S A. How fee and insurance changes could affect dentistry: results from a micro-simulation model. J Am Dent Assoc, 1995, 126 (4): 449-459.

[76] Schwarz E. Changes in demand for dental care among Danish adults: 1975—1990. Acta Ocbutol Scand. 1996, 54 (1): 36-43.

[77] 宛小燕, 曾诚, 王星月, 等. 浅谈卫生人力资源的预测方法. 中国卫生事业管理, 2004, 190 (4): 250-251.

[78] 程晓明, 罗五金, 等. 卫生经济学. 人民卫生出版社, 2005, 11: 173-177.

[79] 石洪兴, 吕军, 谢一萍, 等. 中国乡级卫生机构卫生服务需求弹性的研究. 北京大学学报 (医学版), 2010, 42 (3): 264-269.

[80] ASHTON JR. Rawp and Achievement of Equity in Ational-Health-Service. Public Health, 1978, 92 (4): 190-196.

[81] Paul J Feldstein. 卫生保健经济学. 费朝晖等译. 经济科学出版社, 1998: 54-73.

[82] Morgan M, Mays N, Holland W W. Can hospital use be a measure of need for health care? Epidemiol Community Health, 1987, 41(4): 269-274.

[83] McPherson K, Strong P M, Epstein A, Jones L. Regional variations in the use of common surgical procedures: within and between England and Wales, Canada and the United States. Soc Sci Med, 1981, 15A: 273-88.

[84] Myfanwy Morgan, Nicholas Mays, and Walter W Holland. Can Hospital Use Be a measure of need for health care. Journal of Epidemiology and Commuzity Health, 1987, 41: 269-274.

[85] Adam Wagstaff, Eddy van Doorslaer. et al, Equity in the finance of health care: some further international comparisons. Journal of Health Economics, 1999, 18: 263-290.

［86］Brendan Kennelly, et al. Social capital, life expectancy and mortality: a cross- national examination. Social Science & Medicine, 2003(56): 2367- 2377.

［87］George Davey Smith. The Black report on socioeconomic inequality in health 10 years on, BMJ, 1990: 301: 18-25.

［88］Sen, Amartya. Development as Freedom. New York: Anchor Books, 2002.

［89］O'Donnell O, Propper C. Equity and the distribution of UK National Health Service resources. Health Econ, 1991, 10(1): 1-19.

［90］Blair A. Meeting increased demand. Jpn Hosp, 2004, 23(7): 19-22.

［91］Cutler D M, Sheiner L. Demographics and medical care spending: standard and non-standard effects. NBER Work Pap Ser. 1998(6866): 33.

［92］国家人口发展战略研究课题组. 国家人口发展战略研究报告. 中国发展门户网, www. chinagate. com. cn, 2007/01/16.

［93］LeTouzé D. Hospital bed planning in Canada: a survey analysis. Int J Health Serv, 1984, 14(1): 105-126.

［94］MacIntyre C R, Brook C W, Chandraraj E, Plant A J. Changes in bed resources and admission patterns in acute public hospitals in Victoria, 1987—1995. Med J Aust. 1997, 167(4): 186-189.

［95］Scott I A. Public hospital bed crisis: too few or too misused. Aust Health Rev, 2010, 34 (3): 317-324.

［96］盛丽芳, 薛娅, 郝锦. 常州市卫生人力资源配置现状及发展对策. 中华医院管理杂志, 2006, 22(9): 583-585.

［97］Amanda G, Loren B, Marty M, et al. Planning and costing human resources for health. Lancet, 2008, 371: 693-695.

［98］Blundell R, Windmeijer F. Identifying demand for health resources using waiting times information. Health Econ, 2000, 9(6): 465-474.

［99］Boutsioli Z. Hospital demand variations: suggested instruments for hospital managers. World Hosp Health Serv, 2011, 47(1): 4-7.

［100］Wilkinson D. Selected demographic, social and work characteristics of the Australian general medical practitioner workforce: comparing capital cities with regional areas. Aust J Rural Health, 2000, 8(6): 327-34.

［101］李显文, 张亮. 区域性医疗中心的经济分析. 医学与社会, 2011, 24(8): 36-39.

［102］McConnell C R. The manager and equipment decisions: is that in the capital budget? . Health Care Manag (Frederick). 2001, 19(4): 59-71.

［103］Kleinmuntz C E, Kleinmuntz D N. TA strategic approach to allocating capital inhealthcare organizations. Healthc Financ Manage, 1999, 53(4): 52-58.

［104］葛凌霄, 张亚斌. 城乡基本医疗卫生服务均等化的实证分析——基于泰尔指数的测算. 生产力研究, 2010(7): 113-116.